Jela Vicentijevic

Homöopathie im Wochenbett

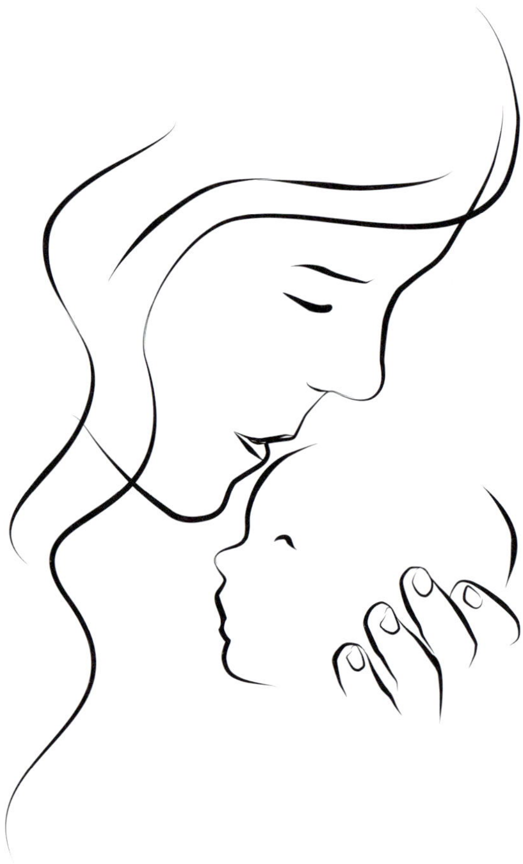

Jela Vicentijevic

Homöopathie im Wochenbett

Mutter und Neugeborenes erfolgreich
homöopathisch behandeln

Narayana Verlag

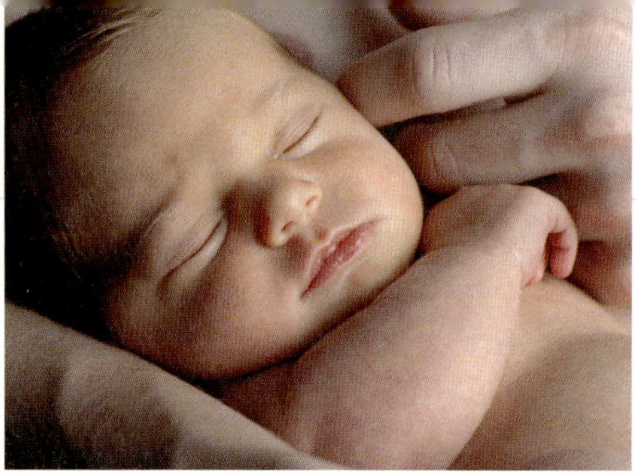

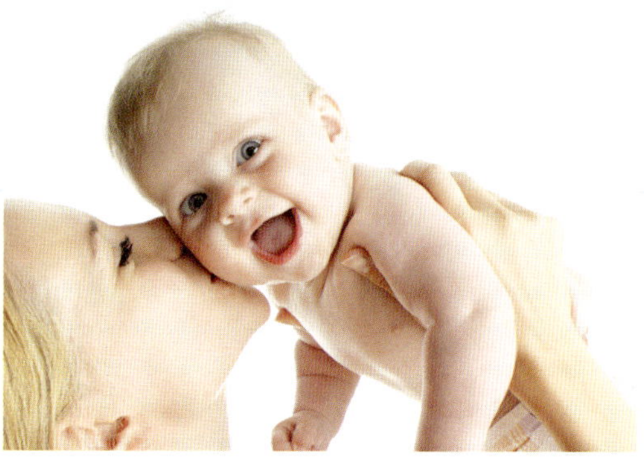

Inhalt

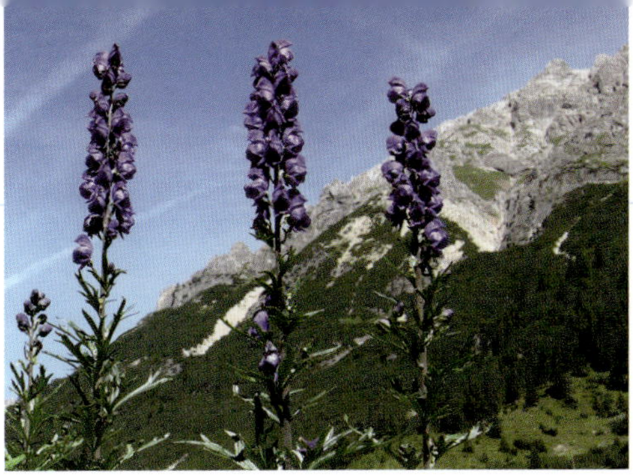

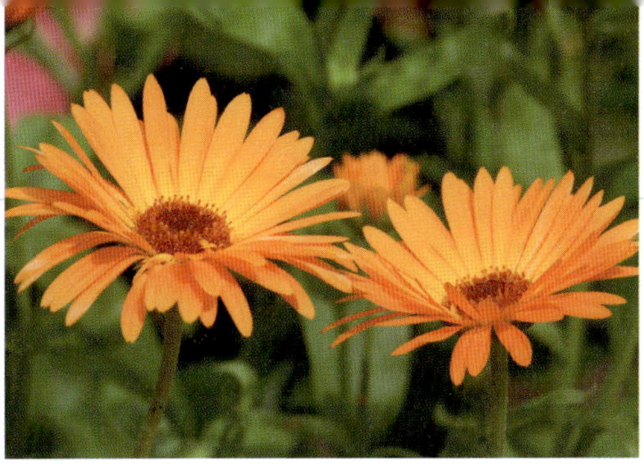

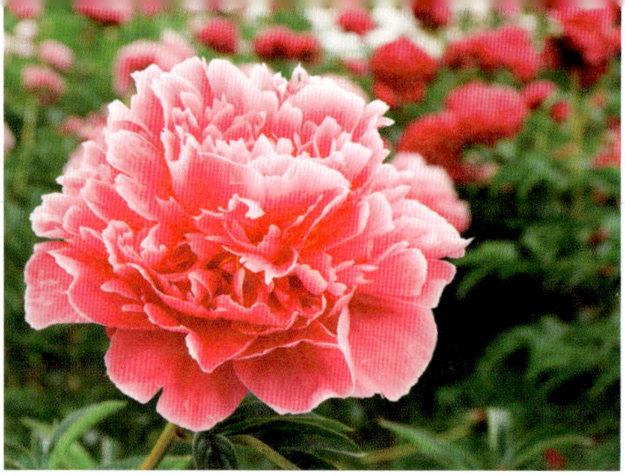 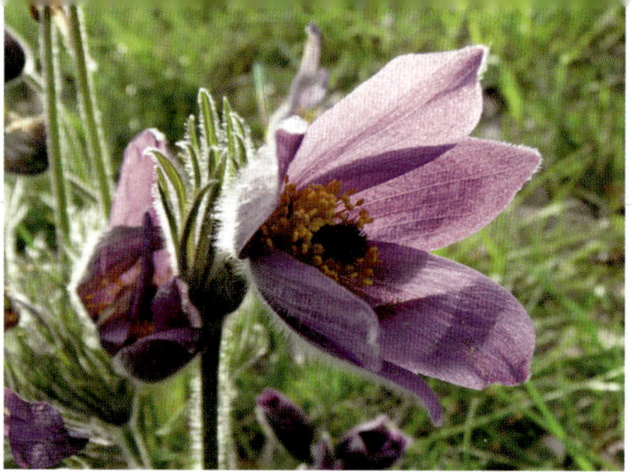

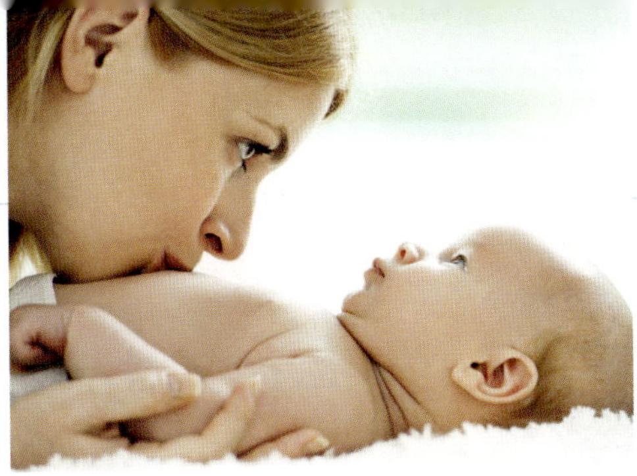 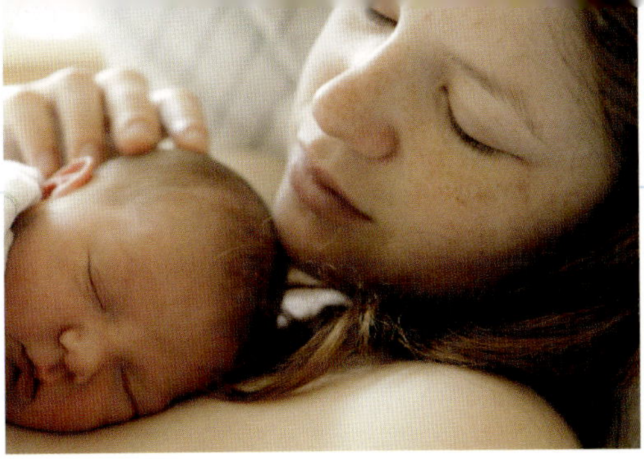

Danke

Mein Dank gilt den Kolleginnen im Kinderzimmer (Gerti Hollas, Bernadette Sampl, Liesbeth Chalupa, Gabi Malik, Eva Maximiuk, Karin Kimla, Uschi Papamikes, Elisabeth Schwarz, Johanna Loidl, Angela Balzar, Vilma Peters-Engel, Nicole Quaritsch), die vor allen anderen erkannt haben, wie wichtig Homöopathie in der Geburtshilfe ist, für ihre großartige Hilfe. Ich danke auch den Ärzten (vor allem Dr. Micha Bitschnau, OA Dr. Horvat, OA Dr. Fuchs, Doz. Dr. Peters-Engl, Univ.-Prof. Dr. P. Sevelda und vielen anderen), die mich unterstützt haben. Unsere Patienten sind sehr dankbar für die liebevolle homöopathische Betreuung trotz des oft turbulenten Berufsalltags, so dass das Wochenbett für sie eine schöne und erholsame Erfahrung wurde.

Danken möchte ich besonders meiner Tochter Alexandra für ihre unbegrenzte Ermutigung. Die Korrektur dieses kleinen Lehrbuches wurde von Dr. Micha Bitschnau durchgeführt. Sie gab mir die Motivation und positive Energie für meine homöopathische Alltagserfahrung mit Müttern und Neugeborenen. Die Wirksamkeit und den sinnvollen Einsatz der Homöopathie zeigen viele Fallbeispiele, die der alltäglichen Realität des Wochenbetts entsprechen.

Das Buch „Homöopathie im Wochenbett“ enthält homöopathische Erfahrungen im Wochenbett und bei Neugeborenen. Nach meinen intensiven Erfahrungen als Hebamme und Kinderschwester ist Medizin ohne die sanfte homöopathische Behandlung und Heilung undenkbar. Kinderschwestern, Hebammen, Geburtshelfer und Medizinstudenten können in diesem Buch entdecken, wie nachgeburtliche Krankheitsprobleme nebenwirkungsfrei auf moderne Art geheilt und gelöst werden.

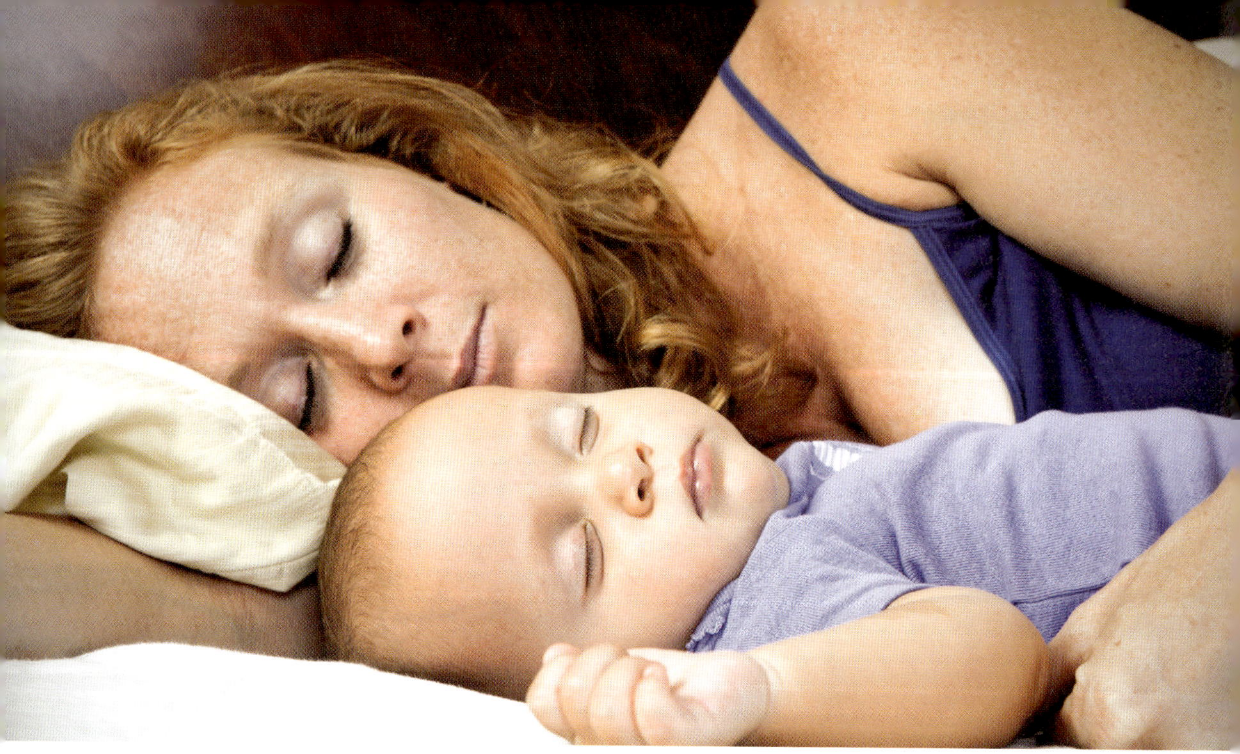

Vorwort

Dieses kleine Lehrbuch der homöopathischen Behandlung von kindlichen und mütterlichen Beschwerden im Wochenbett beweist den heilenden Einfluss homöopathischer Arzneien anhand vieler exakt dokumentierter und nachvollziehbarer Kasuistiken. Der Großteil der Fallbeispiele wurden von Jela Vicentijevic gesammelt. Die ausgebildete Hebamme und Kinderschwester Jela Vicentijevic und die Gynäkologin und Geburtshelferin Dr. Micha Bitschnau arbeiteten als homöopathische Kolleginnen auf der Wochenbettstation des Krankenhauses Hietzing in Wien. Wie diese Publikation zeigt, kann auf viele Medikamente und medizinische Interventionen im Wochenbett verzichtet werden, wenn statt konventionell medizinischer Behandlungsformen die klassische Homöopathie verwendet wird. Die unmittelbare Wirkung der homöopathischen Behandlung wird von den Patientinnen als überraschend schnell und nachhaltig angenehm empfunden. Der Großteil der Patientinnen ist dankbar für das Angebot einer homöopathischen Therapie anstelle einer konventionell medizinischen.

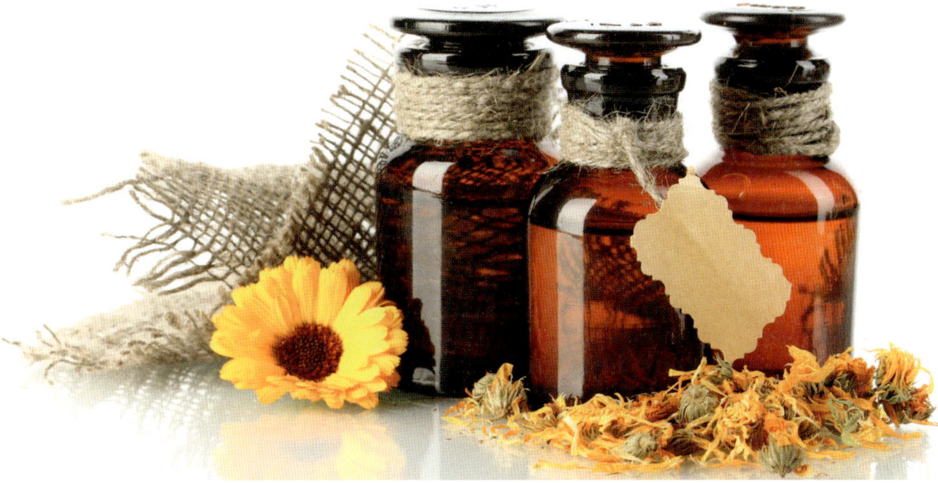

Dr. Micha Bitschnau unterrichtet seit vielen Jahren GynäkologInnen, Hebammen und Kinderschwestern in klassischer Homöopathie. Jela Vicentijevic wurde es von der Abteilung ermöglicht, an dieser einjährigen Fortbildung teilzunehmen, und sie setzte das Erlernte mit viel Klugheit, Umsicht und Freude um. Auf die Notwendigkeit einer exakten Dokumentation der homöopathischen Verordnungen wurde bereits während der Ausbildung hingewiesen. Jede homöopathische Verordnung muss auf ihre Wirkung hin überprüft werden. Nur dann ist die homöopathische Behandlung anstatt der medikamentösen gerechtfertigt. Neben dem subjektiven Empfinden der Patientin müssen sich Laborparameter und Vitalparameter verbessern, nur dann kann von einer homöopathischen Heilung gesprochen werden.

Homöopathie muss erlernt werden.

Wien 2012
Jela Vicentijevic & Dr. Micha Bitschnau

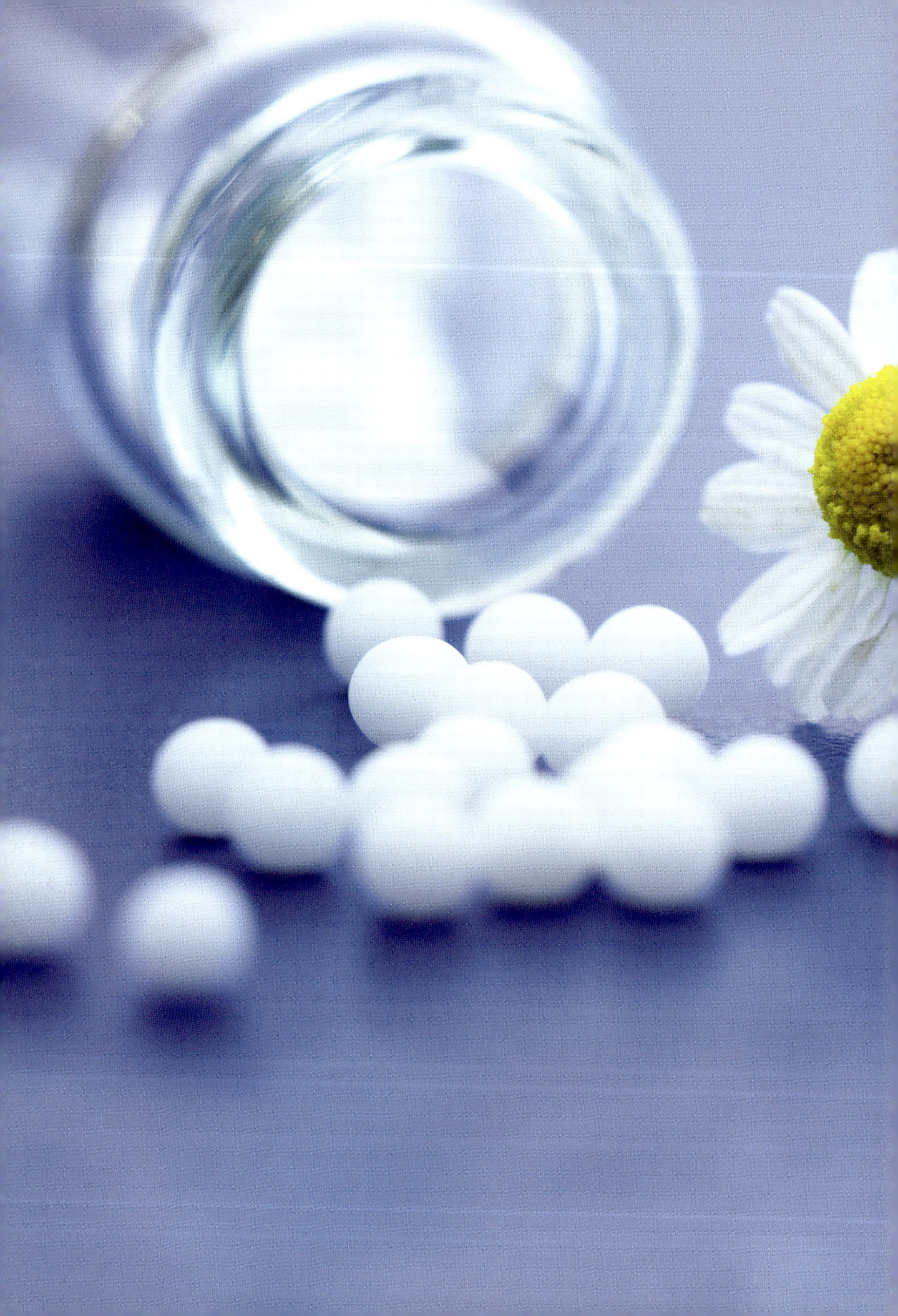

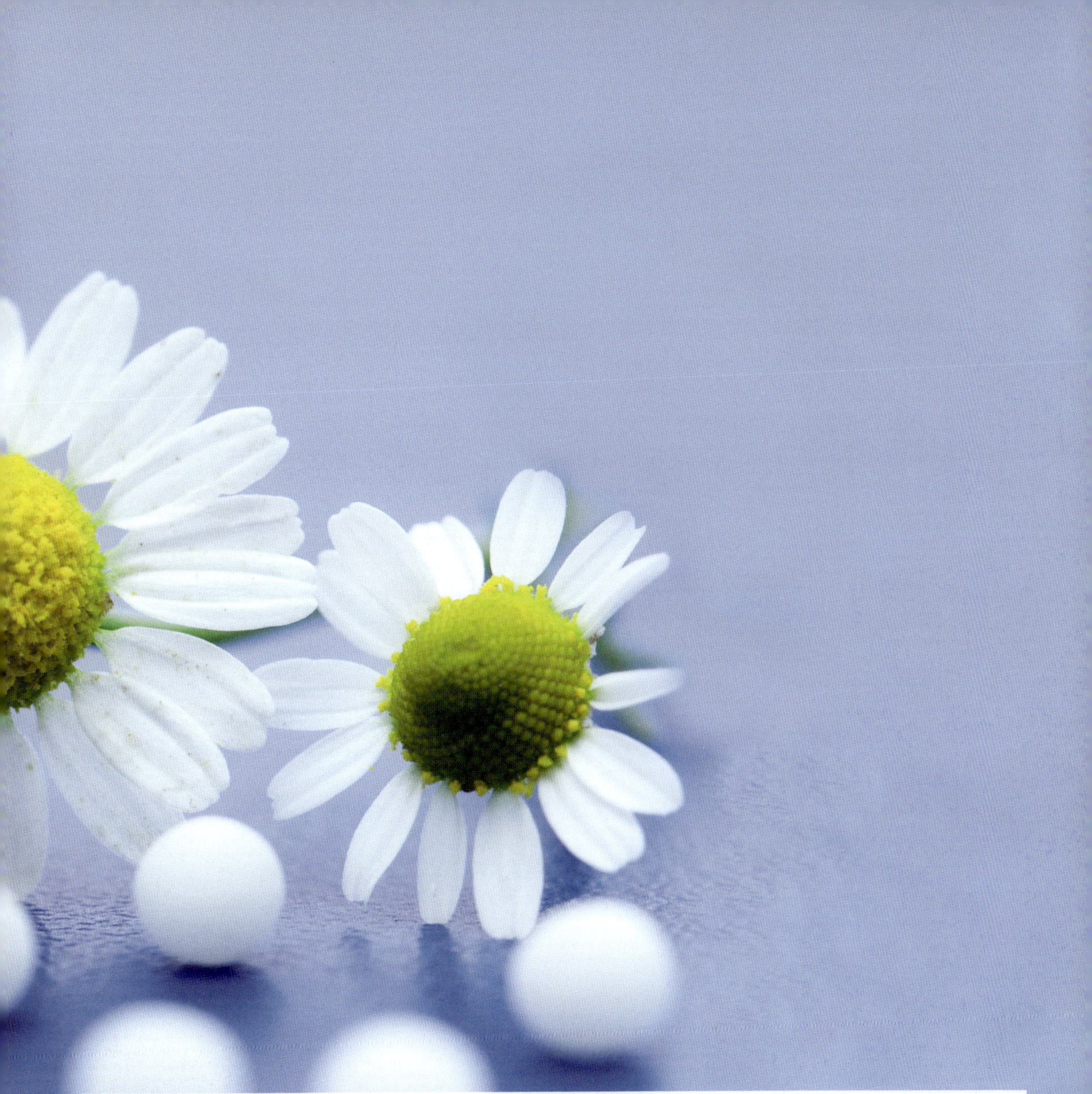

Klassische Homöopathie

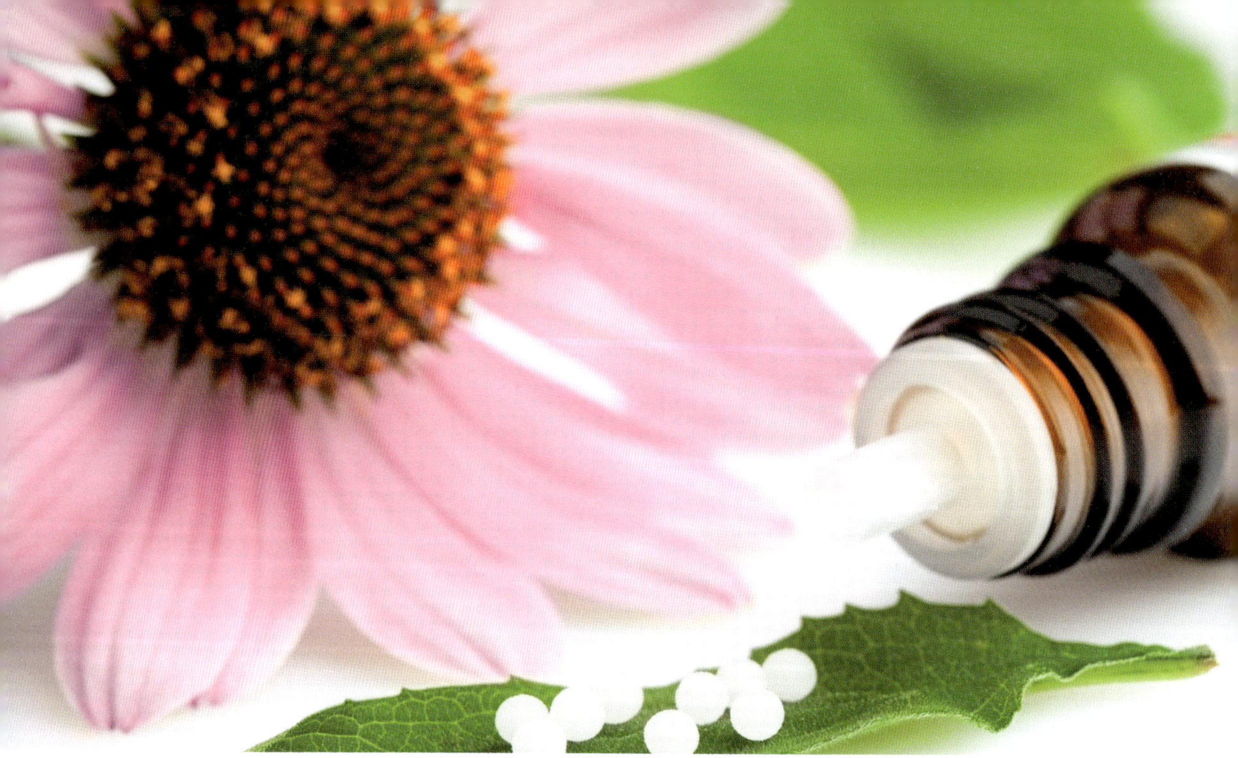

Dauerhafte und rezidivfreie Heilkunst

Jela Vicentijevic

„Die Krankheiten stammen aus dem Kaisertum der Natur.
Genesung kommt aus dem Kaisertum des Geistes."

Paracelsus

Hatten Sie ein Leiden nach der Entbindung oder einer Operation, das Ihnen viel Kummer bereitet hat? Sie litten sehr darunter? Konnten niemandem richtig vertrauen? Mit den Behandlungsmaßnahmen der konventionellen Medizin waren Sie nicht glücklich? Sie erwarteten sich viel mehr, wussten aber nicht, was? Mit diesem Erlebnis sind Sie nicht alleine. Viele Frauen haben im Wochenbett ähnliche Erfahrungen gemacht.

Dieses Buch wurde für Sie geschrieben. Es basiert auf den homöopathischen Prinzipien, die Dr. Samuel Hahnemann im „Organon der Heilkunst" vor 200 Jahren definierte. Er kannte damals 150 Arzneimittel, heute sind es bereits 4000 Ausgangsstoffe, die nach homöopathischer Vorschrift zu Arzneimitteln verarbeitet werden. Das Ziel dieses Buches ist es, Homöopathie in die Alltagswelt der Medizin zu integrieren. Es soll zeigen, wie Hahnemanns Prinzipien konkret wirken und wie sie parallel zur konventionellen Medizin angewendet werden können.

Die vielen praktischen Fallbeispiele in diesem Buch, die meine Erfahrungen und Erfolge mit Patientinnen darstellen, helfen Kinderschwestern, Hebammen und Ärzten, die homöopathischen Methoden sowohl beruflich als auch privat erfolgreich anzuwenden. Exakt dokumentierte

Fallbeispiele sind wichtig, um die in der homöopathischen Ausbildung gelernten Prinzipien zu prüfen und auch zu erweitern.

Die klassische Homöopathie beruht auf Prinzipien, die ständig überprüft wurden und sich bis heute bewährt haben. Jeder, der diese Prinzipien in der Anwendung vereinfachte und modifizierte, erreichte keine Heilung, sondern linderte nur die Krankheitssymptome, die dann meist nach kurzer Zeit wieder auftraten. Die korrekt angewandte klassische Homöopathie dagegen heilt dauerhaft und rezidivfrei. Das heißt, dass der Patient am Ende der Behandlung frei von allen in der Anamnese erfassten Krankheitssymptomen ist und ein aktives Leben ohne Einschränkungen führen kann.

Es waren übrigens Hebammen und Mütter, welche die Homöopathie nach der Erfindung des Antibiotikums und der Zurückdrängung aller alternativmedizinischen Therapien durch die Pharmaindustrie am Leben hielten. Bis in die 70er Jahre gab es kaum noch homöopathisch praktizierende Ärzte. Erst als der Glaube an die Allmacht der Schulmedizin langsam zerfiel und Patienten wieder natürlichere, nebenwirkungsärmere Heilmethoden forderten, lernten auch Ärzte und Hebammen in Europa wieder die altbewährte Heilkunst der Homöopathie. Eine ungebrochene Tradition der homöopathischen Lehre gibt es seit Mitte des 19. Jahrhunderts in England, wo bis zum heutigen Tage ein/e Homöopath/in Leibarzt/-ärztin der königlichen Familie ist. In England gibt es auch heute noch homöopathische Spitäler, die dem öffentlichen Gesundheitswesen angeschlossen sind und daher von den Patienten „auf Krankenschein" aufgesucht werden können.

Wenig bekannt ist, dass es um die Jahrhundertwende in Wien noch eine Reihe rein homöopathisch geführter Spitäler gab, die sich besondere Verdienste in den schweren Cholera- und Grippeepidemien des 19. Jahrhunderts erwarben.

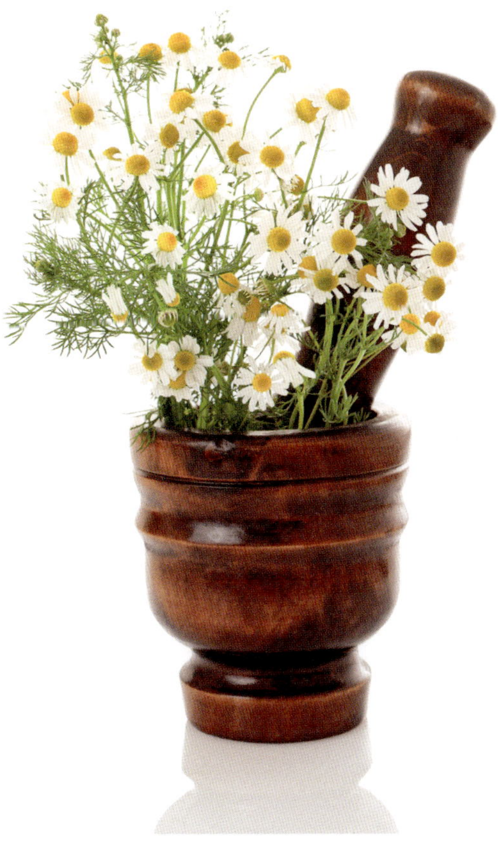

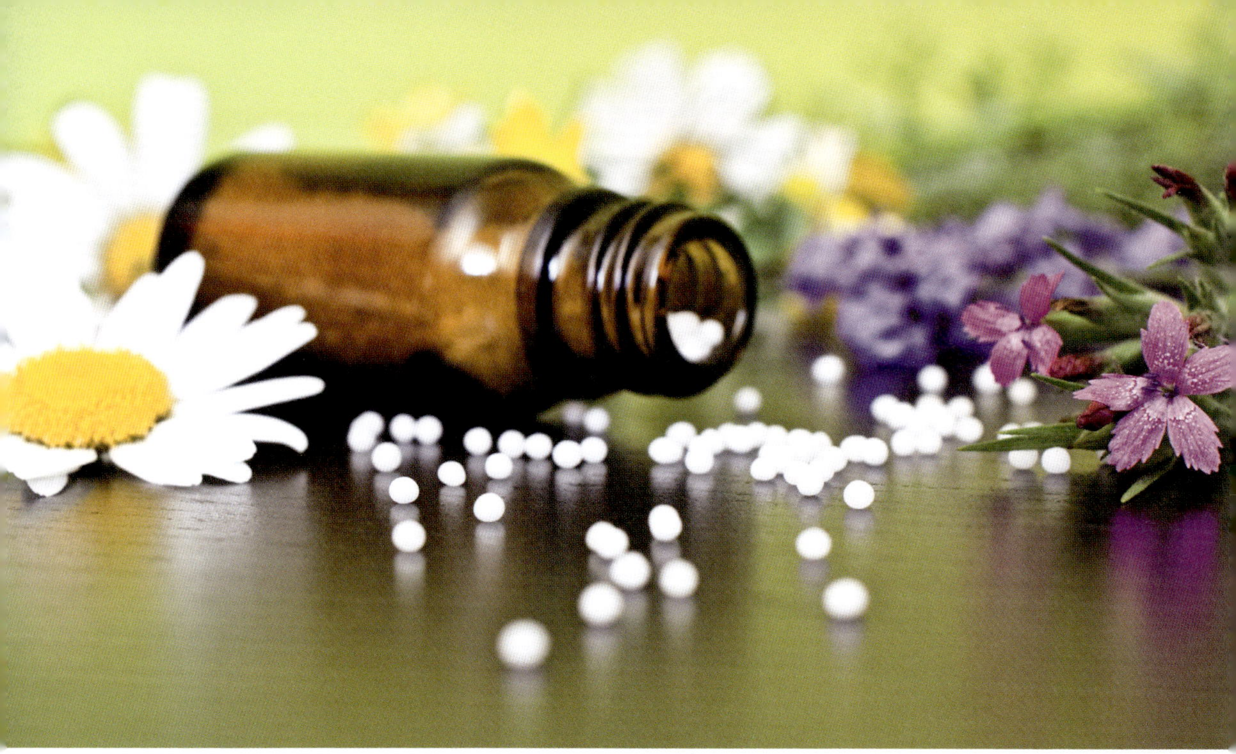

Was ist klassische Homöopathie?

Dr. Micha Bitschnau

„Wer einen einzigen Patienten homöopathisch heilen möchte, der muss dazu die ganze Homöopathie erlernen."

Dr. Adolf Voegeli (1898-1993)

Beginn der Geschichte der Homöopathie

Samuel Hahnemann (1755-1843), ein Universalgelehrter und Arzt seiner Zeit, kehrte der Medizin nach einigen Praxisjahren frustriert den Rücken: Aderlass, Brech- und Abführmittel galten bei nahezu jedem Leiden als goldener Standard der Therapie. Hahnemann musste zusehen, wie Patienten dank dieser medizinischen Interventionen jämmerlich verbluteten, verdursteten und kränker, statt gesünder wurden. Er zog sich in die Studierstube zurück, um alle zur damaligen Zeit publizierten chemischen und pharmazeutischen Werke ins Deutsche zu übersetzen.

Ein scheinbar unbedeutender Hinweis in einem alten englischen Arzneibuch über Chinarinde, die bei einer unbeabsichtigten Vergiftung zu Malaria-(Wechselfieber-)ähnlichen Symptomen führte, brachte Hahnemann auf die Idee, die Wirkung der Arznei Chinarinde an sich selbst zu erproben. Damals war die

Malaria in den ausgedehnten Sumpfgebieten Nordeuropas keine Seltenheit und die Chinarinde war das einzige bekannte Mittel, um die Fieberschübe in Schach zu halten. Bei diesem Selbstversuch stellte Hahnemann fest, dass diese Arznei an ihm – dem Gesunden – Symptome von Fieber und Schüttelfrostschüben erzeugte, die dem Wechselfieber sehr ähnlich waren. Setzte er die Einnahme des Mittels ab, verschwand auch das Fieber nach einigen Stunden. Mit dieser Erkenntnis de-

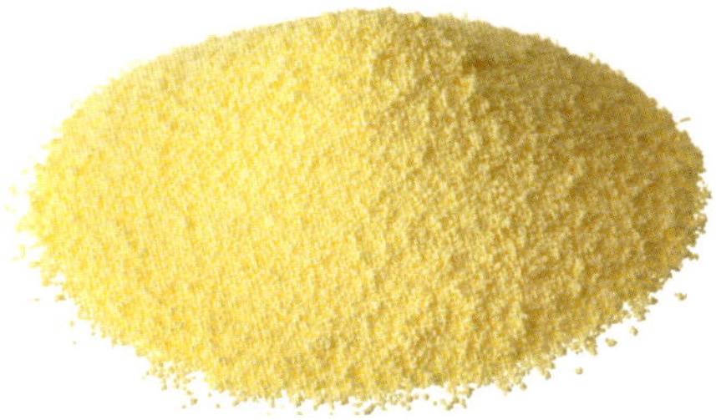

finierte Hahnemann das erste Prinzip der Homöopathie: **das Ähnlichkeitsprinzip** „Similia similibus curentur" („Ähnliches soll durch Ähnliches geheilt werden").

Das homöopathische Naturgesetz

Arzneien, die an einem Gesunden Symptome erzeugen, die einer Krankheit entgegengesetzt sind (antipathisch, palliativ), verschlimmern die Grundkrankheit! Arzneien, deren Prüfsymptome den Symptomen der Grundkrankheit ähnlich (homöopathisch) sind, heilen diese. Dies beruht auf dem Naturgesetz, demzufolge ein Symptom durch ein ähnliches, stärkeres Symptom ausgelöscht wird.
Beispiele für das Simile-Prinzip existieren in der Medizin seit Menschengedenken: die Behandlung von Frostbeulen mit Eis, die Behandlung einer Verbrennung mit Hitze, die Behandlung von Wahnsinn mit *Hyoscyamus* in der Antike. *Hyoscyamus* ist eine Pflanze, die bei Gesunden Symptome eines exaltierten, agitierten Wahnes erzeugt und diese Symptome bei einem Menschen mit einem solchen Wahn beruhigt.
Jahrelang erprobte Samuel Hahnemann dieses Prinzip, und viele der damals bekannten Arzneistoffe, an seiner elfköpfigen Kinderschar und anderen freiwilligen, gesunden Versuchspersonen. Die Arzneimittelprüfung, also die Versuche an Gesunden, wurde zum dritten Prinzip der Homöopathie.

Die Potenzierung oder Dynamisation von Arzneien

Homöopathische Arzneien sind immer potenziert, das heißt, in verschieden häufigen Schritten verdünnt und verschüttelt. Hahnemann entwickelte diese Methode, da er bald bemerkte, dass die reinen Arzneien mitunter lebensbedrohlich gefährliche toxische Wirkungen haben. Arzneien zu verdünnen und zu verschütteln war gängige Apothekenpraxis in der zweiten Hälfte des 18. Jahrhunderts. Hier die Anleitung für die Herstellung heute gängiger Potenzen:

C-Potenzen (1:100)

1. In einen Mörser füllt man ein Drittel von 2 g Milchzucker, dazu 60 mg der pulverisierten Arznei.
2. Beides wird 6-7 Min. gerieben, 3-4 Min. scharren, dann wieder 6-7 Min. reiben, 3-4 Min. scharren.
3. Dann ein weiteres Drittel Milchzucker dazu und das Reiben und Scharren wiederholen.
4. Dann das letzte Drittel Milchzucker dazu und alles kurz umrühren
5. Wieder reiben und scharren. Damit hat man eine C1-Trituration (1:100)!
6. Man fährt in diesem Sinne fort bis zur C3-Trituration (1:1 000 000).

Von da ab flüssige Dynamisation:

1. 60 mg des Pulvers in 500 Tropfen (Tr.) eines Wasser-Alkohol-Gemisches (1 Teil Alkohol, 4 Teile destilliertes Wasser) lösen.
2. Davon 1 Tr. in ein Gefäß mit 100 Tr. Alkohol geben.
3. 100 starke Schüttelschläge gegen einen prallelastischen Gegenstand ausführen. Damit hat man den ersten Dynamisationsgrad. Damit Globuli befeuchten, auf Fließpapier trocknen. Man hat eine C4-Potenz (1:100 000 000)!
4. Davon wird 1 Globulus zur Weiterpotenzierung verwendet, bis die gewünschte Potenzstufe erreicht ist.

Q-Potenzen (1:50 000)

1. 160 mg der Arznei mit 6 g Milchzucker 1 Stunde lang wie oben verschrieben verreiben. Dies erzeugt eine C1-Trituration.
2. Davon wieder 60 mg nehmen und mit 6 g Milchzucker 1 Stunde weiterverreiben: C2-Trituration (1:10 000).
3. So weiter bis zur C3-Trituration: Davon werden 60 mg in 500 Tr. Lösungsmittel gegeben und 100 mal verschüttelt.
4. Mit 1 Tr. davon werden 500 Globuli benetzt. Das Ergebnis ist eine Q1-Potenz (1:50 000).

Je höher potenziert (verdünnt und verschüttelt) eine Arznei wird, desto ausgeprägter ist ihre Heilwirkung. Wird der Homöopathie vorgeworfen, dass in homöopathischen Arzneien keine Spur mehr von der ursprünglichen Substanz enthalten sei, so stimmt das ab einer gewissen Potenzierungsstufe. Durch das heftige Verschütteln zwischen jeder Verdünnung wird allerdings physikalisch Information auf die Moleküle der Trägersubstanz (ein Wasser-Alkohol-Gemisch) übertragen. Die Wirkung homöopathischer Arzneien erklärt sich also nicht durch eine chemische, sondern eine energetisch-physikalische Wirkung im Organismus.

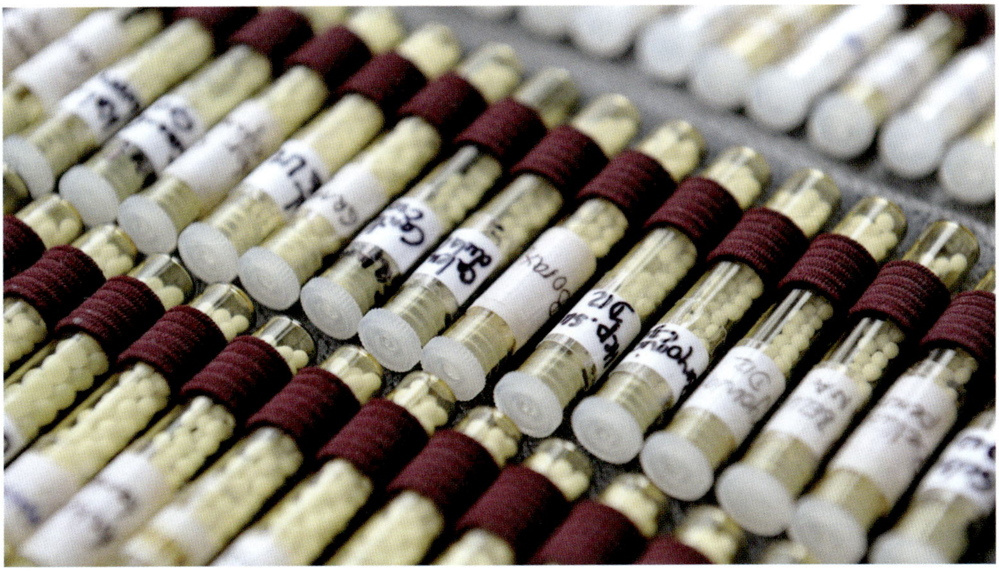

Die Arzneimittelprüfung (AMP)

Homöopathische Arzneien können durch Verreibung und Verschüttelung aus allen uns umgebenden Stoffen hergestellt werden: aus Pflanzen, deren Extrakten, Mineralien, Salzen, Säuren, Krankheitsprodukten (= Nosoden), Röntgenstrahlen, um nur einige Möglichkeiten zu nennen. Welche Heilungsfähigkeit die homöopathische Arznei (durch Verdünnung und Verschüttelung hergestellt) hat, zeigt sich in der Arzneimittelprüfung.

Dabei gelten folgende Grundsätze:
Die reinen Wirkungen jeder Arznei lassen sich am sichersten in Prüfungen an gesunden Personen erforschen.
Auch Berichte von Vergiftungen können Hinweise auf die jeweiligen Arzneikräfte liefern.
Bei der AMP muss eine genau bekannte Substanz von gewissenhaften Männern und Frauen eingenommen werden.

Durchführung einer Arzneimittelprüfung

Zunächst prüfte Hahnemann mit materiellen Dosen, später mit 4-6 Globuli der C30-Potenz. Er beobachtete, dass die volle Heilkraft der Arznei nur in potenzierter Form hervortritt. Man lässt 4-6 Globuli in Wasser auflösen und gut schütteln. Davon soll die Versuchsperson täglich nüchtern einnehmen. Diese Einnahme soll mehrere Tage lang erfolgen. Kommt es zu keiner ausreichenden Wirkung, soll man mehrere Kügelchen täglich verwenden, bis eine eindeutige Wirkung erkennbar ist.

In seinem Standardwerk „Organon der gesamten Heilkunst" empfiehlt Hahnemann, dass der Arzt AMP am besten an sich selber durchführen sollte. Als Vorteile dabei nennt Hahnemann:
Man spürt am eigenen Leib die Befindlichkeitsänderungen, die Arzneien auslösen.
Durch die merkwürdigen Empfindungen an sich selbst wird der Arzt zum Erkennen seiner selbst, seiner Empfindungen, seiner Denk- und Gemütsart gezwungen. Dadurch wird er ein guter Beobachter, was in der Homöopathie eine Grundvoraussetzung ist. Was man an sich selbst erlebt, wird zur Gewissheit.
Die eigene Gesundheit wird durch mäßige Selbstversuche besser und die Konstitution gestärkt.

Die Materia Medica

Die Homöopathie ist eine streng empirische (auf Erfahrung beruhende) Wissenschaft. In der Materia Medica werden alle Symptome gesammelt, die bei einer AMP oder durch seriöse klinische Erfahrungen gemacht wurden. Hahnemann erklärt dazu (§ 143f, Organon): „Eine wahre Materia Medica ist einen Sammlung reiner Arzneiwirkungen, ein Kodex der sorgfältig befragten Natur, ohne Vermutungen, Behauptungen oder Erdichtungen."

In einer Materia Medica finden sich alle besonderen Veränderungen des Befinden und Symptome, die eine Arznei an Probanden hervorgerufen hat. Bei der AMP werden künstliche Krankheitszustände von einer homöopathischen Arznei erzeugt. Gibt man genau diese Arznei beim Auftreten einer natürlichen Krankheit mit ähnlichen Symptomen, so wird die Krankheit dadurch ausgelöscht und die Gesundheit dauerhaft wieder hergestellt.

Heilung durch Homöopathie

Krankheiten werden durch dasjenige Arzneimittel geheilt, das im Vergleich zu den Krankheitssymptomen die meisten ähnlichen Prüfsymptome hervorgerufen hat. Durch Überlagerung der natürlichen Krankheit mit der Kunstkrankheit (welche die homöopathische Arznei ausgelöst hat) kann der Organismus eine Heilung der Krankheitssymptome herbeiführen. Streng genommen ist die Homöopathie eine Reiztherapie. Kurzfristig wird der Krankheitsreiz durch die Arznei, die eine Kunstkrankheit auf die bestehende Krankheit aufsetzt, noch verstärkt, was das Immunsystem zum spezifischen Handeln gegen die Krankheit reizt.
Akute Krankheiten heilen so oft schon nach wenigen Stunden. Chronische Krankheiten bedürfen dafür entsprechend der Dauer ihres Bestehens länger. Chronische Krankheiten, die durch Medikamente unterdrückend behandelt wurden, brauchen zur Behandlung wesentlich länger oder sind sogar unheilbar.

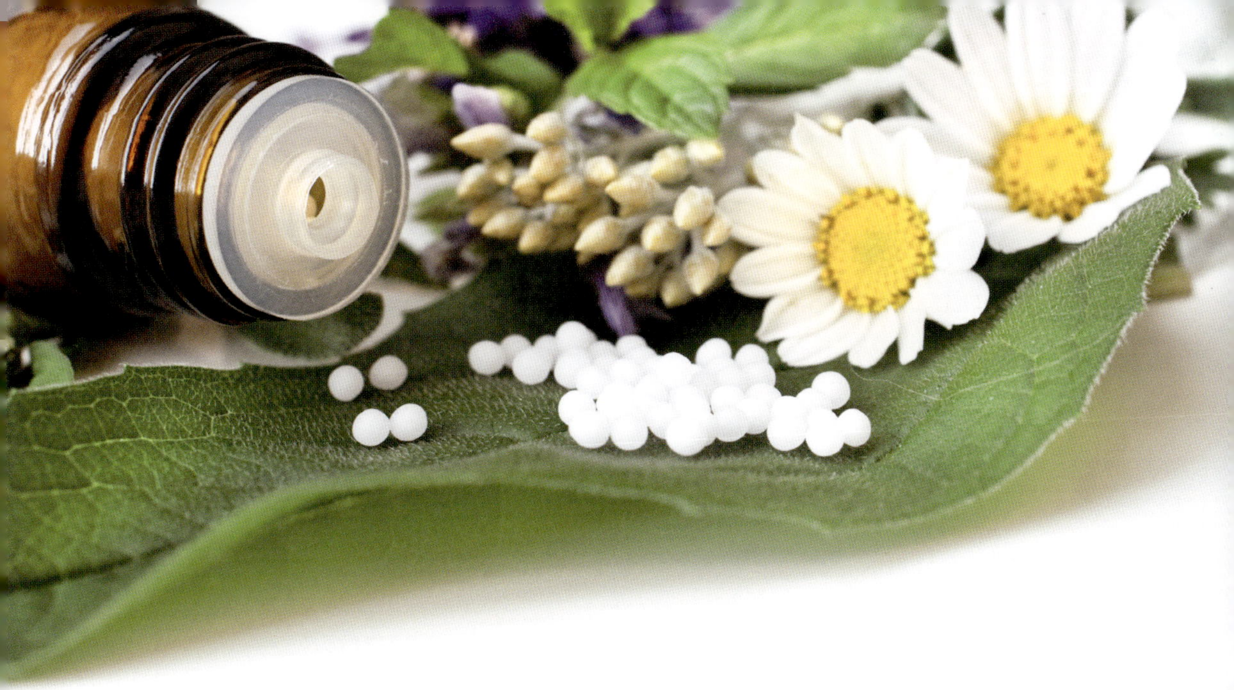

Arzneimittelfindung

Das passende Heilmittel findet man, indem man die Symptome der Krankheit mit den Symptomen vergleicht, die bei der Arzneimittelprüfung auftraten: Das Heilmittel mit der größten Symptomen-Ähnlichkeit zu den Kranheitssymptomen wird heilen! Dabei sind weniger die für eine Krankheit typischen (pathognomonischen) Symptome wichtig, als die individuellen Symptome der erkrankten Patientin. Diese nennt man auffallende, sonderliche, ungewöhnliche und eigenheitliche Symptome.

Allgemeine und pathognomonischen Symptome wie Appetitlosigkeit, Kopfweh, Mattigkeit, unruhiger Schlaf, Unbehagen und dergleichen, die bei jeder bzw. vielen Krankheiten auftreten, werden also NICHT zur Arzneimittelfindung herangezogen! Enthält die ausgewählte Arznei genau jene erwähnten Charakteristika wie die zu heilende Krankheit, so ist sie für diesen Krankheitszustand richtig und wird die akute Krankheit rasch mit *einer* Arzneigabe heilen!

Repertorium

Das Repertorium ist eine Symptomensammlung. Es besteht aus allen bei Arzneimittelprüfungen und in der klinischen Erfahrung beobachteten Symptomen sowie aus den Arzneimitteln, welche die jeweiligen Symptome am gesunden Probanden hervorrufen können. Durch Auskreuzen der Arzneimittel, die zu den bei der Anamnese erfragten Symptomen des Patienten passen, findet man das heilende Arzneimittel. Heutzutage werden kaum noch dicke Bücher als Repertorien verwendet, sondern komplexe Computerprogramme, die das Repertorisieren effizienter und zeitsparender machen.

Konstitutionelle Behandlung – Akutbehandlung

Grundsätzlich gilt es, zwei unterschiedliche Behandlungsformen zu unterscheiden: Die konstitutionelle Behandlung und die Akutbehandlung. Die **konstitutionelle Behandlung** beginnt mit einem 1½- bis 2-stündigen Anamnesegespräch, in dem die Homöopathin/der Homöopath die körperliche und psychische Befindlichkeit des Patienten sowie seine Familienanamnese exakt und penibel erhebt. Für die Homöopathin ist alles wichtig, was den Patienten betrifft: welche Ängste er hat, worunter er sonst psychisch leidet, was ihn glücklich machen würde, welche Lokalisation und Qualität der Schmerz hat, den er angibt, wann die Beschwerden auftreten, bei welcher Temperatur sich der Patient unwohl oder wohl fühlt, was er gerne isst und was gar nicht, ob er viel Durst hat und dergleichen mehr.

Kommt zum Beispiel ein Patient wegen immer wiederkehrenden Blasenentzündungen, so wird die klassisch behandelnde Homöopathin versuchen, die der Krankheit zugrunde liegende Abwehrschwäche durch eine konstitutionelle Behandlung mit einer Hochpotenz (einmalige Gabe) zu beheben.

Etwa 5 Wochen nach der Erstanamnese wird der Patient wieder einbestellt, um zu überprüfen, ob der Heilungsverlauf im Sinne der „Heringschen Regel" richtig verläuft. Diese Regel besagt, dass der Heilungsprozess von innen nach außen, von oben nach unten und in umgekehrter Reihenfolge des Entstehens abläuft. Dazu folgende Beispiele: Von innen nach außen bedeutet, dass die Erkrankung sich von lebenswichtigen Organen weg auf weniger bedrohliche Organe hin entwickelt; so hört z.B. Asthma auf und Hautausschläge treten hervor. Von oben nach unten kann bedeuten, dass z.B. rheumatische Beschwerden der Schulter den Körper entlang hinunter bis in die Fingerspitzen oder Zehen wandern, bevor sie verschwinden. Eine Heilung in umgekehrter Reihenfolge des Entstehens zeigt das Beispiel eines Kindes, das als Säugling eine Neurodermitis entwickelte, die durch Cortison unterdrückt wurde, woraufhin das Kind immer wieder heftige Erkältungen mit anhaltendem Husten bekam, die mehrmals mit Antibiotika behandelt wurden. Nach einiger Zeit entwickelte es Nahrungsmittelallergien auf Milch und Südfrüchte, eine Stauballergie und allergisches Asthma, das wiederum mit Cortison und Desensibilisierung behandelt wurde. Wird das Kind nun homöopathisch behandelt, wird zuerst das Asthma vergehen und die Nahrungsmittelallergie wieder auftauchen. Danach vergeht diese und die Infekte werden wieder akuter. Ist diese kurze Phase überwunden, wird die Haut wieder zu reagieren beginnen, wobei der Hautausschlag typischerweise eher langsam vergeht, bis die komplette Heilung eintritt.

Bei der konstitutionellen Behandlung gilt als Faustregel: Je länger die Krankheit besteht, umso längere Zeit braucht sie, um völlig auszuheilen.

Die Homöopathie wurde schon von Samuel Hahnemann als „Heilkunst" bezeichnet. Um diese Kunst so zu erlernen, dass man auch lang bestehende, chronische Krankheiten heilen kann, bedarf es einer langen, intensiven Ausbildung und vieler Erfahrung. Homöopathie ist eine wundervolle Möglichkeit, viele chronische Leiden, die von der Schulmedizin oft nur durch unterdrückende Medikamente (oft Cortison) in Schach gehalten werden können, zu heilen, solange noch keine unwiederbringlichen Organschäden aufgetreten sind. Allerdings setzt die Heilung voraus, dass der Körper von sich aus noch genug „Lebensenergie“ hat, um den Selbstheilungsprozess zu aktivieren und die Gesundung zu Ende bringen zu können.

Die **Akutbehandlung** ist wesentlich einfacher. Es gibt eine Reihe von Erkrankungen, die bei jedem Patienten gleich ablaufen: z.B. Muskelkater nach körperlicher Überanstrengung (*Arnica*), Verbrennung durch Hautkontakt mit einem heißen Gegenstand (*Cantharis*), Hexenschuss nach unachtsamer Streckbewegung nach oben (*Rhus toxicodendron*), Sturz mit blauen Flecken (*Arnica*). Dies sind nur einige Beispiele, um klarzumachen, dass man bei bestimmten akuten Indikationen bestimmte Arzneimittel standardmäßig geben kann. Meistens werden sie helfen, falls nicht, muss eine Homöopathin aufgesucht werden, die mit viel Erfahrung das passende Mittel auch für den Akutzustand finden wird. Einer gut ausgebildeten Homöopathin wird es fast immer gelingen, bei ungefährlichen, plötzlich auftretenden Erkrankungen ohne Antibiotikaverordnung eine rasche Heilung zu erwirken.

Als Patientin sollten Sie auf Folgendes achten: Nur die Verordnung von Einzelmitteln (häufige Gaben bei tiefen D-Potenzen, Q- oder LM-Potenzen; einmalige Gaben innerhalb von vielen Wochen ab der Potenz C30 aufwärts) gewährleistet Ihnen, dass Sie klassisch homöopathisch behandelt werden. Verordnet Ihnen ein Homöopath Mischungen aus verschiedenen Arzneimitteln (Komplexmittel) oder die gleichzeitige Einnahme verschiedener Arzneimittel, handelt es sich nicht um eine klassische homöopathische Therapie.

Jeder gute Homöopath kümmert sich auch um eine schulmedizinische Abklärung des Grundleidens. Es muss eine klare Diagnose für die Erkrankung vorliegen. Im Laufe der Behandlung müssen sich die diagnostischen Parameter wie Blutbild, Entzündungsfaktoren, Schilddrüsen- oder Leberwerte, EKG etc. verbessern. Ist dies nicht der Fall, ist die homöopathische Behandlung nicht suffizient und sollte abgesetzt werden.

Der berühmte Schweizer Homöopath Dr. Adolf Voegeli warnte all jene, die ohne die Methode von Grund auf zu erlernen, Homöopathie betrieben: „Wer einen einzigen Patienten homöopathisch heilen möchte, der muss dazu die ganze Homöopathie erlernen.“

Kasuistik: Terminüberschreitung bei ängstlicher Erstgebärender

Vorgeschichte: 27-jährige Erstgebärende, Kinderschwester auf der Neugeborenenstation. 40. SSW(Schwangerschaftswoche) + 9 (Überschreitung des voraussichtlichen Geburtstermins um 9 Tage). Kommt, weil ihr bei 40 SSW + 10 eine Prostaglandin-Einleitung und bei Versagen dieser Maßnahme ein Kaiserschnitt empfohlen wurde.

Symptomatik: Sie ist ängstlich, weint und meint, sie wolle doch ganz normal gebären.

Sie sagt, sie habe Angst vor Prostaglandinen, da sie schon oft beobachten konnte, dass die Wehen danach so heftig würden. Die Beruhigung meinerseits half etwas und die Patientin bat, morgen wieder von mir untersucht zu werden.

CTG (Kardiotokographie): unauffällig, keine Wehentätigkeit, Vaginalbefund: erhalten, (Muttermund ist noch vollständig) derb (hart, nicht dehnbar), sakral-Gebärmutterhals (Cervix) liegt noch ganz hinten beim Kreuzbein bzw, Steißbein; Muttermund ist geschlossen.

Verschreibung: *Pulsatilla* C30.

Verlauf: Am nächsten Tag kam die Patientin zur Kontrolle: Sie fühlte sich subjektiv gut, hatte schöne Träume gehabt, war erstmals seit Wochen nachts nicht wegen heißer Füße aufgewacht. Sie fühlt ein leichtes Ziehen im Bauch.

CTG: unauffällig, unregelmäßige Wehen

Cervix: Muttermund ist weich, ein Finger, offen, zentral, (Cervix ist noch vor der Geburt zentriert) noch nicht verkürzt, erhalten (vollständig von der Lage und Konsistenz).

Vorgehen: Patientin wird stationär zur Beobachtung (kein Prostaglandin) aufgenommen. Nach wenigen Stunden setzen gute Wehen ein, nach 6 Stunden wird sie in den Kreißsaal gebracht.

MM (Muttermund): 5 cm, dehnbar

Patientin will in die Wanne. Nach 5 Minuten will sie wieder hinaus, da sie das warme Wasser als unangenehm empfindet. Sie will sich langsam bewegen, viel massiert werden, keine Socken tragen, da sie heiße Füße hat.

Verschreibung: *Pulsatilla* C30.

Verlauf: 2 Stunden später: MM: 7-8 cm rigid, Blase gesprungen, heftige Wehen. Patientin weint vor Schmerz, will die Fenster geöffnet haben (im Winter), sagt, sie wird fast ohnmächtig bei den Wehen.

Verschreibung: *Pulsatilla* C30.

Verlauf: Daraufhin ließen die Schmerzen nach, der Muttermund wurde dehnbar und es kam zu einer komplikationslosen Geburt ohne Dammriss.

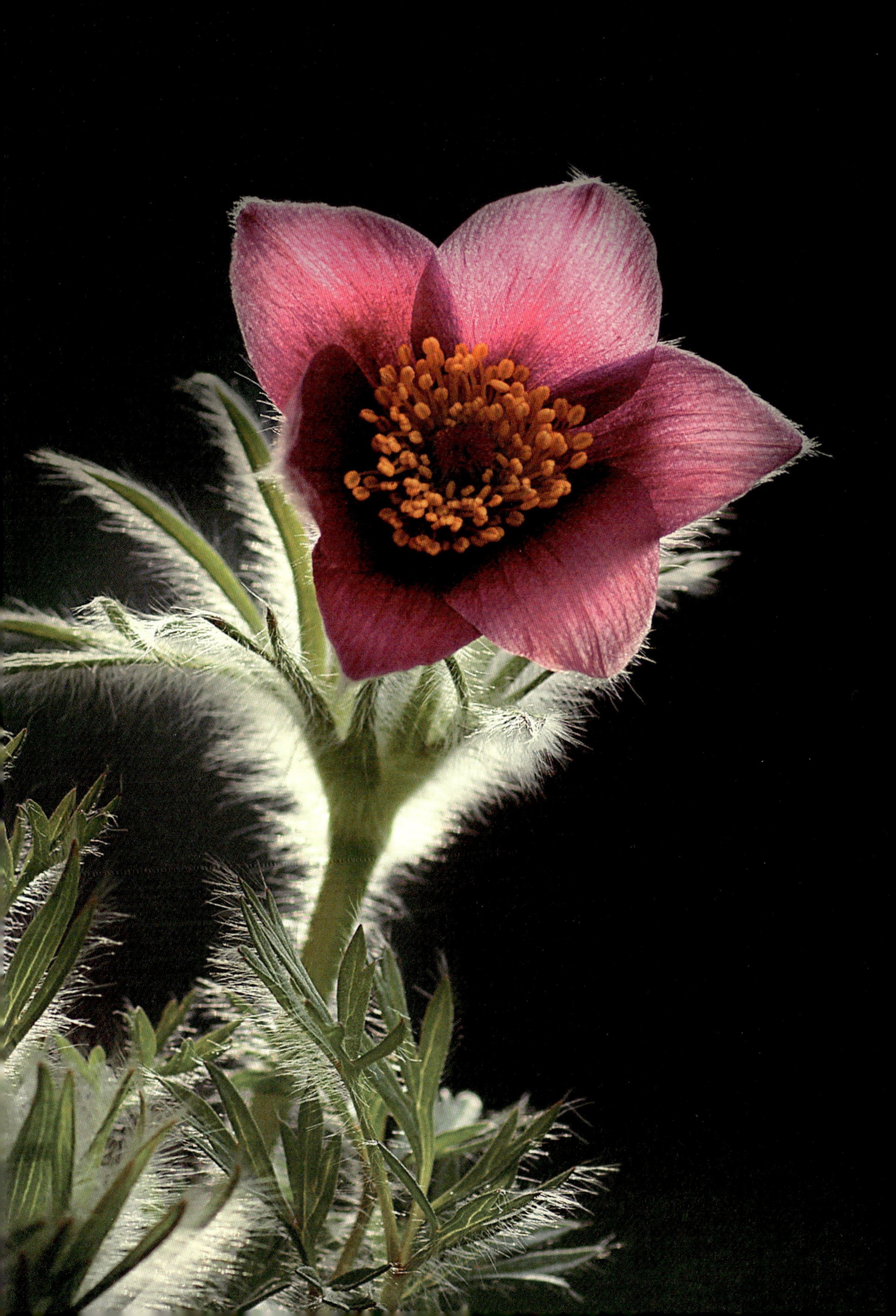

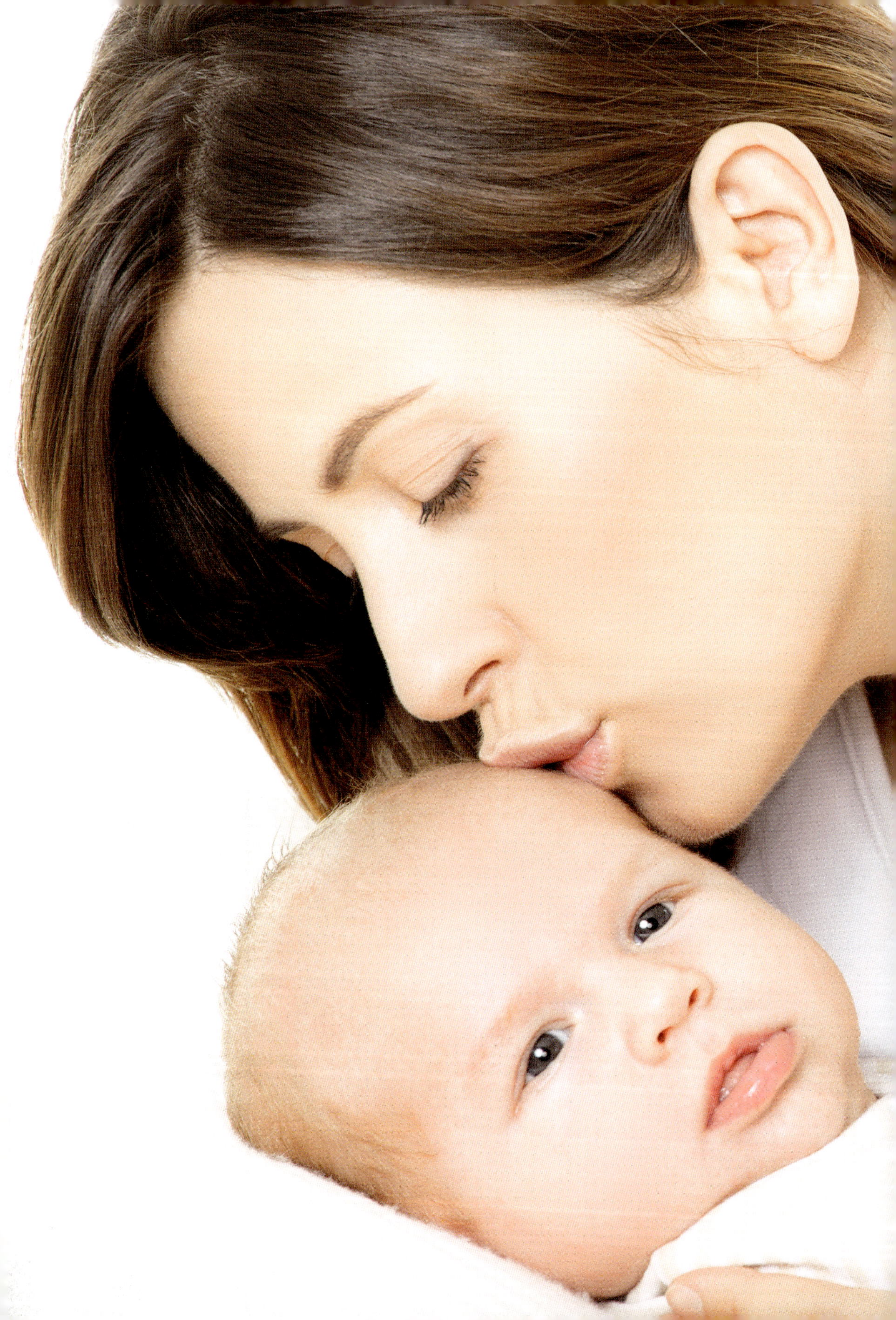

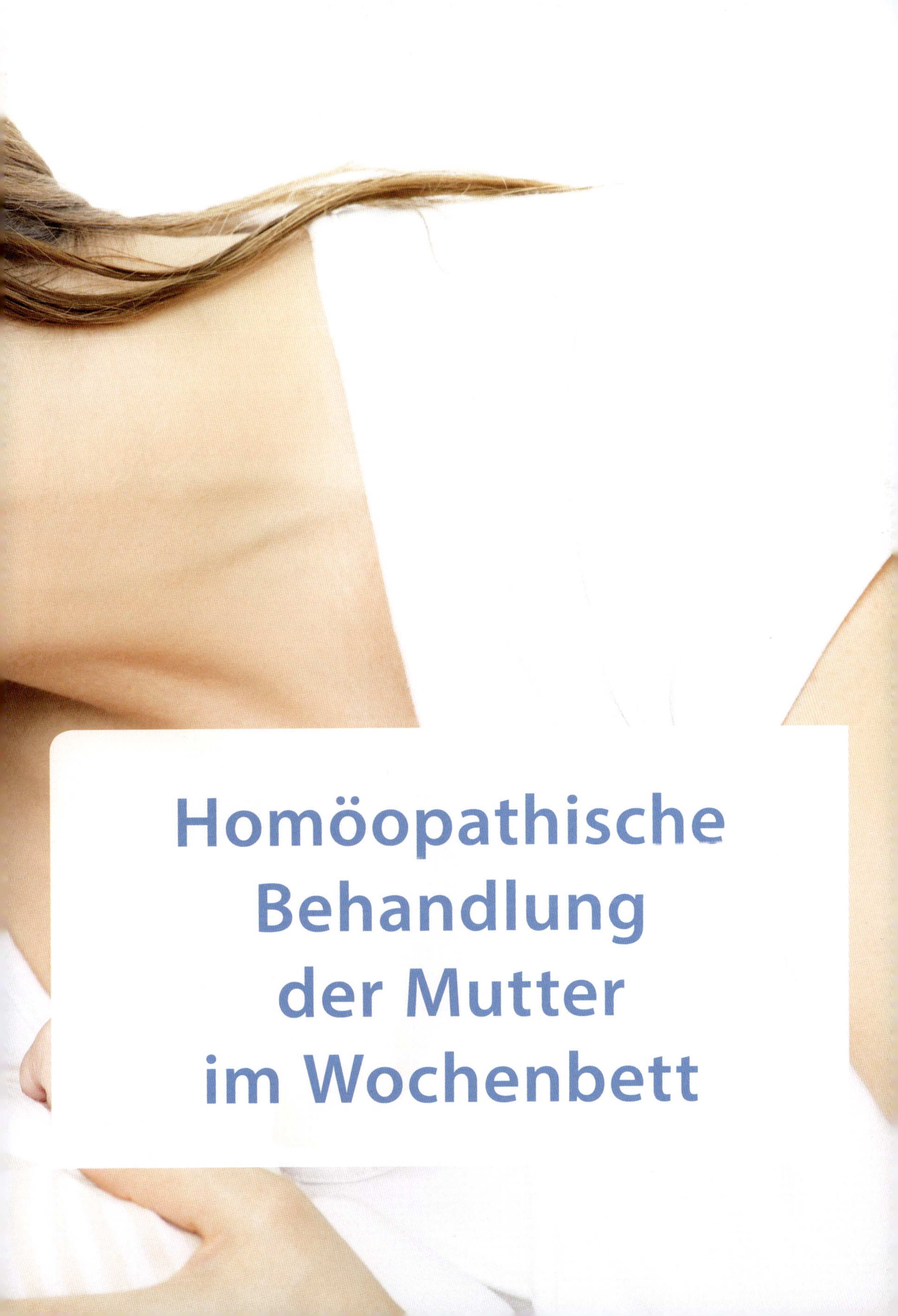

Homöopathische Behandlung der Mutter im Wochenbett

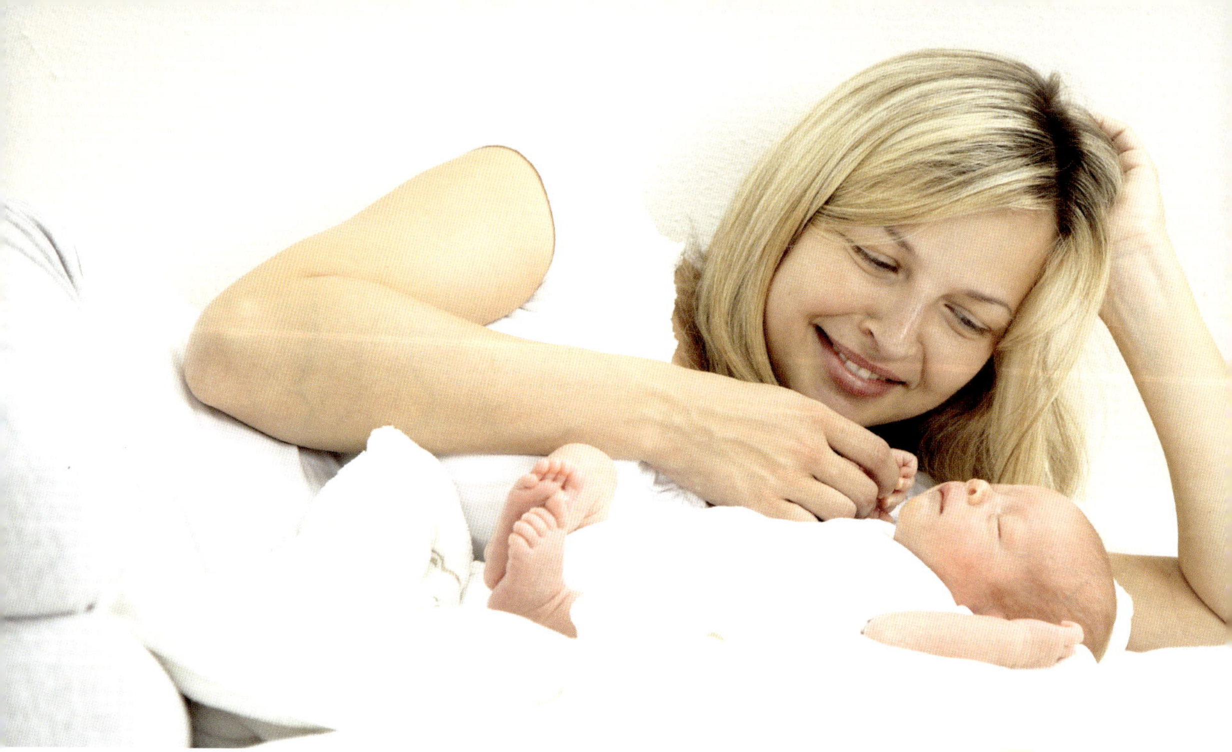

Wichtige Prinzipien und Behandlungsanlässe

Dr. Micha Bitschnau

Viele schwangere und stillende Frauen stehen der Einnahme von Medikamenten sehr kritisch gegenüber. Aus Angst, das Ungeborene oder den Säugling zu schädigen, bevorzugen werdende oder stillende Mütter vermehrt homöopathische Arzneien. Bei unsachgemäßer Anwendung können sie im Wochenbett zu unangenehmen Krankheitssymptomen bei Mutter und Kind führen. Dann kommt es in der Folge zu medizinischen Interventionen, die allein durch das Absetzen der falsch gewählten Arznei vermeidbar gewesen wären. Es ist daher wichtig nachzufragen, ob, welche und über welchen Zeitraum eine Patientin, die plötzlich neue, ungewohnte Krankheitssymptome entwickelt, Globuli eingenommen hat. Eine homöopathisch gut geschulte Hebamme oder ein Homöopath kann dann rasch klären, ob diese Globuli die Beschwerden ausgelöst haben oder nicht. Der Bedarf an fachkundiger Patientenaufklärung ist hoch, besonders in der Schwangerschaft und Stillzeit erwarten sich Frauen von ihrer Hebamme eine kompetente Aufklärung bezüglich homöopathischer Arzneien.

Homöopathie während der Stillzeit wirkt immer auch auf das Kind

Bei der Einnahme homöopathischer Arzneien während des Stillens beeinflusst das homöopathische Mittel nicht nur die Mutter, sondern über die Muttermilch auch das Kind. Samuel Hahnemann gab die Empfehlung, kranken Säuglingen das benötigte Arzneimittel nicht direkt zu verabreichen, da die Wirkung zu stark sein könnte, sondern der stillenden Mutter oder Amme die Globuli zu geben. Das Kind würde so die Arznei in milder Form über die Muttermilch bekommen (§ 284, Organon). Dass homöopathische Arzneien „muttermilchgängig" sind, kann man an „Arzneimittelsymptomen" erkennen, die der Säugling bei zu häufiger Arzneieinnahme der Mutter entwickelt. Arzneimittelsymptome sind Krankheitssymptome, die für jede Arznei typisch sind und bei zu häufiger Arzneigabe beim gesunden Menschen auftreten. Dieser Effekt ist eigentlich nur dann erwünscht, wenn eine Arzneimittelprüfung durchgeführt wird. Hierbei werden durch die bewusste, wiederholte Gabe einer C30-Potenz beim Gesunden Krankheitssymptome provoziert. Diese Symptome werden akribisch beobachtet und gesammelt, um jene Krankheitssymptome zu erkennen, die eine bestimmte Arznei nach dem Simile-Prinzip („Ähnliches möge durch Ähnliches geheilt werden") am Kranken zu heilen vermag.

Arzneimittelprüfungen sollten nie an Schwangeren oder stillenden Frauen durchgeführt werden, da es unethisch wäre, den Fetus oder Säugling einer unfreiwilligen Arzneimittelprüfung zu unterwerfen. Aus dem Prinzip der Arzneimittelprüfung ergibt sich, dass die Verabreichung homöopathischer Arzneien an die stillende Frau nicht nach dem Prinzip „Nutzt es nichts, schadet es auch nichts" erfolgen darf. Zu häufige Gaben eines falsch ausgewählten Arzneimittels erzeugen unerwünschte Symptome bei der Mutter *und* beim Neugeborenen und sollten daher vermieden werden.

Homöopathie ist nicht prophylaktisch anwendbar

Ein häufiger Fehler ist die „vorsorgliche" Verordnung von Globuli, etwa um wunde Brustwarzen bei der Mutter, Blähungen oder Unruhe beim Kind zu verhindern. Welches Arzneimittel verordnet werden muss, ergibt sich aber immer erst aus den typischen Symptomen, die eine Wöchnerin oder ein Neugeborenes entwickelt. Das heilende Arzneimittel erkennt man erst, wenn individuelle Krankheitssymptome auftreten. Homöopathie kann daher nicht prophylaktisch angewendet werden. Es müssen Krankheitssymptome vorhanden sein, denn nur das korrekte Arzneimittel (Simile), das am gesunden Probanden genau die vorliegenden Prüfsymptome erzeugt hat, kann die Krankheitssymptome rasch und rückfallsfrei eliminieren.

Wiederholungen homöopathischer Arzneien

Homöopathische Arzneien dürfen auch im Wochenbett nicht zu häufig wiederholt werden, da für die Gebärende unangenehme Arzneimittelprüfsymptome entstehen könnten. Erst wenn es nach einmaliger Gabe einer C30 und deutlicher Besserung der Beschwerden zu einer erneuten Verschlimmerung der Symptome kommt, kann die C30 nochmals gegeben werden. Soll die Arznei öfter verabreicht werden, wird sie in einem Glas Wasser aufgelöst. Von dieser Lösung trinkt die Wöchnerin nach kräftigem Rühren gelegentlich einen Schluck. Vor jeder weiteren Einnahme sollte die Lösung nochmals eine Minute kräftig gerührt werden. Diese minimale Weiterpotenzierung verhindert unangenehme Begleitsymptome. Die vielerorts übliche Verabreichung von homöopathischen Mitteln alle 15 Minuten oder dreimal täglich ohne Beachtung des Simile-Prinzips ist abzulehnen.

Körperliche und psychische Beschwerden

Führt man bei Frauen im Wochenbett eine homöopathische Anamnese durch, kann man bei 60-70 % der jungen Mütter mit körperlichen Beschwerden zusätzlich psychische Probleme erheben. Wenn Frauen sich in dieser sensiblen Phase der hormonellen, physischen und allgemeinen Lebensumstellung instabil fühlen, neigen sie dazu, körperlich und zugleich psychisch krank zu werden.

Die häufigsten Pathologien (Erkrankungen, Beschwerden, Gesundheitsprobleme) im Wochenbett betreffen neben der Psyche die Brust, die Gebärmutter (Uterus) und den Dammbereich (perinealen Bereich, Perineum). Weitere Probleme sind eine allgemeine Erschöpftheit und andere Schmerzzustände, die direkt oder indirekt mit der Entbindung zusammenhängen. Im Folgenden werden einige typische Behandlungsanlässe im Wochenbett – auch in Form von Kasuistiken – vorgestellt.

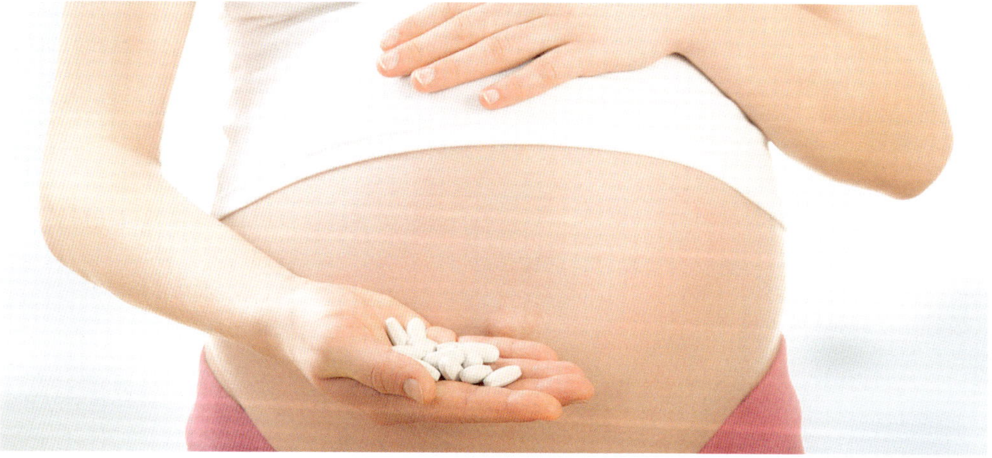

Belladonna-Symptomatik

Die typische *Belladonna*-Symptomatik ist eine Brust, die sich plötzlich entzündet hat. Die betroffene Stelle ist heiß, intensiv gerötet und sehr berührungsempfindlich. Die Patientin entwickelt innerhalb kürzester Zeit hohes Fieber und ist ängstlich, unruhig und aufgeregt. *Belladonna* kann nur das Vollbild der Entzündung heilen, nicht das Frühstadium eines Milchstaus, für das diese Arznei fälschlicherweise oft eingesetzt wird.

Kasuistik: Milchstau

Vorgeschichte: 32-jährige Zweitgebärende, drei Tage nach unauffälliger Spontangeburt.
Symptomatik: Mamma links und rechts mit fleckigen Rötungen, leicht geschwollen. Mäßig stechender Schmerz. Entzündungsparameter ansteigend. Verordnung einer Einmalgabe *Belladonna* C30 durch die Kinderschwester. Drei Stunden später bei der Visite keine Besserung.
Verschreibung: *Apis* C30, einmalig 5 Globuli.
Verlauf: Am nächsten Morgen sind beide Mammae unauffällig. Die beginnende Entzündung hat sich völlig zurückgebildet.
Diskussion: *Belladonna* konnte nicht wirken, da es sich nicht um das Vollbild einer heftigen, akuten Entzündung handelte, wie sie für *Belladonna* typisch ist, sondern um einen beginnenden entzündlichen Milchstau. Die Symptome der Patientin entsprechen *Apis*: dezente Rötung, leichte Schwellung und stechender Schmerz. *Apis* hat umgehend geholfen.

Phytolacca-Symptomatik

Phytolacca wird in der homöopathischen Literatur für Laien immer als typisches Arzneimittel bei Laktationsproblemen oder (in niedriger Potenz) zum Abstillen empfohlen. Wird die Homöopathie heilend eingesetzt, so gibt sie dem Organismus einen Reiz zur Wiedererlangung des optimalen gesundheitlichen Gleichgewichtes. Stillen ist ein physiologischer Zustand, der natürlicherweise erst endet, wenn die „Nachfrage" nachlässt oder gänzlich sistiert. Dass dennoch die Milch versiegt, wenn *Phytolacca* über einige Zeit in Tiefpotenz eingenommen wird, liegt daran, dass bewusst eine Arzneimittelprüfung erzeugt wird.

Vorsicht: *Phytolacca* ist eine syphilitische Arznei, die bei vielen Arten von Drüsenkarzinomen (Brust, Hoden, Lymphom, Speicheldrüsen) erfolgreich eingesetzt wird. Die Beobachtung von homöopathisch behandelten Krankheitsverläufen zeigt, dass eine syphilitische Arznei, wenn sie falsch angewendet wird, bei sehr empfindlichen Personen ein latentes Miasma aktivieren kann. Das heißt, es könnte eine inaktive Veranlagung zu einer bösartigen Erkrankung durch wiederholte Einnahme

von *Phytolacca* aktiviert und im schlimmsten Fall dadurch eine bösartige Krankheit in Gang gebracht werden. Daher sollten Arzneien wie *Phytolacca* nie undifferenziert, sondern immer streng nach der Simile-Regel eingesetzt werden.
Bei einer echten Mastitis, die heutzutage dank der guten Stillberatung sehr selten geworden ist, ist das Leitsymptom für *Phytolacca* die steinharte, schmerzhafte Schwellung der Brust. Das Saugen des Kindes erzeugt Schmerzen, die in den ganzen Körper schießen.
Durch den korrekten Einsatz einer syphilitischen Arznei – entsprechend der Simile-Regel – kann ein aktives syphilitisches Miasma in ein latentes umgewandelt werden, wodurch die Patientin weit von einer gefährlichen, organzerstörenden Krankheit entfernt wird. Aber eben nur, wenn sie tatsächlich *Phytolacca*-Symptome aufweist!

Merke

Homöopathisches Abstillen mit *Phytolacca* in Tiefpotenz funktioniert, kann aber für die Patientin gesundheitsgefährdend sein und sollte daher keinesfalls durchgeführt werden!

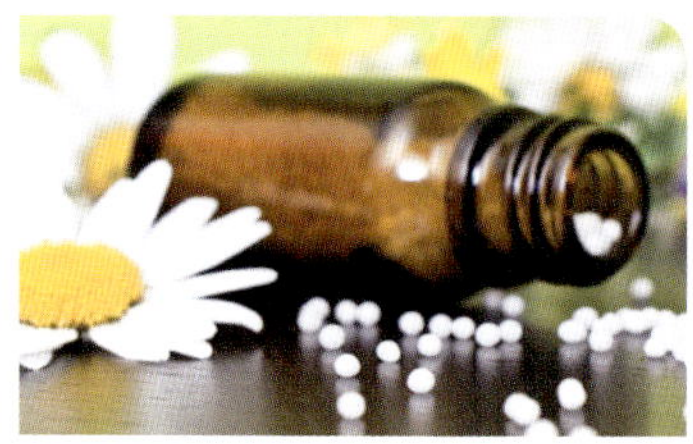

Kasuistik: Mammaabszess rechts

Vorgeschichte: 27-jährige Erstgebärende, komplikationslose Spontangeburt im Krankenhaus vor 10 Tagen.
Symptomatik: Nach Bericht der Patientin am 7. Tag post partum Milchstau (rechte Brust knotig, leicht gerötet, keine Milchsekretion, mäßige, stechende Schmerzen, kein Fieber). Die Patientin sucht die Geburtsklinik auf und bekommt von einer homöopathisch nicht geschulten Ärztin *Phytolacca* D12 zur stündlichen Einnahme. Am nächsten Morgen ist die Brust steinhart und extrem schmerzhaft. Die Patientin hat 39,2° C Fieber und sucht eine große geburtshilfliche Abteilung auf.
Inspektion: Brust kaum gerötet. Jede Erschütterung ist so schmerzhaft, dass die Patientin die Brust beim Gehen mit beiden Händen hält.
Palpation: Mehrere steinharte Knoten in beiden Brüsten, wobei sich ein Knoten in der rechten Brust prallelastisch nach einem reifenden Abszess anfühlt. Rechte Axilla: stark geschwollene Lymphknoten, ebenfalls steinhart.
Maßnahmen/Verlauf: Die Patientin wird stationär zur antibiotischen und analgetischen i.v. Therapie aufgenommen. Der Abszess entleert sich noch am selben Abend spontan. *Phytolacca* wurde bei der Aufnahme sofort abgesetzt.
Diskussion: Diese Patientin hat eine Arzneimittelprüfung durchgemacht. Durch die häufige (stündliche) Einnahme von

Phytolacca hat sich die anfangs recht harmlose Pathologie in eine schwere Erkrankung verwandelt. *Phytolacca* erzeugt in der Arzneimittelprüfung Abszesse und führt zu rascher spontaner Entleerung. Genauso hat sich dieser Fall nach der Verschreibung von *Phytolacca* entwickelt. Er zeigt, dass mit homöopathischen Arzneien sorgsam umgegangen werden muss, da empfindliche Patientinnen heftige Reaktionen auf zu häufige Arzneimittelgaben oder zu hohe Potenzen entwickeln können. Nach Absetzen der homöopathischen Arznei hat sich die Patientin rasch erholt.

Hämorrhoiden

Hämorrhoiden sind ein häufiges Problem im Wochenbett. Durch den enormen Druck, dem das hämorrhoidale Venengeflecht während der Geburt ausgesetzt ist, kommt es in diesem Bereich zur Erweiterung der Venen und zum Stillstand des Blutflusses. Hämorrhoiden sind nach genauer Symptomerhebung homöopathisch gut behandelbar. Der Erfolg stellt sich innerhalb weniger Stunden ein. Bei der Wahl des korrekten Arzneimittels muss genau auf Art, Aussehen, Schmerz- und Blutungsqualität sowie andere Modalitäten der Beschwerden geachtet werden.

Kasuistik: Hämorrhoide, Dysurie post partum

Vorgeschichte: 32-jährige Zweitgebärende, Kind 4900 g, vaginal entbunden.
Symptomatik: Am 2. Tag p.p. (post partum) klagt die Patientin über Dysurie beim Urinieren und eine extrem schmerzhafte Hämorrhoide seit der Geburt. Stuhlgang ist aufgrund der Schmerzen unmöglich (VAS = Visuelle Analogskala 10). Ihre achtjährige Tochter ist während der Visite anwesend. Die Patientin wirkt sehr genervt und verbal aggressiv gegen das Mädchen. Anamnestisch ist eine Depression erhebbar. Seit Beginn der Schwangerschaft hat die Patientin keine Antidepressiva mehr eingenommen.

Repertorisation (RADAR 9.1)

Gemüt – Reizbarkeit, Gereiztheit:
- Kindern gegenüber
  - eigenen Kindern, gegenüber den

Rektum – Hämorrhoiden:
- Entbindung agg.
- schmerzhaft
- treten hervor

Blase – Schmerz:
- Urinieren, beim
  - agg. – brennend

Verschreibung:
Sepia C30, einmalig 5 Globuli.
Verlauf: Am nächsten Tag berichtet die Patientin, sie halte *Sepia* für ein „Wundermittel". Kurz nach der Einnahme bildete sich die Hämorrhoide zurück und es trat kein Schmerz mehr beim Urinieren auf. Der weitere Wochenbettverlauf war unauffällig.
Diskussion: Die Kurzanamnese wurde innerhalb weniger Minuten bei der Nachmittagsvisite erhoben. Die Reizbarkeit gegen

das eigene Kind war das Leitsymptom für *Sepia*. Die Hämorrhoide und die Dysurie bestätigten das Mittel. *Sepia*-Patientinnen haben Probleme, wenn sie sich vereinnahmt fühlen und ihre „Bewegungsfreiheit" eingeschränkt wird. Ein Säugling braucht seine Mutter anfangs rund um die Uhr. Das Stillen ist für viele *Sepia*-Frauen problematisch, da sie sich sowohl im direkten als auch im übertragenen Sinn „ausgesaugt" fühlen. Sie werden reizbar und ablehnend, vor allem gegen ihre eigene Familie.

Schwindel, Schwäche und Erschöpfung

Tritt eine Blutungsanämie post partum auf, sind Blutkonserven nur in schweren Ausnahmefällen angezeigt. Hauptprobleme einer Blutungsanämie im Wochenbett sind orthostatische Symptome mit Schwindel beim Aufstehen vom Liegen oder Sitzen, Kopfschmerzen, Ohrenrauschen und allgemeines Schwächegefühl. Diese Symptome können durch homöopathische Intervention oft innerhalb von wenigen Stunden geheilt werden. Die Blutparameter (Hämoglobin, Erythrozyten) sollten bis zur Normalisierung regelmäßig kontrolliert werden. Auf teure Medikamente wie Erythropoetin oder Blutkonserven mit den bekannten Risiken kann auf diese Weise meist verzichtet werden.

Kasuistik: Schwindel und Kopfschmerz

Vorgeschichte: 35-jährige Mehrgebärende, starker Blutverlust bei der Geburt.
Symptomatik: Am Tag nach der Geburt fühlt sich die Patientin beim Aufstehen sehr schwindlig, mit starken Kopfschmerzen und Rauschen in den Ohren. Präpartales Blutbild: Erythrozyten 3,6/pl, Hämoglobin (Hb) 11,2 g/dl. Nach der Geburt: Erythrozyten 2,5/pl, Hb 8,1 g/dl.

Repertorisation (RADAR 9.1)

Allgemeines:
Blutung - agg.
Genesung, Rekonvaleszenz:
- Beschwerden, während der

Kopf – Schmerz:
- Blutung, nach

Schwindel:
- begleitet von, Ohr-Geräusche

Verschreibung:
China C30, einmalig 5 Globuli.
Verlauf: Die Beschwerden sind am nächsten Tag verschwunden, die Patientin kann das Krankenhaus auf eigenen Wunsch mit ihrem Kind verlassen.
Diskussion: Das Leitsymptom von *China* ist „Beschwerden infolge von Verlust von Körpersäften". Homöopathisch sind darunter Blutungen, starke Schweiße, Laktation, Durchfälle und Erbrechen zu verstehen. Typische Beschwerden sind Kopfschmerzen mit Schwindel und Ohrgeräuschen. Erythropoetin, das die Patientin ebenfalls erhalten hatte, entfaltet seine Wirkung – wenn überhaupt – nach mehreren Wochen. *China* heilt die Symptome, die infolge eines starken Blutverlustes auftreten, rasch und nachhaltig.

Psychische Probleme im Wochenbett

Die medizinische Wissenschaft konnte bis heute nicht klären, warum viele junge Mütter im Wochenbett an einer Dysthymie (von griech. dys = gestört, thymos = Stimmung) unterschiedlich intensiver Ausprägung leiden, und warum manche Frauen Wochen bis Monate nach der Geburt in eine Depression fallen.

Damit die homöopathische Behandlung Erfolg hat, ist es nötig, die individuelle, charakteristische Ausprägung der Erkrankung zu erfragen.

Die Behandlung einer Wochenbettdepression ist langwierig und schwierig. Mit der alleinigen homöopathischen Behandlung ist diesen Patientinnen oft nicht ausreichend zu helfen. Sie sollten daher nur von sehr erfahrenen homöopathischen Ärzten oder Hebammen in Zusammenarbeit mit einem Psychiater behandelt werden. Die psychiatrische Hilfe sollte immer hinzugezogen werden, da eine Eigengefährdung der Patientin und/oder eine Fremdgefährdung des Kindes ausgeschlossen werden muss.

Die homöopathische Vorgehensweise bei einer Wochenbettdepression entspricht der bei anderen chronischen Krankheiten. Zunächst muss ohne Zeitdruck eine umfassende Anamnese in ruhiger, vertrauensvoller Atmosphäre erhoben werden. Besonderes Augenmerk gilt dabei den psychischen Symptomen. Die Beschwerden der Patientin werden einfühlsam exploriert. Sie wird dazu angehalten, ihre inneren Bilder, Gefühle, Impulse, Vorstellungen, Ängste und Befürchtungen so ausführlich wie möglich zu schildern. Der Grad der Selbst- und Fremdgefährdung (Säugling) muss erkannt

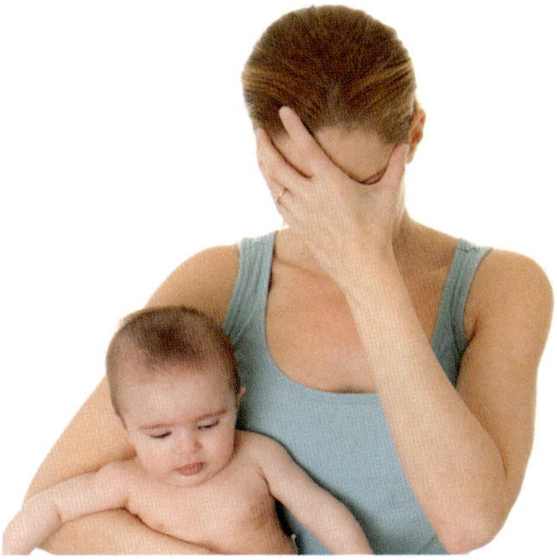

werden, um gegebenenfalls ein enges Netzwerk zu organisieren, das unaufdringlich dafür sorgt, dass Mutter und Kind Tag und Nacht betreut sind. Dazu ist ein offenes Gespräch mit dem Partner und der engeren Familie oder dem engeren Freundeskreis der Patientin erforderlich.

Vorsicht mit Placenta als homöopathischem Arzneimittel

Samuel Hahnemann und seine Nachfolger beobachteten, dass homöopathische Arzneien nicht nur zu schweren Arzneimittelprüfsymptomen (z.B. blutige Durchfälle, Abszessbildungen, asthmatische Zustände, Harnröhrenbrennen, Hautausschläge), sondern bei zu häufiger, undifferenzierter Einnahme auch zu dauerhaften Schäden führen können. So wird von Constantin Hering (1800-1880), einem der bedeutendsten Homöopathen des 19. Jh., berichtet, er hätte durch zu intensive Arzneimittelprüfungen mit dem Gift der Buschmeisterschlange (*Lachesis muta*) ein anhaltendes Asthma bronchiale entwickelt, an dem er den Rest seines Lebens litt.

Zum homöopathischen Arzneimittel *Placenta* existiert nur eine einzige kleine Prüfung durch Eberle und Ritzer (Eberle H., Ritzer F. Arzneimittellehre. Heilung von Krankheiten in modernen Lebenssituationen. Neue homöopathische Arzneien, Müller und Steinicke Verlag 1999). Die zu geringe Zahl von Probanden hat viel zu wenige Symptome der *Placenta*-Arznei hervorgebracht, um sie verlässlich verordnen zu können. Und die wenigen bei der Prüfung an gesunden Probanden erhobenen Symptome stimmen nicht mit den Indikationen überein, die Schwangeren von homöopathisch nicht ausreichend ausgebildeten Hebammen und Heilpraktikern empfohlen werden (bei jeder Art von Milchbildungsstörung, zum Abstillen, bei Schnupfen des Säuglings bis hin zu elterlichen grippalen Infekten).

Es ist davon auszugehen, dass Frauen und deren Kinder, die immer wieder das homöopathische Mittel *Placenta* wahllos einnehmen, Arzneimittelsymptome entwickeln. Diese Symptome können aber von einem Laien nicht als Arzneimittelsymptome erkannt werden und deshalb zu vermeidbaren medizinischen Interventionen führen. Arzneien, die aus körperlichen Produkten hergestellt werden, sollten nie ohne fachliche Verordnung und Kontrolle eingenommen werden, da sie potenziell schädlich sein können! Dasselbe gilt für die wahllose Einnahme von Muttermilch – in der Fachsprache *Lac humanum* genannt. *Placenta* und *Lac humanum* sind hochwirksame, tiefgreifende Arzneien, die bei Fehlanwendung sogar Krankheiten aktivieren könnten.

Dokumentation ist wichtig

Nur wenn sie anhand von Evaluationsbögen dokumentiert wird, die auch andere zeitgleich verabreichte Medikamente beinhalten, kann die positive oder negative Wirkung einer homöopathischen Behandlung transparent gemacht werden. Nur so lernt man, wann welche Arznei angezeigt ist, und erkennt, wie schnell Patientinnen Verschlimmerungen durch die falsch verordnete Arznei erleiden müssen.

Um die homöopathischen Verordnungen auch für den Geburtshelfer und Kinderarzt nachvollziehbar zu machen, wird an der geburtshilflichen Abteilung des Krankenhauses Hietzing ein Formular verwendet, das der Krankengeschichte beigelegt ist: In diesem Formular werden die Beschwerden der Patientin, alle relevanten Symptome, die Heftigkeit der Beschwerden (VAS) und die Verbesserung oder Verschlechterung der Beschwerden mit zeitlichen Angaben notiert. Dies dient der Objektivierung des Effektes der verabreichten homöopathischen Arzneimittel. Die nachfolgende Tabelle zeigt das Muster eines solchen homöopathischen Dokumentationsblattes im Wochenbett.

Tabelle: Homöopathisches Dokumentationsblatt im Wochenbett

Patientenetikette

Datum / Uhrzeit	Untersucher	Tag p.p.	Symptome / Beschwerden	VAS	Homöopathische Verordnung
Nach 30 Min.					
Nach 1 Tag					
Nach 2 Tagen					

Tag der Entlassung

Klassische Homöopathie ist eine wunderbare, wirksame Methode, um Frauen medikamentöse Belastungen zu ersparen. Ein weiterer großer Vorteil der Methode liegt darin, dass nicht nur körperliche Beschwerden, sondern immer auch psychische Probleme mitbehandelt werden. Geist, Gemüt und Körper bilden eine unzertrennliche Einheit, die als solche erfasst und der entsprechend den menschlichen Bedürfnissen begegnet werden muss. Die Homöopathie wird diesen Anforderungen gerecht. Allerdings muss die Methode von Grund auf erlernt werden, um heilend und nebenwirkungsfrei verordnet zu werden. Eine Ausbildungsmöglichkeit in Österreich bietet www.homoeopathin.at.

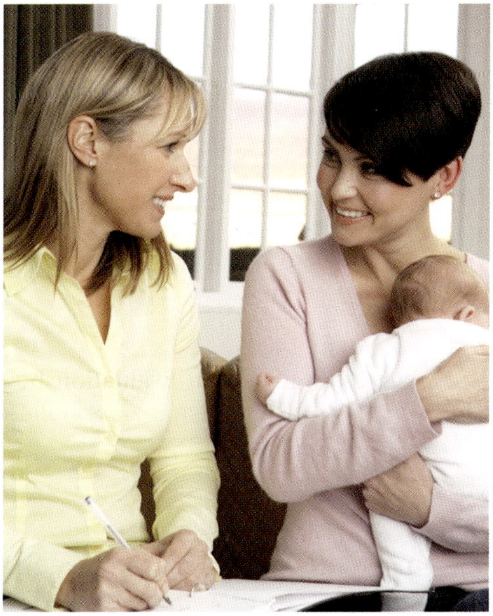

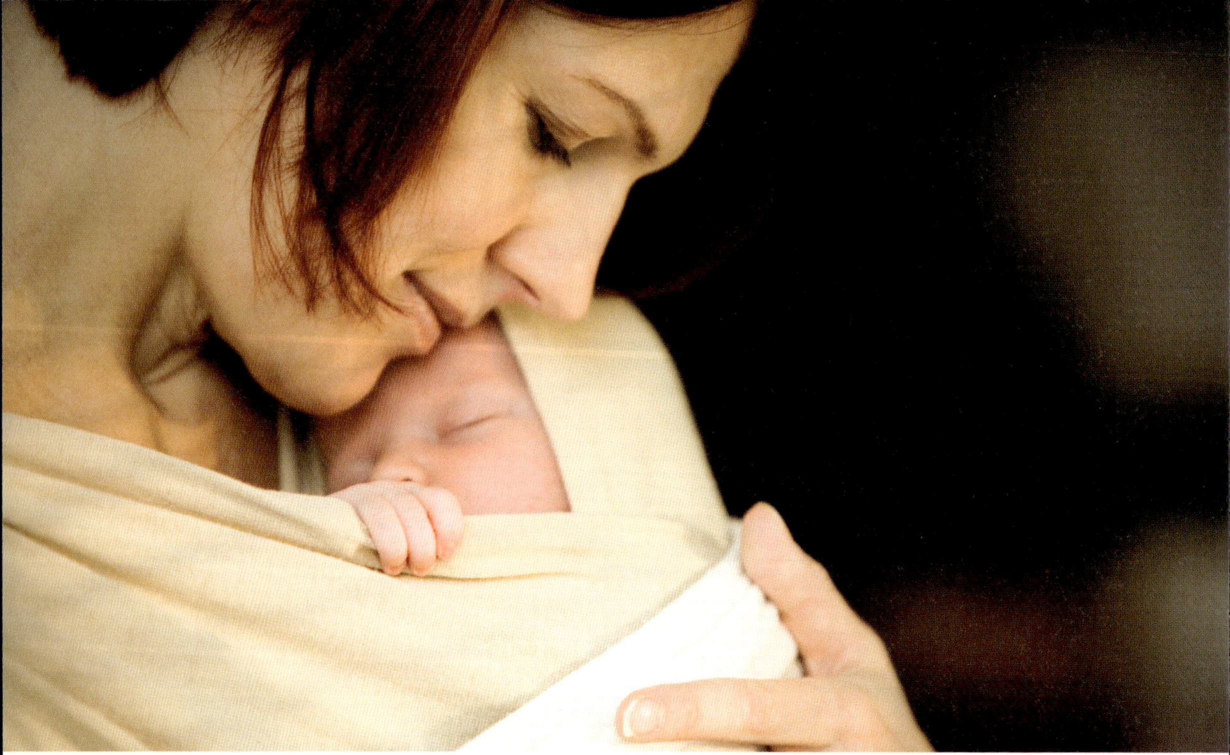

Besondere Situation und Vorgehensweise

Jela Vicentijevic

Die Wertschätzung der Homöopathie bei Wöchnerinnen, aber auch bei Hebammen, Säuglingsschwestern, Gynäkologen, Kinderärzten und in den Medien ist sehr hoch, auch wenn es in wissenschaftlichen Studien nur eine Handvoll Beweise für eine effektive Wirkung homöopathischer Arzneien gibt. Ganz anders in der Praxis: Bei akuten Krankheiten ist eine Veränderung der Krankheitssymptome oft schon innerhalb von 15 bis 30 Minuten zu erkennen. Die homöopathische Arbeit mit der Mutter und dem Säugling erscheint so fruchtbar und ermöglicht ein so sanftes Heilen ohne Nebenwirkungen, dass es von großer Bedeutung ist, diese Erfahrung weiterzuvermitteln.

Die meisten Frauen im Wochenbett legen Wert darauf, bei Beschwerden nicht mit schulmedizinischen Medikamenten behandelt zu werden, da sie Angst vor Nebenwirkungen beim Kind haben. Sie bevorzugen die Homöopathie, die bei richtiger Anwendung nebenwirkungsfrei heilt. Das ist für mich der wichtigste Beweggrund, meine genauen Aufzeichnungen aus der Praxis in Buchform zu veröffentlichen. Meine Erfahrungen sollen möglichst vielen Menschen zugänglich sein, die Wöchnerinnen betreuen und behandeln.

Unterstützt von Frau Dr. Bitschnau sowie den Frauenärzten und Säuglingsschwestern der geburtshilflichen Abteilung des Krankenhauses Hietzing in Wien hatte ich die Möglichkeit, die Wirkung homöopathischer Arzneien exakt zu dokumentieren. Diese Berichte belegen, welche Vorteile Homöopathie mit sich bringt und dokumentieren gleichzeitig, wie der Prozess der homöopathischen Behandlung von Frauen im Wochenbett funktioniert.Um das heilende Arzneimittel zu finden, ist es essentiell,

psychische und physische Veränderungen am Patienten zu erkennen. Nur auf der Grundlage dieser Symptome lässt sich das heilende Simile finden. Der Patient muss ernst genommen werden. Sowohl die Angstreduktion, um eine Atmosphäre zu schaffen, in der die junge Mutter ohne Scham ihre Symptome berichten kann, als auch das genaue Erfassen subjektiver Eindrücke gehören zu den Grundlagen der klassischen Homöopathie und sind zur korrekten Arzneimittelfindung unerlässlich.
Nach einer ausführlichen Anamnese werden die auffälligen Symptome der Patientin repertorisiert und danach mit Hilfe der Repertorisation eine Arzneimittelfindung durchgeführt. Die Patientin oder das Neugeborene erhält dann die heilende Arznei als Globuli in der C30-Potenz. Die Erfahrung zeigt, dass homöopathische Arzneien sowohl die psychische als auch die körperliche Gesundheit der Patienten stabilisieren.

Im Wochenbett hat man es im Allgemeinen mit akuten Krankheitsbildern zu tun, z.B. mit Stillproblemen, einem Neugeborenenikterus oder einer psychischen Labilität der jungen Mutter. Hier reicht oft eine kurze Anamnese aus, um die wesentlichen Symptome zu erfassen. Die Arzneimittelfindung richtet sich nicht nach der Diagnose, sondern immer nach der Symptomatik. Es ist sekundär, ob die Frau einen Milchstau oder schmerzende Brustwarzen hat. Was zählt, sind die individuellen Symptome: wie ihre psychische Befindlichkeit ist, ob sie brennende, stechende oder pulsierende Schmerzen hat, ob sie an Schlaflosigkeit leidet und warum, ob sie ein Wärme- oder ein Kälteverlangen hat und dergleichen mehr. Die wichtigsten Voraussetzungen einer korrekten homöopathischen Behandlung sind fundiertes homöopathisches Wissen und viel Erfahrung.

Kasuistik: Demütigung, Kränkung, seelische Verletzung

Vorgeschichte: 38-jährige Viertgebärende, Kind 3980 g, Sectio caesarea. Indikation zur operativen Entbindung war ein Schädel-Becken-Missverhältnis.

Symptomatik: Patientin ist wütend, ängstlich, fühlt sich zu schwach, das Baby zu versorgen, meint ‚sie wolle doch absolut keinen Kaiserschnitt und wünschte unbedingt spontane Entbindung'.

Sie sagt: „Ich habe alles erwartet, aber auf keinen Fall diesen Schnitt und habe das Gefühl, wie wenn ich vergewaltigt worden wäre. Alles ging so schnell. In der Nacht kann ich kaum schlafen, ich bin so erschöpft. Die Wunde brennt und sticht. Warum konnte ich nicht normal entbinden?". Die Patientin sitzt teilnahmslos im Bett, streckt sich, muss viel gähnen. Die Zähne weisen einen schwarzen Belag auf. Die Patientin ist Nichtraucherin. Sie klagt über Kopfschmerzen, gibt das Baby im Kinderzimmer ab (Stillen zu anstrengend), möchte sich niederlegen, denn im Liegen fühlt sie sich besser. Ich gab ihr Mut, sich noch auszuruhen und auf das Baby stolz zu sein, dass man trotz Komplikationen geschafft hat, ein gesundes Kind zur Welt zu bringen..

Verschreibung: *Staphysagria* C30, einmalig 5 Globuli.

Verlauf: Eine Stunde später schläft die Patientin tief mit unbedeckten Händen und

Füssen und übelriechendem Schweiß. Nach 4 Std. ist die Angst deutlich zurückgegangen. Die Patientin spricht positiv über den operativen Eingriff.. Sie möchte das Baby wieder stillen und fühlt sich wohler.

Diskussion: Welche Folgen hat für die Patientin diese unerwartete Situation? Man kann bei Frauen immer wieder beobachten, dass sie die Sectio als Vergewaltigung bzw. seelische Verletzung erleben. Bei der Anamnese war auch zu sehen, dass die Mutter unter Angst, leichter Depression und einem geringen Selbstwertgefühl litt. Der psychische Zustand verbesserte sich signifikant nach der ersten Gabe des indizierten homöopathischen Arzneimittels. Ihre Ängste waren zurückgegangen und sie fühlte sich wesentlich besser.

***Staphysagria* – Arnika der Seele!** *Staphysagria* hilft bei Stich- und Schnittverletzungen aller Art und hat sich auch nach einem Kaiserschnitt bewährt. Der Typus ist sehr gereizt, wütend, leicht beleidigt und ärgert sich über Dinge, die ihn gar nicht betreffen. In seiner Verzweiflung ist er geistig abgespannt, bedrückt und hat ängstliche Träume (Streit, Kampf und Mord). Durch unruhige, schlaflose Nächte, meistens ab 3 Uhr früh, fühlt er sich müde und hat starke, betäubende Kopfschmerzen, als ob eine Kugel in der Stirne liege. Tagsüber sehr schwach und schläfrig. Starkes Verlangen nach Tabak, Wein und verschiedenen Reizmitteln. Folgen von unterdrücktem Ärger, von Zorn, Wut, Angst etc. Beschwerden durch eine Operation, nach einer Operation, seelische Verletzung, panische Angst bei den Untersuchungen!

Repertorisation (Synthesis Edition 9.1)

Gemüt - Beschwerden, durch:

- Kränkung, Demütigung
- Missbrauch, Misshandlung
  - sexuellem Missbrauch; nach
- Entrüstung, Empörung
- sexuelle Exzesse; durch

Kasuistik: Hartnäckiger Husten

Vorgeschichte: Erstgebärende mit Spontangeburt in der Schwangerschaftswoche (SSW) 38 + 5.

Symptomatik: 2. Tag post partum. 10:12 Uhr: Ich führte eine homöopatische Anamnese wegen eines hartnäckigen Hustens durch. Die Patientin hustete so laut, dass man sie auf dem Gang hören konnte. Ihr Husten wurde schon in der Schwangerschaft und danach konventionell behandelt, aber mit wenig Erfolg. Bei der Dienstübergabe erfuhr ich, dass die Patientin während der Geburt sehr viel über ihren Ehemann, ihre Mutter etc. geschimpft hatte und extrem gereizt war. Nach der Entbindung hat sie das Baby ständig entweder mit der Flasche gefüttert (dabei nimmt die Mutter das Baby nicht in den Arm, sondern lässt es ohne Körperkontakt im Bettchen liegen und hält ihm die Flasche hin) oder im Kinderzimmer abgegeben (da sie das Stillen zu anstrengend empfand). Die Mutter reagierte nervös auf nette Zuwendung. Trost lehnte sie ab. Erlitt eine Kreislaufschwäche. Das Baby war extrem unruhig. Bei der Anamnese hat die Patientin stark gehustet und gesagt: „Der Husten macht mich fertig, ich habe auch Magenschmerzen und fühle so

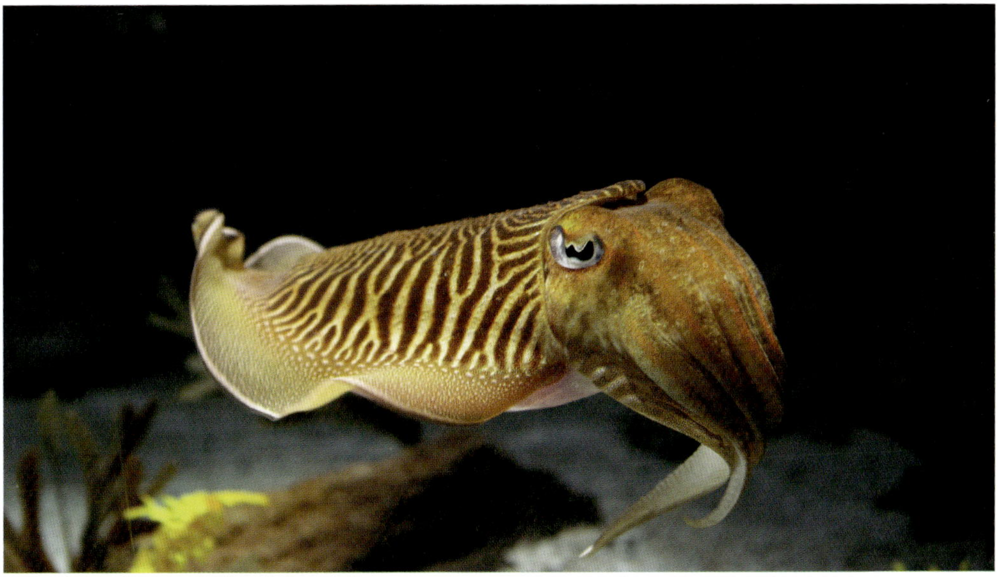

eine Leere, wie wenn ich in einem dunklen Loch sitzen würde, sehe alles schwarz und am liebsten möchte ich allein sein. Mein Beruf war alles für mich und jetzt bin ich da … (beginnt wieder zu Husten) und habe ein Gefühl im Bauch, wie wenn meine Gebärmutter herauskommen würde." Die Patientin lag auf dem Bauch während der Befragung, vollkommen zugedeckt, obwohl ihr heiß war. Fieber hatte sie nicht. Die Intensität ihres Hustens gab sie mit VAS 8 an.

Repertorisation (Synthesis Edition 9.1)

Gemüt - Reizbarkeit
Abneigung
- Familienangehörige; gegen

Magen - flaues Gefühl (Leeregefühl)

Weibliche Genitalien - Uterus:
- Beschwerden des

Beschwerden der

Verschreibung: 10:30 Uhr
Sepia C30, einmalige Gabe von 5 Globuli.
Verlauf: 11:00 Uhr: Die Patientin äußert eine deutliche Besserung des Hustens, gab nun VAS 2 an. Das Symptom des Uterus und das Gefühl der Leere im Magen verschwanden. Sie verlangte nach dem Baby, wollte versuchen zu stillen. Dabei legte ich ihr das Baby nackt auf den Bauch, damit es zur Brust gleiten und trinken konnte, und bestärkte die Mutter darin, dass sie, auch wenn die Milch noch nicht ausreicht, eine gute Mutter für ihr Baby ist. (Bonding eingesetzt zur Anregung der Oxytozin-Ausschüttung, auch über Hautkontakt.)
11:30 Uhr: Die Patientin sagte: „Ich kann es nicht fassen, huste nicht mehr."
18:20 Uhr: „Der Husten ist weg, es geht mir gut."
Ein Tag später um 19:30 Uhr: „Der Husten ist ganz weg und ich fühle mich wohl, habe in der Nacht gut geschlafen."
Ein Tag später: Patientin war symptomfrei, alle Beschwerden verschwunden, fühlte sich wohl, hatte keinen Husten.
Ein Tag später: Patientin stillte voll und wurde mit dem Baby entlassen.

Diskussion: Man trifft immer wieder auf Mütter, die keine oder zu wenig Liebe für ihr Baby empfinden. Was kann man tun? Die Ursache dafür sucht man, indem man die auftretenden Krankheitssymptome erkennt, um die Mütter auf dieser Grundlage homöopathisch und individuell zu unterstützen. Für die erfolgreiche Begleitung dieser Mütter sind viel Erfahrung und Empathie nötig.

Bereits 30 Minuten nach der Globuligabe verbesserte sich der Allgemeinzustand der Patientin und sie wollte ihr Baby sehen und stillen. Die Ablehnung des Kindes verwandelte sich in Freude. Die Nähe, der Körperkontakt, die Stimme der Mutter und ihr Herzschlag, den es seit neun Monaten kennt, brachte Geborgenheit und Sicherheit für das Baby. Es weinte seltener. Nicht nur die körperlichen Symptome wie Husten und das Gefühl der herausfallenden Gebärmutter, sondern auch die depressive Stimmung mit der Unfähigkeit zum Bonding (der Bindung stiftenden Kontaktaufnahme mit dem Kind) heilten aus.

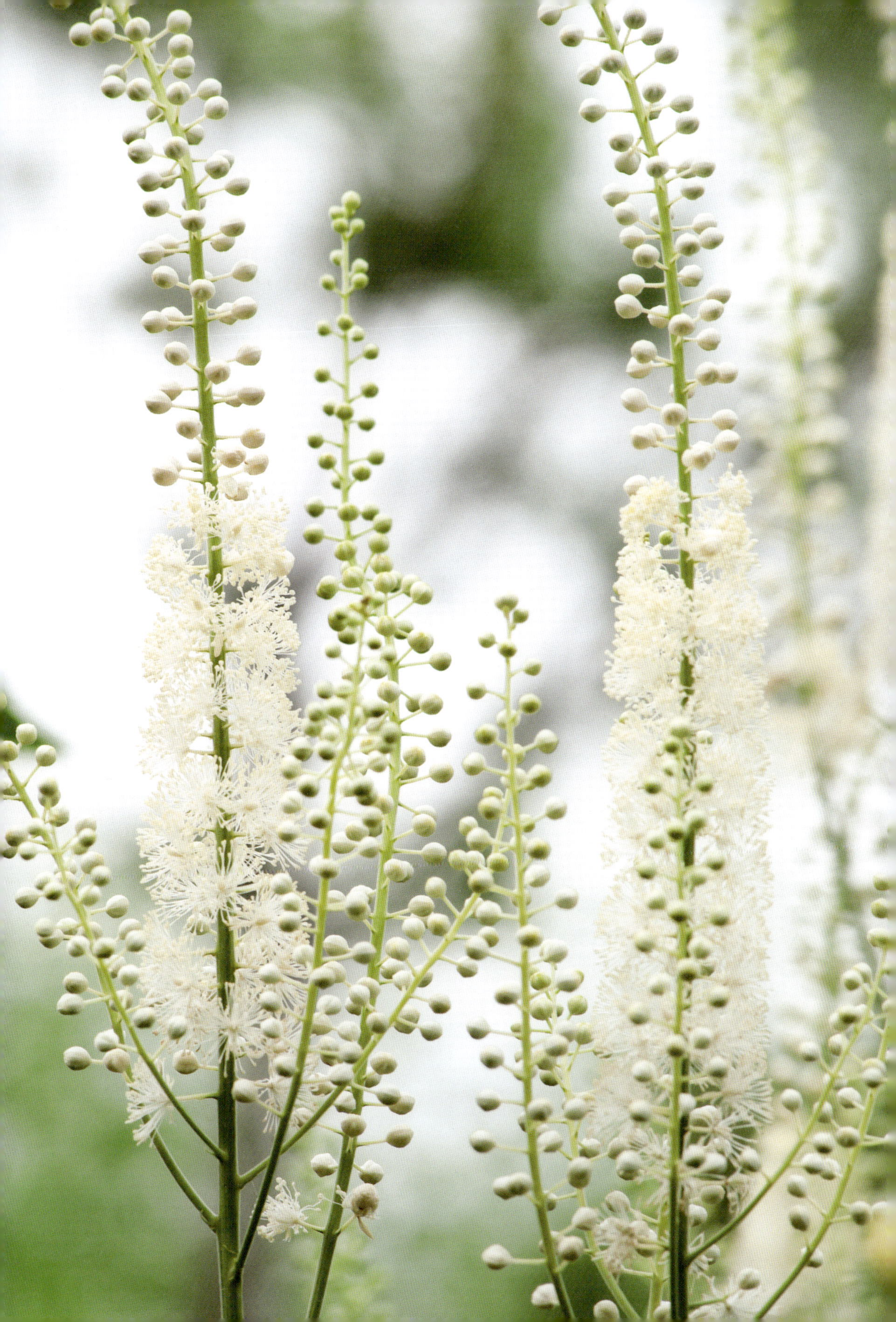

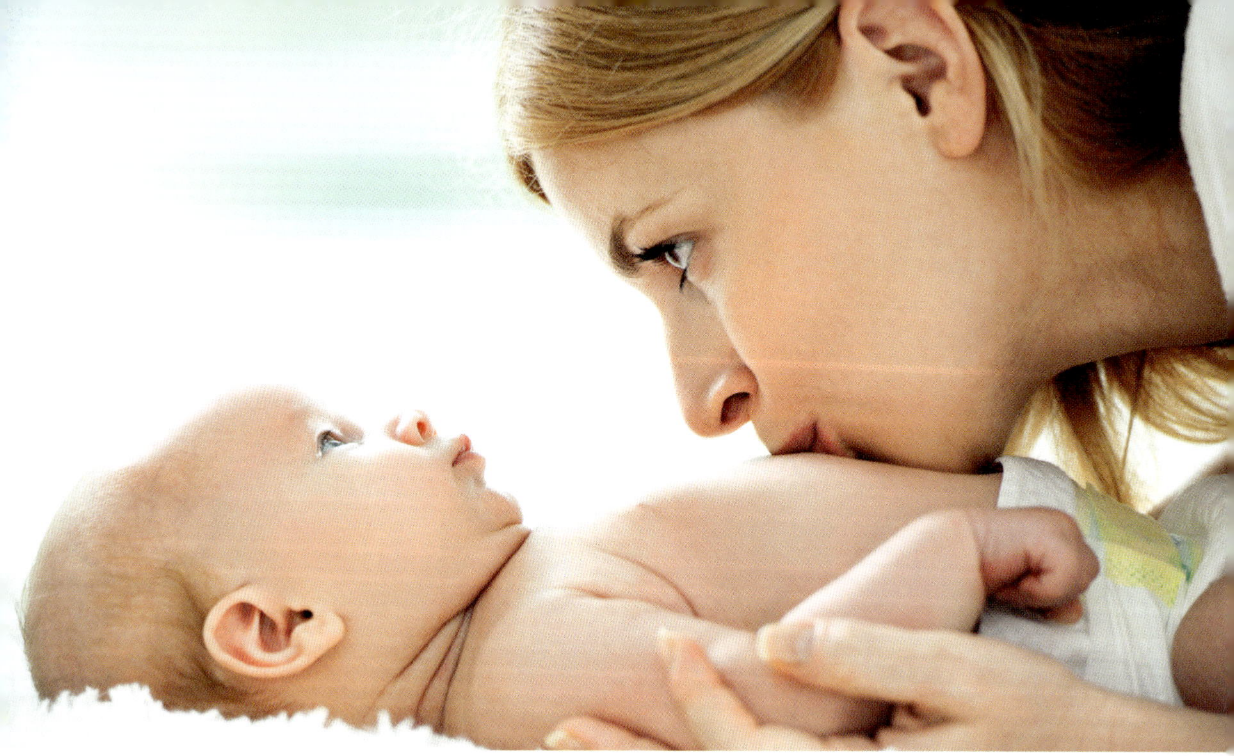

Erfolgreiches homöopathisches Simile: Ein Weg zur Heilung

Manche Menschen stehen der Homöopathie misstrauisch gegenüber, weil sie nicht verstehen, was Homöopathie genau macht. Sie halten die Homöopathie für eine Plazebowirkung. Genau diese Patienten aber sind am besten homöopathisch zu behandeln, wenn sie dies zulassen. Sie beobachten nämlich sehr kritisch, ob eine Besserung ihres Zustandes eintritt oder nicht. Damit machen sie die verlässlichsten Aussagen über die Wirkung der homöopathischen Therapie auf ihren Körper. Auf der Basis der im „Organon der Heilkunst" von Samuel Hahnemann formulierten Prinzipien kann der ausgebildete Homöopath auch komplizierte – akute wie chronische – Krankheiten heilen. Ob der Patient an die Homöopathie glaubt oder nicht, hat keinerlei Einfluss auf die Wirkung der verabreichten Arzneien. Der entscheidende Faktor, um eine Heilung zu erreichen, besteht darin, das Simile-Prinzip einzuhalten.

Um homöopathisch korrekt zu behandeln, muss eine genaue Anamnese durchgeführt werden. Die Arzneimittelfindung stützt sich auf die „auffallenden, sonderlichen und eigentümlichen Symptome", wie es Samuel Hahnemann nennt. Diese Symptome sind nicht unbedingt typisch für die Krankheit, aber umso typischer für den Kranken als Individuum. So ist z.B. ungerichtete Angst mit motorischer Unruhe und dem Gefühl, davonlaufen zu wollen, konventionell medizinisch kein typisches Symptom der Mastitis. Homöopathisch ist es aber ein bedeutungsvolles Gemütssymptom, das zusammen mit den organischen Symptomen wie umschriebene Rötung der Brust, Berührungsempfindlichkeit und hohes Fieber zu dem rasch heilenden Arzneimittel *Belladonna* führen wird.

In der täglichen Praxis am Wochenbett hat sich die Homöopathie besonders bewährt bei der Behandlung der Gelbsucht des Neugeborenen, bei Frühgeborenenproblemen, nach einer Sectio, bei Milchstau und Mastitis sowie bei psychischen Beschwerden der Mutter.

Im Wochenbett können verschiedene psychische Veränderungen auftreten. Die Mutter sieht glücklich aus, doch oft wird sie durch schlaflose Nächte (Baby weint, Baby saugt ununterbrochen – sogenanntes Clusterfeeding) weinerlich, erschöpft, kraftlos und bekommt Kopfschmerzen. So entsteht der „Babyblues". Die folgende Kasuistik aus der täglichen Praxis zeigt, wie das richtige Simile zur Heilung führt.

Kasuistik: Traurigkeit und Weinen

Vorgeschichte: Indikation zur operativen Entbindung (Notsectio): Starke Blutung, Placenta praevia.

Symptomatik: Am 3. Tag p.p. 20:00 Uhr ist die Mutter sehr weinerlich, die Tränen fließen, während sie spricht. Sie ist gereizt, traurig und durstlos, ihr Körper fühlt sich heiß an. Beide Schultern schmerzen, auch die Sectio-Wunde ist schmerzhaft. Die Patientin beschreibt ihre Symptome als unbestimmte, wandernde Schmerzen, mal reißend, dann weit bis zur Schulter ziehend. Das Fenster muss offen bleiben, da Zimmerluft und Bettwärme alles verschlimmern, besonders abends. Die Intensität ihrer Beschwerden gibt sie mit VAS 9 an.

Repertorisation (Synthesis Edition 9.1)

Gemüt - Weinen:
- Gereiztheit, mit
- Erzählen; bei
  - Krankheit, von der eigenen (Angst - Gesundheit - eigene / Denken - Beschwerden - agg.)

Traurigkeit:
- Weinen - amel

Liebevoll, voller Zuneigung, herzlich

Allgemeines - Schmerz:
- reißend, außen

Verschreibung: kurz nach 20:00 Uhr *Pulsatilla* C30, einmalig 5 Globuli.

Verlauf: 21:00 Uhr: Nach einer Stunde fühlt sich die Patientin eindeutig besser. Sie lacht. Beschwerdestärke nur noch VAS 3 laut Patientin.

6:00 Uhr: Nach 9 Std. sagt sie, dass sich die Schmerzen gebessert haben. Nur die Schulter nicht.

3 Tage später: Sie meint, dass ihr die homöopathischen Mittel sehr geholfen haben.

Am 4. Tag sind alle Schmerzen weg (VAS 0).
Diskussion: In diesem Fall war *Pulsatilla* das Mittel der Wahl und nicht *Sulphur*, das ähnliche Symptome hat. *Pulsatilla*-Patientinnen sind sensibel, sehr launisch und leicht depressiv. Sie haben Angst, allein zu sein, besonders abends, und Angst, verlassen zu werden. Auch *Sulphur*-Patienten leiden unter großer Angst abends und können nach dem Niederlegen nicht einschlafen. Sie sind nachts hellwach und schlaflos (Katzenschlaf). Eine *Pulsatilla*-Depression bessert sich durch Trost und Aufmerksamkeit, die Patientinnen müssen ständig gelobt und ermutigt werden, sie vertrauen nicht auf ihre eigene Entscheidung und Intelligenz und wollen nicht geheilt werden. Sie haben ein ausgeprägtes Anlehnungsbedürfnis und finden daher meistens dominante Partner. *Pulsatilla* bricht in Tränen aus und lässt sie fließen, wenn sie von ihrer Krankheit erzählt. Ihre Strategie ist Selbstmitleid. Charakteristisch ist, dass ihre Schmerzen wandernd, sie sind immer anders und wechselhaft. Der *Pulsatilla*-Typus ist ferner am ängstlichen Blick zu erkennen, der Hilfe sucht. Wenn man ihr Mut und Hoffnung gibt (und die richtigen Globuli), erscheint bald auf dem Gesicht, auf dem gerade noch die Tränen flossen, ein dankbares Lächeln.

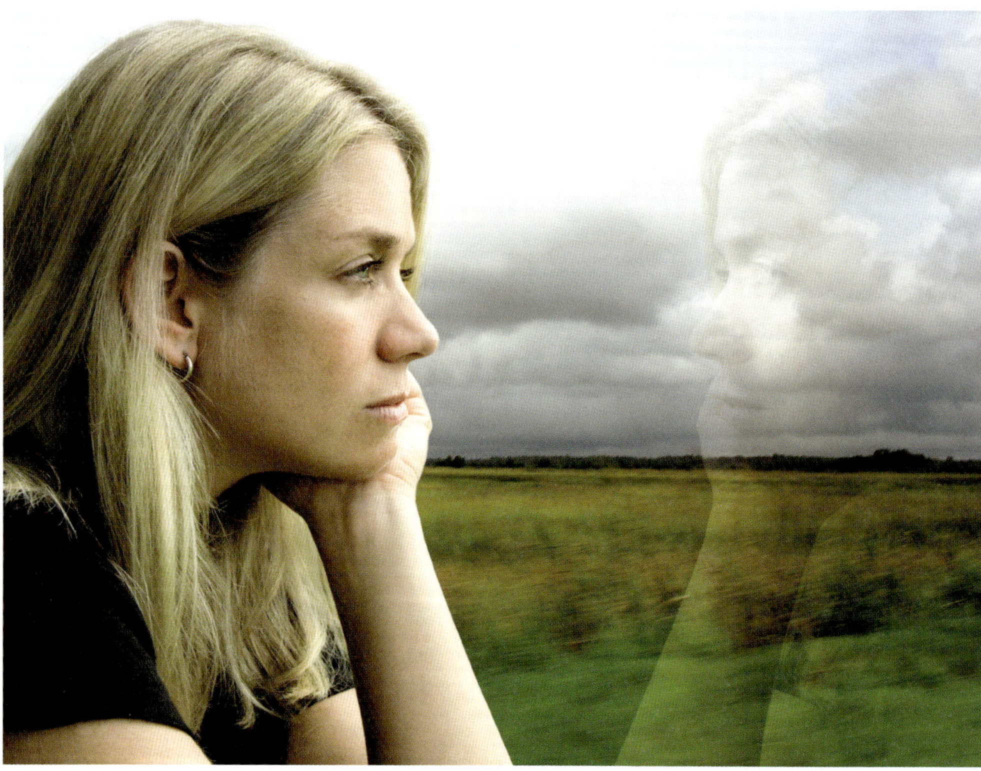

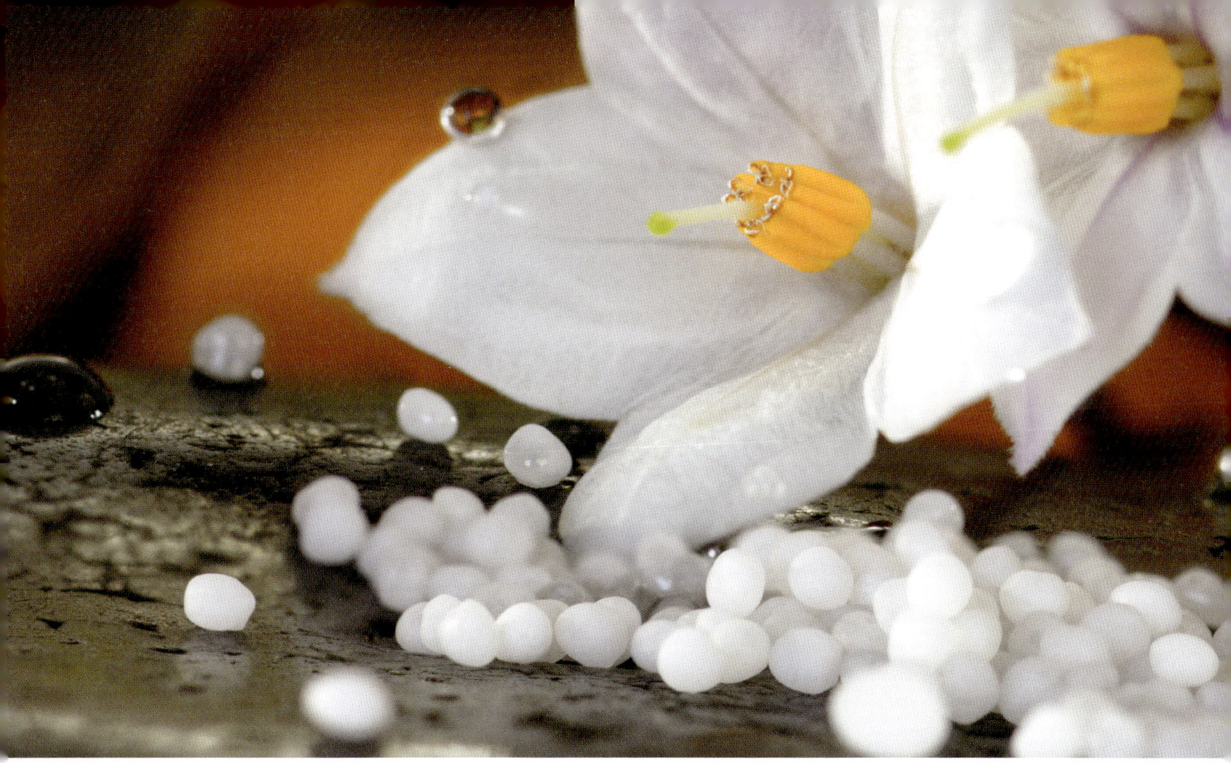

Beurteilung des Heilungsverlaufs

Je akribischer die Beschwerden der Patientin dokumentiert werden, desto genauer ist die folgende Konsultation und desto besser lässt sich der Heilungsverlauf beurteilen. Jede Beschwerde muss nach „besser", „schlechter" oder „gleichgeblieben" abgefragt werden. Dabei hat sich die Visuelle Analogskala (VAS) von eins bis zehn bewährt. Diese Skala hat einen Schieber, der sich zwischen einem lächelnden Gesicht (Wert 0, keine Beschwerden) und einem schmerzenden Gesicht (Wert 10, stärkste Beschwerden) bewegen lässt. Man liest auf der Rückseite der Skala die Zahl ab, welche die Patientin eingestellt hat. Bei der ersten Anamnese wird zu jeder Beschwerde der VAS-Wert notiert. Mit diesem System ist eine objektive Beurteilung der Wirksamkeit der homöopathischen Behandlung möglich.

VAS – Visuelle Analogskala

Kein Schmerz										stärkster Schmerz
0	1	2	3	4	5	6	7	8	9	11

Ebenso wichtig ist auch die Beurteilung des psychischen Zustandes der Patientin im Verlauf. Denn: „Der psychische Zustand der Patientin zeigt uns, ob eine Arznei wirkt oder nicht. Wirkt die Arznei, fühlt sich der Patient wohler und gelassener, wirkt sie nicht, ist der Patient reizbar.
(S. Hahnemann, Organon der Heilkunst)

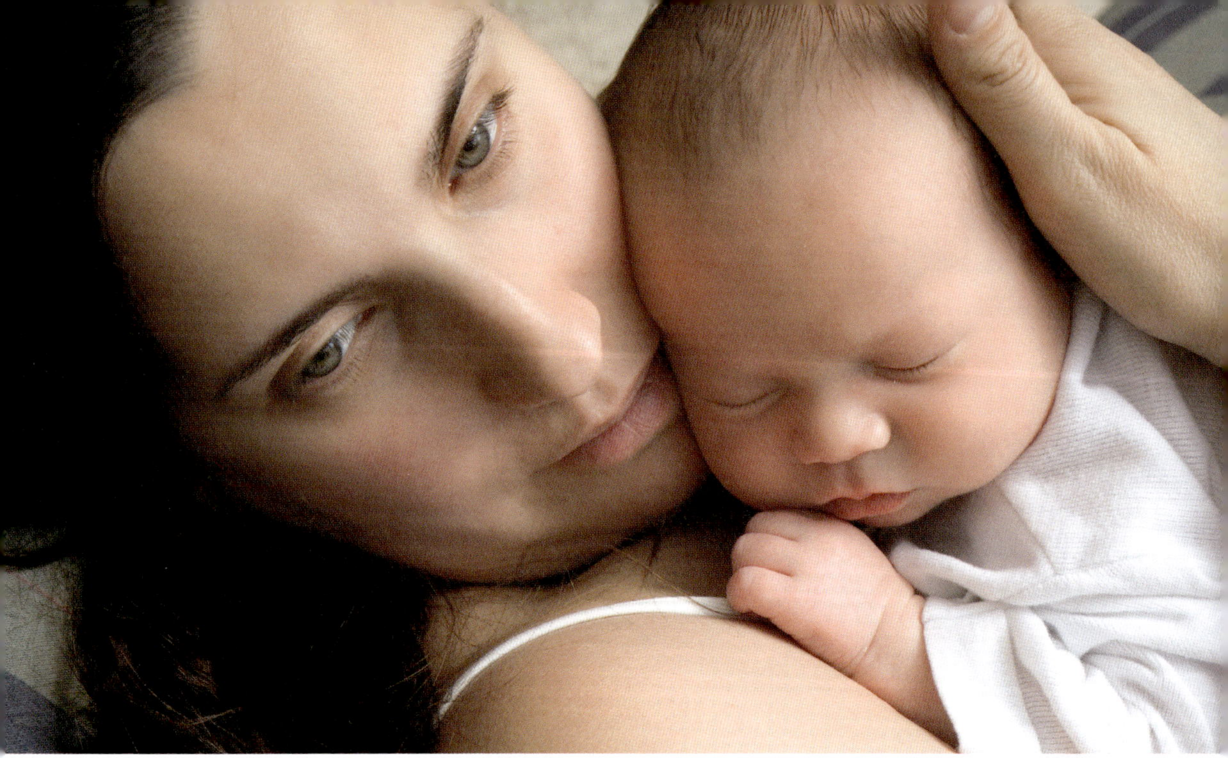

Charakteristische Fallbeispiele im Wochenbett

Die häufigsten, unverzichtbaren indizierten Arzneien

Das Wochenbett ist keine Krankheit. Doch viele Mütter geraten nach der anstrengenden Geburt und hormonellen Umstellung in ein seelisches Tief. In den ersten Tagen nach der Entbindung lassen sich einige Beschwerden mit Homöopathie gut behandeln, so z.B. Schwächezustände, Stimmungsschwankungen, eine schlechte Wundheilung oder eine Nachblutung. Hier zunächst die Mittelbilder der am häufigsten indizierten Arzneimittel*. Danach folgt eine ganze Reihe charakteristischer Kasuistiken (Fallbeispiele).

Pulsatilla: → Die Patientin ist sanft, weinerlich, anhänglich. Verschlechterung gegen Abend. Durstlos. Wandernde Schmerzen, immer woanders, immer anders. Patientin friert, hat aber heiße Füße. Diese Patienten wollen nicht geheilt werden und sichern sich damit Aufmerksamkeit. Sie haben Angst, allein zu sein. Einmalige Gabe *Pulsatilla* C30, 5 Globuli.

* Die Arzneimittel sind nach ihrer Relevanz sortiert.

Cimicifuga:	→	Diese Frau ist hysterisch, redet sehr schnell, wechselt dauernd das Thema, regt sich auf, aber klingt dabei monoton! Sehr unruhig, hört nicht zu. Klassisches nervöses Schaudern ohne Kältegefühl. Fühlt sich dabei schwach. Hat Angst, verrückt zu werden, auch Todesangst sowie Angst vor bzw. Wahnvorstellungen von Ratten. Hat das Gefühl, dass etwas Schlimmes passieren wird. Kontrollbedürfnis. Fühlt sich „wie in einer schwarzen Wolke", als habe sie ein „Bleigewicht am Herz"; äußert dies mit einem Seufzen. Wildes, seltsames Gefühl im Kopf: hört ein Klopfen; Auslöser sind ein Lochienstau, Kälte, Aufregung. Die Besserung nach *Cimicifuga* C30 (5 Globuli) muss nach einer Stunde einsetzen. Dieser Zustand soll einen halben Tag anhalten. Nach einem halben Tag kann eine zweite Gabe von 5 Globuli gegeben werden. Aber nur, wenn die erste Gabe geholfen hat.
Sulphur:	→	Gleichgültigkeit der eigenen Erscheinung gegenüber. Die Patientin schwitzt (mit Hitzegefühl) und ist sehr durstig. Grundloses Weinen. Ihre Sekrete stinken wie faule Eier. Sie redet böse über andere, verabscheut Wasser und verträgt keine Wärme. Ursache: Verlust des Geliebten, Beleidigung. *Sulphur* C30, einmal 5 Globuli.
Lachesis:	→	Wenn kaum erträgliche Kopfschmerzen und/oder Ohrgeräusche auftreten. Grund: Übelriechende Lochien hören auf zu fließen. Kreislaufbeschwerden. Krankhafte Eifersucht. *Lachesis* C30, einmal 5 Globuli.
Apis:	→	Extrem berührungsempfindliche Ödeme, typisch rosa-rote Schwellungen mit stechend-brennenden (manchmal juckenden) Schmerzen. Besser durch Kälte, durch Wärme verschlimmert. *Apis* C30 einmal 5 Globuli.
Kalium carbonicum:	→	Korrekte, ordentliche Menschen, die ihre Gefühle geschickt hinter einer eiskalten Fassade verstecken (oft aus Angst und Schwäche). Sie haben stechende, reißende Schulterschmerzen und Rückenweh. Starkes Schwitzen und Neigung zu Ödemen. *Kalium carbonicum* C30, einmal 5 Globuli.
Sepia:	→	Starkes Nach-unten-Drängen des Uterus, als würde er herausfallen. Starke Kreuzschmerzen. Ablehnung dem Kind gegenüber, will Kind nicht halten und nicht stillen. Reizbar, leicht beleidigt. Tut und sagt seltsame Dinge. Lehnt Trost ab. *Sepia* C30, einmal 5 Globuli.
Arnica:	→	Gefühl der Zerschlagenheit. Nachwehen, besonders beim Stillen. Patientin liegt gern und braucht Ruhe. Ihr Kopf ist heiß, der Körper dabei kalt. Kopfschmerzen. Sie gibt nicht zu, krank zu sein. *Arnica* C30, einmal 5 Globuli.
China:	→	Schwächezustände nach dem Verlust von Körpersäften (Stillen, Blutverlust durch Geburt), erschöpft, blass, eine Hand kalt, eine warm. Überempfindlich, nachts schlaflos, hungrig und durstig. Stark geblähtes, berührungsempfindliches Abdomen, auch nach Stuhlabgang. Zahnweh während des Stillens (von Zwillingen). Libido vermehrt, aber nach Koitus extreme Schwäche. Durchzug und Kälte verschlimmern. Lebensmüde, will allein sein. *China* C30, einmal 5 Globuli.

Phosphorus: → Diese Patientin hat helle bis rote Haare und eine fast durchsichtige, sehr empfindliche Haut. Blutungsneigung. Sie ist offen, herzlich, hilfsbereit, groß und schlank. Hat große Angst vor Dunkelheit und Gewitter, wird schnell müde, erholt sich aber oft nach kurzem Schlaf. Stark brennende Schmerzen bei Entzündungen. *Phosphorus* C30, einmal 5 Globuli.

Bellis perennis: → Hauptarznei bei Verletzungen der tiefen Bauchorgane, z.B. nach einem Kaiserschnitt. Trauma der Beckenorgane. Zerschlagenheitsgefühl bezüglich der Beckenorgane. *Bellis perennis* C30, einmal 5 Globuli.

Ignatia: → Frauen mit wechselhaften Stimmungen, etwa bei Kummer durch unglückliche Liebe. Starke Kopfschmerzen, wie von einem Nagel im Kopf. Verschlimmert durch Kaffee und Alkohol, besser durch Essen. Einmalige Gabe C30, 5 Globuli.

Charakteristische Fallbeispiele

Kasuistik: Milchdefizit (stressbedingt)

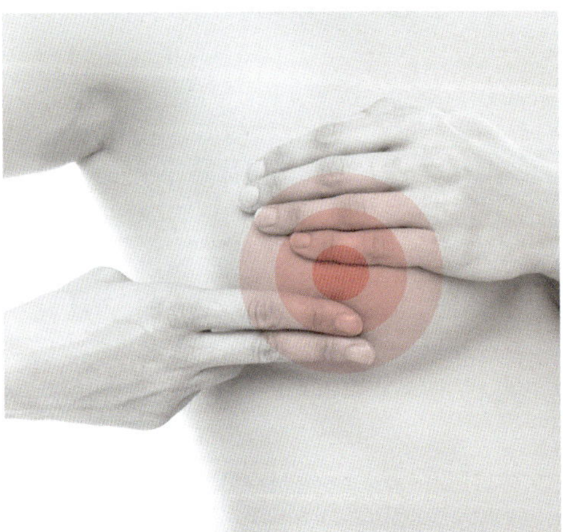

Vorgeschichte: Erstgebärende, Spontangeburt in der SSW 37 + 2, Zwillinge.
Symptomatik: Patientin hat wenig Milch, weint bei der Befragung, ist psychisch empfindlich, voller Sorgen, hat Stress mit den Zwillingen, schwitzt, stillt, pumpt ab. Ist nachmittags sehr durstig,

Repertorisation (Synthesis Edition 9.1)

Magen - Durst:

- nachmittags

Gemüt - Sorgen; voller Sorgsamkeit, Sorgfalt

Verschreibung: 10:00 Uhr
Pulsatilla C30, einmal 5 Globuli.
Verlauf: 10:30 Uhr: Patientin wirkt entspannter.
14:30 Uhr: Sie ist sehr glücklich, da sie plötzlich viel Milch hat. Hat 100 ml abgepumpt, ich habe ihr empfohlen, nur zu stillen.
1 Tag später: Brust und Brustwarzen sind in Ordnung, Milch ist ausreichend. Mutter und Kind werden entlassen.

Kasuistik: Schlafdefizit

Vorgeschichte: Erstgebärende, Sectio wegen Schädel-Becken-Missverhältnis

Symptomatik: Am 2. Tag p.p. fühlt sich die Patientin schwach. Sie redet abends (20:00 Uhr) schnell und viel, regt sich auf (dabei monotone Sprache), ist unruhig und nervös, hört nicht zu, hat klopfende Kopfschmerzen, ist ängstlich, hat ein Kontrollbedürfnis und gibt das Baby ab. Sie kontrolliert oft, ob das Kind im Kinderzimmer schläft. Sie sagt: „Ich habe das Gefühl, dass etwas Schlimmes passieren wird, ich kann nicht schlafen, stillen möchte ich in der Nacht nicht.“ Die Patientin spürt ihren Redeschwall nicht, wechselt ständig das Thema, ist depressiv verstimmt und hat Schlafstörungen.

Repertorisation (Synthesis Edition 9.1)

Schlaf - Schlaflosigkeit:

- Schwäche
  - Stillen des Kindes; nach dem: Cimic.

Gemüt - Furcht:

- geschehen; etwas werde: Calc., Caust., Cimic., Nux-v., Phos., Psor.

Verschreibung:
Cimicifuga C30 einmal 5 Globuli.

Verlauf: Nach einer Stunde deutliche Besserung. Ein Tag später ist die Patientin beschwerdefrei.

Diskussion: *Cimicifuga* (Traubensilberkerze) lindert Schlafstörungen, hilft gegen alle Frauenbeschwerden, die durch hormonelle Schwankungen ausgelöst werden. Vor allem hat sie krampflösende, schmerzstillende und entzündungshemmende Eigenschaften.

Kasuistik: Übelriechender Schweiß

Vorgeschichte: Zweitgebärende mit Spontangeburt.

Symptomatik: Bei der Abendvisite (20:00 Uhr) beginnt die Patientin ungeduldig, über andere Patienten und Pflegepersonal zu schimpfen: „Die Nachbarin macht ständig das Fenster zu, obwohl es warm ist. Die Schwestern sind auch nicht besser, behaupten, dass ich schnarche und die anderen Patienten störe. Ich halte das nicht aus.“ Die Patientin verträgt keine Wärme, deckt sich ab, schwitzt viel, wäscht sich seit zwei Tagen trotz stinkendem Schweiß ungern, ist sehr durstig, hat ein Hitzegefühl im Körper, weint ohne Grund, kann nicht schlafen (grübelt) und gibt das Baby ab. Vergibt VAS 10 für ihre Beschwerden.

Verschreibung: *Sulphur* C30, einmalig 5 Globuli.

Verlauf: 21:30 Uhr: deutliche Besserung, laut Patientin VAS 6.

23:00 Uhr: Die Patientin schläft fest.1 Tag später: Patientin beschwerdefrei, stillt das Baby, ist sehr dankbar. VAS 0, laut Patientin.

Kasuistik: Ohrgeräusche

Vorgeschichte: Sekundäre Sectio (Erklärung, siehe S. 118) in der SSW 37 + 0 aus Schädellage. Indikation zur operativen Entbindung: Pathologisches CTG mit variablen Dezelerationen. Mäßige Präeklampsie, dreimaliger Versuch der Periduralanästhesie, eingeleitet wegen Hypertonie. In der Schwangerschaft war die Patientin auch wegen hohem Blutdruck stationär aufgenommen.

Symptomatik: Am 3. Tag p.p. ist die Patientin erschöpft. Sie hat seit 2 Tagen sehr starke Ohrgeräusche mit Rauschen und Donnern in beiden Ohren. Ihr Gesicht ist schmerzverzerrt. Sie hält sich den Kopf mit beiden Händen, zeigt ständig auf die Ohren, kann bei der Morgenpflege des Kindes unmöglich mitmachen, hört sehr schlecht, am schlechtesten in der Früh beim Aufwachen. Gibt am 3. Tag p.p. als Beschwerdestärke eine VAS 10 an. Bei der Untersuchung auf der HNO-Abteilung wurde der Verdacht auf Tinnitus wegen Periduralanästhesie gestellt. Die Patientin spürt starke Kopfschmerzen, besonders hervorzuheben ist ihr Hinterkopfschmerz. Sie sagt: „Ich habe das Gefühl, als ob mir jemand den Kopf auseinanderzieht und dann wieder zusammenstaucht.“ Sie isst gern Melonen, Obst und Süßigkeiten und hat einen guten Appetit. Ihre Gesichtsfarbe ist gelb-bläulich, der Körper eher kalt, die Beine eiskalt. Sie hat ängstliche Träume von Schlangen, wirkt aber stark, mit strengem Blick. Bei der Anamnese musste ich sehr laut reden und oft die Fragen wiederholen, damit mich die Patientin versteht.

Repertorisation (Synthesis Edition 9.1)

Ohr - Geräusche im Ohr, Ohrgeräusche:

- Erwachen, beim

Kopf - Schmerz:

- Hinterkopf
  - Schlaf, nach.

Seit 10 Tagen nimmt die Patientin Aldometil (Methyldopa) 500 mg dreimal täglich, keine Besserung.

Verschreibung: 10:00 Uhr
Lachesis C30, einmalige Gabe von 5 Globuli.

Verlauf: 10:15 Uhr: Die Patientin sagt: „Es geht mir schon besser.“

11:00 Uhr: Sie vergibt VAS 5-6.

11:15 Uhr, 15:00 Uhr: Schläft.

16:00 Uhr: Sie sagt: „Es geht mir viel besser, das Geräusch ist weg im rechten Ohr, im linken Ohr ist es noch ein wenig vorhanden. Am liebsten liege ich im Bett, so fühle ich mich wohl.“

18:30 Uhr: Kein Geräusch mehr vorhanden. Die Mutter lacht, stillt das Baby und sagt: „Alles weg, ich höre wieder.“ Das Gefühl des Auseinanderziehens des Kopfes ist ebenfalls verschwunden. Die Patientin vergibt VAS 0.

Ein Tag später: Die Patientin ist symptomfrei und wird mit dem Baby entlassen.

Diskussion: Ein erdfarbenes, verzweifeltes Gesicht, Ohrgeräusche, so dass sich die Mutter mit beiden Händen den Kopf hielt, und ein eiskalter Körper brachten mich auf das Mittel der Wahl. Innerhalb von 8 ½ Stunden wurde die Patientin von dem Ohrgeräusch befreit und durch das richtige Simile völlig geheilt.

Kasuistik: Beinödeme

Vorgeschichte: 19-jährige Mutter, dunkelhaarig, korpulent, war zwei Jahre arbeitslos und hatte in dieser Zeit 35 kg zugenommen. Sie fand dann eine Arbeit als Kassiererin in einem Supermarkt. Eines Tages spürte sie starke Bauchschmerzen, dachte sofort an ihre Eierstockzysten, die sie seit Jahren quälten, und ging zum Gynäkologen, der statt Zysten eine Schwangerschaft im 7. Monat feststellte. Sie hatte in der Schwangerschaft extrem großen Durst und Appetit auf Cola und Eistee, was zu einer starken Gewichtszunahme führte. Sie brachte in der SSW 40 + 4 ein gesundes Mädchen zur Welt (Spontangeburt aus Schädellage). Die Entbindung erfolgte im Kreisbett sitzend. Die Austreibungsperiode dauerte 32 Minuten. Entbindungsrisiken gab es nicht.

Symptomatik: Bei der Abend-Pflegevisite (20:40 Uhr) liegt die Patientin mit hochgelagerten Beinen im Bett. Beide Beine sind von den Zehen über die Waden bis zu den Knien stark geschwollen und sehr schmerzhaft. Die Patientin sagt: „Ich spüre sehr starke brennend-stechende Schmerzen bis zu den Knien, besonders im linken Knie." (Im linken Knie hat sie seit 7 Jahren Wasseransammlungen infolge einer Sportverletzung. Es wurde aber keine Punktion durchgeführt, die Patientin wollte gern punktiert werden.) Sie vergibt eine VAS 7-8 für ihrer Beschwerden und sagt: „Morgen werde ich entlassen, weiß aber nicht, wie ich das schaffen werde. Ich kann in keinen Schuh hinein, das Gehen verursacht sehr starke Schmerzen, jeder Schritt tut furchtbar weh." Stirn, Hände und der ganze Oberkörper sind sehr kalt, von den Knien abwärts hat sie jedoch sehr heiße Beine bis hin zu den Zehen. Bei der Befragung weiß die Patientin nicht, ob Wärme oder Kälte für sie besser wäre. Seit gestern ist sie sehr weinerlich und hat Angst um

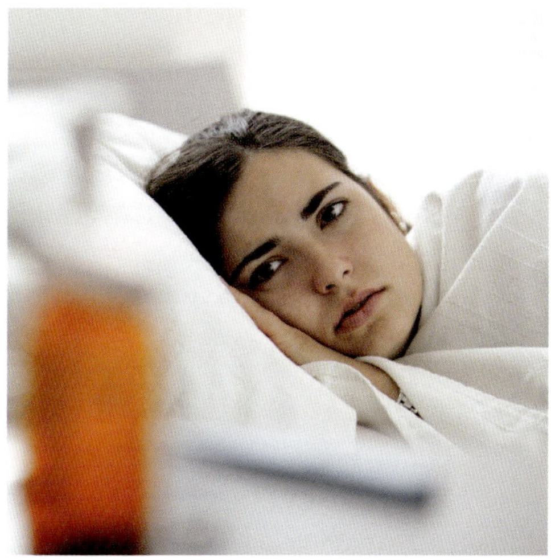

das Baby, wenn es bei ihr in der Nacht liegt. Sie hat wegen wunden Brustwarzen (raucht) abgestillt. Sie sagt: „Ich esse leidenschaftlich gern Süßigkeiten, Fleisch muss ich nicht haben."

Verschreibung: 20:40 Uhr: *Pulsatilla* C30, einmalige Gabe von 5 Globuli.

Verlauf: 21:00 Uhr: Die Patientin sagt: „Im rechten Fuß und Bein sind die Schmerzen ganz weg, ich spüre nur leichte Schwere beim Strecken." Sie vergibt VAS 0 und fügt hinzu: „Im linken Fuß und Bein sind auch die Schmerzen weg, ich spüre nur leichtes Stechen in der Ferse und auch Schwere beim Anheben." Hier vergibt sie VAS 5. Die Schwellung der Beine ist innerhalb von 20 Minuten deutlich zurückgegangen.

21:10 Uhr: Die Patientin kommt ins Kinderzimmer und sagt: „Ich kann wieder meine Hausschuhe anziehen, vorher konnten nur meine Zehen hinein."

21:20 Uhr: Sie ist schmerzfrei und die Schwellung ist deutlich zurückgegangen. Das Stechen in der Ferse verschwand. Sie vergibt VAS 0.

22:00 Uhr: Die Mutter geht schlafen, das Baby bleibt im Kinderzimmer.

23:00 Uhr, 0:00 Uhr, 1:00 Uhr: Sie schläft.

1:30 Uhr: Die Mutter füttert das Baby und sagt: „Es geht mir mit den Beinen viel besser, warum bekomme ich erst heute diese Therapie, das hätte man schon vor 2 Tagen machen sollen."

4:00 Uhr: Sie ist schmerzfrei.

Ein Tag später: Die Patientin sagt: „Nach dem Mittagessen war die Schwellung der Beine völlig zurückgegangen."

Ein Tag später: Sie ist symptomfrei. Die Schwellung der Beine ist völlig weg.

Ein Tag später: Die Mutter ist symptomfrei und wird mit dem Kind entlassen.

Diskussion: Die Patientin ist anlehnungsbedürftig, unzufrieden, ruhelos, weinerlich und schwach. Sie äußert den Wunsch: „Bleiben Sie bitte noch bei mir." *Pulsatilla* hilft bei Ablagerungen und Verkalkungen in Sehnen und Gelenken, allgemeinem Gefühl von Steifigkeit und Schwere, bei Überanstrengung von Gelenken, Verletzung von Sehnen und Bändern, Sehnenscheidenentzündung, Achillessehnenreizung und bei Nackenschmerzen.

Kasuistik: Trostmangel

Vorgeschichte: Primäre Sectio in der 38. SSW aus Schädellage; es handelte sich um eine Re-Sectio mit Tubensterilisation.

Symptomatik: 3. Tag p.p. 20:00 Uhr: Die Patientin spürt unerträgliche, stechende Schmerzen auf der linken Körperseite, von der Schulter über die Rippen bis zum Gesäß (VAS 10-20 laut Patientin). Diese Symptome sind nur vorhanden, wenn die Patientin liegt, sobald sie das Baby füttert, wird es besser. Die Patientin sagt: „Ich habe schon jetzt Angst vor diesem Bett, es ist so gewölbt trotz Polster, das halte ich nicht aus. Flach kann ich gar nicht liegen." Die Patientin hatte zu Hause keine Beschwerden, denn dort hatte sie ein Wasserbett. Bei der Befragung weint sie, ist sehr empfindlich und überhaupt seit einem Tag sehr weinerlich. Sie isst gerne Obst und Gemüse, erträgt besser Kälte als Wärme, duscht sich eher kalt. Sie hat keinen Durst.

Repertorisation (Synthesis Edition 9.1)

Gemüt - Angst:
- Beschwerden
  - Bett, im
- Bewegung:
  - amel.(Beschäftigung - amel.)

Weinen:
- leicht

Allgemeines - Abkühlung:
- amel.

Kälte:
- Baden, kaltes
  - amel.
- Gefühl von

Schmerz:
- stechend

Verschreibung:
Pulsatilla C30, einmal 5 Globuli.
Diskussion: *Pulsatilla* ist ein launisches Mittel. Symptome kommen und gehen. In diesem Fall war das Liegen auf der linken Körperseite unmöglich, wobei Aufrichten und Lagewechsel die Situation verbesserten. Im Gegensatz zum *Arnica*-Typ, der jede Berührung heftig zurückweist, wünscht sich diese Patientin nichts lieber, als getröstet zu werden. Dem *Arnica*-Typus erscheint das Bett zu hart, doch der *Pulsatilla*-Typus hat Angst vor Bett und Ruhe. *Pulsatilla*-Beschwerden bessern sich durch Bewegung (besonders im Freien) und durch häufigen Lagewechsel, *Arnica*-Patienten dagegen möchten in Ruhe gelassen werden.

Kasuistik: Stechende rechtsseitige Ohrschmerzen

Vorgeschichte: Drittgebärende mit Spontangeburt eines Mädchens in SSW 39 + 6 aus Gesichtslage. Vaginalabstrich der Mutter war „Streptokokken positiv" und sie hatte einen diätpflichtigen Gestationsdiabetes.
Symptomatik: Die Patientin ist groß und schlank, hat dunkle Haare und ist blass im Gesicht. Sie bekommt regelmäßig nach jeder Schwangerschaft Varizen im Unterschenkel, die nach ihren Angaben keine Beschwerden machen und bald im Wochenbett wieder verschwinden.
Bei der Visite (8:50 Uhr) ist die Patientin gereizt, klagt über stechende Schmerzen im rechten Ohr (besonders stark beim Trinken), starke, brennende, stechende Kopfschmerzen auf der rechten Kopfseite und Nackenschmerzen. Sie gibt eine Schmerzintensität von VAS 3-4 an. Sie verträgt keine Wärme und hat keinen Durst. Sie möchte ständig das Baby wickeln.

Repertorisation (Synthesis Edition 9.1)

Ohr - Schmerz:
- pulsierend
- Schlucken - agg. (Trinken)

Gemüt - Reizbarkeit, Gereiztheit

Allgemeines - Schmerz:
- brennend
- erstreckt sich zu
  - äußerlich

Kopf - Schmerz:
- wandernde Schmerzen
- warm
  - Zimmer, im warmen
- Warmwerden - agg.

Verschreibung: 8:55 Uhr
Apis C30, einmalig 5 Globuli.
Verlauf: 9:05 Uhr: In 10 Minuten verschwand der stechende Schmerz im rechten Ohr und rechten Kopfbereich fast ganz, nur noch VAS 1 laut Patientin. Sie sagt: „Wenn ich mich bücke, spüre ich einen Druck, wie wenn ich im Halsbereich verspannt wäre."
15:30 Uhr: Patientin ist symptomfrei, vergibt VAS 0 und sagt: „Alles weg, es geht mir gut."
18:00 Uhr: Patientin ist symptomfrei.
Ein Tag später: Symptomfreie Patientin wird mit dem Baby entlassen.
Diskussion: *Apis* (Honigbiene) hilft Patienten, die sich ständig (sinnlos) beschäftigen, und bei stechenden, brennenden Schmerzen, die durch Wärme verschlimmert und durch Kälte gebessert werden. Der Fall zeigt, je akuter die Krankheit, umso rascher die Heilung.

Kasuistik: Brennende Fußsohlen

Vorgeschichte: Zweitgebärende mit Spontangeburt.
Symptomatik: Am 2. Tag p.p. ist die Patientin sehr hitzig, durstig, gereizt, ihre Fußsohlen brennen, sind heiß und sie hat Schmerzen im Uterus (erstrecken sich vom Kreuz bis in die Oberschenkel). Sie konnte kaum gehen, weil die Fußsohlen unangenehm gebrannt haben. Sie hat kein Fieber und auch keine Medikamente erhalten. Die Beschwerden waren zwischen 2:00 und 4:00 Uhr nachts und immer vormittags schlimmer (Verschlimmerungszeit).
Verschreibung: *Kalium carbonicum* C30 einmal 5 Globuli.
Verlauf:
Laut Patientin nach einer Stunde deutliche Besserung. Ein Tag später ist die Patientin beschwerdefrei.

Repertorisation (Synthesis Edition 9.1)

Extremitäten - Schmerz:
- Füße, Fußsohlen: Kali-c.
  - Auftreten, agg.
    - drückend: Kali-c.
    - Gehen, agg.
    - Sitzen; nach langem: Sulph.
      > brennend

Diskussion: *Kalium carbonicum* passt auf schwache, überempfindliche Patienten, die trotz Schwäche bis aufs Äußerste gereizt sind. Schmerzen sind sehr intensiv, brennend, stechend, durch Bewegung und Wärme gebessert, während eine Verschlimmerung durch Liegen auf der schmerzhaften Seite entsteht. Das ähnliche Mittel *Sulphur* (auch: Sulfur) hätte geholfen, wenn die Mutter nach langem Sitzen brennende Fußsohlen gehabt hätte.

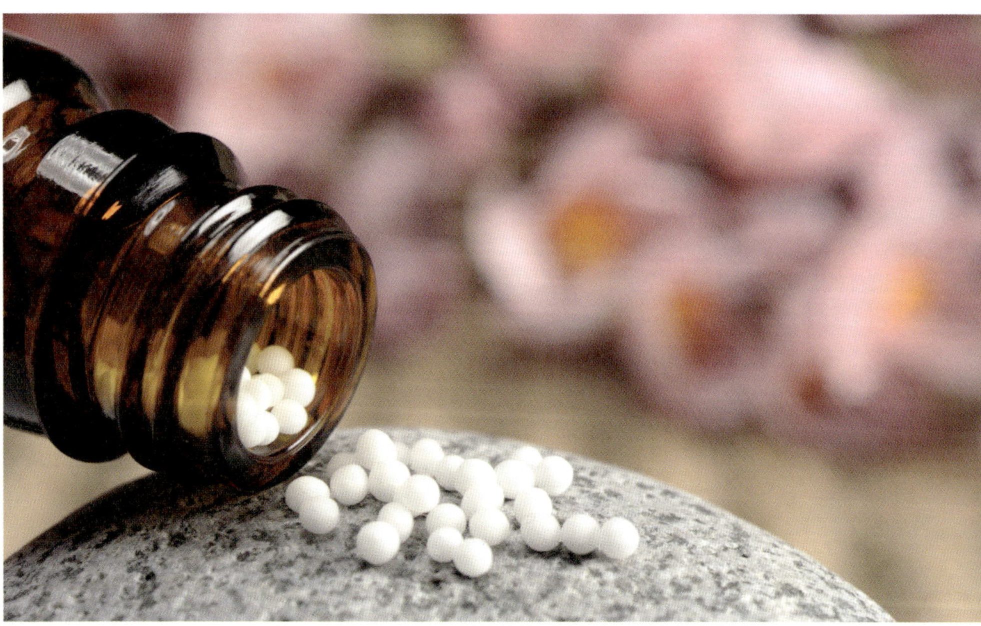

Kasuistik: Hämorrhoiden

Vorgeschichte: Erstgebärende mit Sectio.
Symptomatik: Hämorrhoiden p.p. Die Mutter kann beim Stillen kaum sitzen, spürt ein Völlegefühl im Anus (wie ein Ball), Schmerzen im Rücken, in der Vagina stechende Schmerzen nach innen und hat ein Prolapsgefühl. Sie sagt: „Ich habe das Gefühl, als ob meine Gebärmutter rausfallen würde, alles zieht nach unten."

Repertorisation (Synthesis Edition 9.1)

Rektum - Hämorrhoiden: Kali-ar., Kali-c., Kali-s., Lach., Nit-ac., Nux-v., Paeon., Phos., Puls., Sep., Sulph.,
Anus, Beschwerden des: Carb-v., Graph., Kali-c., Nux-v., Phos., Sep., Sulph.
Rektums und des Anus, Beschwerden des
- erstreckt sich zu
  - Genitalien: Sep.

Rücken - Schmerz: Nat-m., Nat-s., ,Nux-m., Phos., Puls., Sep., Sulph.

Weibliche Genitalien - Beschwerden: Bell., Cham., Kali-c., Plat., Puls., Sep.
Uterus: Bell., Lach., Puls., Sep.

Verschreibung:
Sepia C30, einmal 5 Globuli.
Verlauf: Nach einer Stunde deutliche Besserung laut Patientin. Sie kann wieder sitzen. Ein Tag später: Die Patientin ist beschwerdefrei.

Kasuistik: Trauma

Vorgeschichte: Vakuumextraktion (ca. 11:30 Uhr)
Symptomatik: Am 2. Tag p.p. um 8:30 Uhr Milcheinschuss (MES). Die Patientin ist sehr anhänglich und weinerlich und hat keinen Durst. Beide Warzenhöfe weisen blaue Flecken auf (verursacht durch das Stillen). Beim Abpumpen fließt Blut vom Warzenhof aus.
Die Patientin sagt: „Ich bin immer gesund gewesen."
Beschwerdeintensität VAS 10, laut Patientin.

Repertorisation (SynthesisEdition 9.1)

Allgemein - Wunden, schmerzhafte:
- Schnittwunden
- bluten reichlich

Weibliche Genitalien - Entbindung:
- Beschwerden
  - nach
  - während

Gemüt - Furcht:
- Schmerz, vor

Beschwerden:
- Schock, seelischen, durch

Verschreibung:
Arnica C30, einmal 5 Globuli.
Verlauf: 9:00 Uhr: Mutter äußert leichte Besserung, lehnt Schmerzmittel ab (wurden bei der Visite angeboten).
9:20 Uhr: Brustwarzen gebessert. Positionskorrektur beim Stillen durchgeführt und eine spezielle Salbe (Lanolin + Rescue-Salbe + 1 Tropfen Crab Apple + 1 Tropfen Walnut, alles zusammengemischt) auf die Brustwarze. Bei den Tropfen handelt es sich um Bachblüten.
18.00 Uhr: Brustwarzen und Warzenhof sind in Ordnung. Patientin gibt VAS 0 an.
Zwei Tage später (12:00 Uhr): Rechte Brustwarze weist eine kleine, leichte Kruste auf (wurde gelasert + Salbe).
Ein Tag später: Die Mutter stillt, die rechte Brustwarze hat sich gebessert.
Ein Tag später (8:00 Uhr): Die Patientin stillt voll, beide Brustwarzen sind wieder in Ordnung. Patientin ist beschwerdefrei (VAS 0 angegeben).
Diskussion: Die blauen Flecken am Warzenhof waren ein Trauma, das durch zu heftiges Saugen bei falschem Anlegen des Kindes entstand. Das stumpfe Trauma, der „blaue Fleck", ist das Haupthinweiszeichen auf *Arnica*.
Der psychische Zustand der Patientin zeigt uns, ob eine Arznei wirkt oder nicht. Wenn die Arznei wirkt, fühlt sich die Patientin besser und wirkt entspannter!

Kasuistik: Kreislaufschwäche

Vorgeschichte: Spontangeburt in der SSW 38 + 6 (22:45 Uhr).
Symptomatik: 7:30 Uhr am folgenden Tag: Die Patientin ist sehr blass, hat viel Blut verloren: Hämoglobin (Hb) 6,5 g/dl; Hämatokrit (Hkt) 17,5%; Erythrozyten (Ery) 3,0 x 106/ml. Ihr ist schwindelig und sie hat starke Kopfschmerzen. Sie muss sich bei der Pflege des Neugeborenen hinsetzen.
Verschreibung: 7:30 Uhr: *China* C30, einmal 5 Globuli.
Verlauf: 10:00 Uhr: Die Patientin spürt eine Besserung. Ihr ist jedoch noch immer leicht schwindelig.
11:00 Uhr: Die Patientin gibt das Baby ab und geht mit ihrem Mann im Park spazieren.
15:00 Uhr: Die Patientin ist beschwerdefrei und stillt das Baby.
Diskussion: *China* ist ein Arzneimittel, das seine Wirkung bei Verlust von Körpersäften entfaltet. Diese Patientin hatte bei der Geburt einen beträchtlichen Blutverlust erlitten, der sich auf den Kreislauf negativ auswirkte. Durch *China* konnte verhindert werden, dass sie Blutkonserven brauchte, da es den Kreislauf rasch und nachhaltig stabilisierte.

Kasuistik: Juckende, brennende Haut

Vorgeschichte: Re-Sectio
Symptomatik: Am 3. Tag p.p. hat die Patientin ein Jucken im äusseren Quadranten beider Brüste. Sie ist sehr durstig und hat seit 2 Tagen Kopfschmerzen. Sie wäscht sich nicht gern und schwitzt, ihr Schweiss stinkt unangenehm.
Verschreibung:
Sulphur C30, einmalig 5 Globuli
Verlauf: Am nächsten Tag ist die Patientin beschwerdefrei.
Diskussion: Eine *Sulphur*-Frau ist unordentlich, hat glanzlose, struppige Haare und eine geneigte Kopfhaltung. Sie liegt im Bett, mit heißen Füssen, die sie aus dem Bett strecken muss. Sie wäscht sich nicht gern, weil die Haut juckt und brennt.

Kasuistik: Chronische Anämie

Vorgeschichte: Die Mutter ist 16 Jahre alt, hat eine chronische Anämie mit Kollapsneigung und einem extremen Eisenmangel. Die Geburt eines gesunden Mädchens (3316 g, 51 cm) erfolgte in der SSW 39 + 0 mittels Vakuumextraktion vom Beckenausgang aus Schädellage. Das Blutbild ist sehr schlecht: Hb 7,5; 6,5; 5,4; 7,6 g/dl; Hkt 23,7; 21,7; 17,5; 24,0 %; Ery 3,1; 3,7; 4,1; 3,8 x 106/ml. Die Indikation zur operativen Entbindung bestand in der Anämie und im pathologischen CTG. Damm und Scheide sind intakt. Die Patientin erwägt die Adoptionsfreigabe des Kindes, der Vater ist 17 Jahre alt.
Symptomatik: 20:00 Uhr: Die Patientin liegt im Bett flach auf dem Rücken, ist extrem blass und sagt, dass es ihr sehr schlecht geht. Sie möchte, dass das Baby im Kinderzimmer bleibt. Ihr ist schwindelig und sie gibt eine Beschwerdeintensität von VAS 8 an. Zusammen mit der Stationsärztin wird erwogen, ob man die Patientin statt mit konventioneller Schulmedizin mit Homöopathie behandeln könnte.
Verschreibung: *China* C30 einmalig 5 Globuli.
Verlauf: 20:30 Uhr: Die Patientin sagt, es gehe ihr schon besser. Sie hat rote Wangen und gibt VAS 3 an.
21:00 Uhr, 23:00 Uhr, 2:00 Uhr: Sie schläft.
6:20 Uhr: Sie lächelt und sagt, es sei ihr nie so gut wie jetzt gegangen, sie sei ausgeschlafen, gibt VAS 0 an. Sie fragt nicht nach dem Kind.
8:56 Uhr: Blutabnahme bei der Patientin: Hb 6,5 g/dl.
Ein Tag später: Ery 5,4 x 106/ml. Patientin bekam 2 Bluttransfusionen .
Ein Tag später: Ery 7,6 x 106/ml; Hkt 17,5%.
Ein Tag später: Hkt 24,0 %
Diskussion: *China* konnte in diesem Fall helfen, so dass sich die Patientin gut fühlte und in der Nacht keine Medikamente und Infusionen gebraucht hatte. Bei chronischen Krankheiten braucht die Behandlung längere Zeit, um eine definitive Heilung zu erreichen.

Kasuistik: Hyperemesis gravidarum

Vorgeschichte: 26-jährige Patientin wurde in der 9. SSW wegen Hyperemesis gravidarum aufgenommen, die seit einer Woche bestand. Die Patientin hatte in 5 Wochen 5 kg abgenommen und war bei der Aufnahme extrem dünn. Wegen Histamin-Intoleranz hielt sie eine spezielle Ernährung ein.

Symptomatik: 22:00 Uhr: Die Patientin spürt seit 3 Wochen eine starke Übelkeit. Sie liegt im Bett und hält ein Kuscheltier ganz fest. Sie sagt: „Ich habe ständig Hunger (isst aber kaum etwas, hat tagsüber nur ein Stück Kuchen gegessen) und wenn ich esse, nach einer Stunde erbreche ich alles." Die Patientin bekommt Infusionen, dennoch bleibt die Übelkeit bestehen. Bei der Befragung ist sie sehr kooperativ, erzählt ihre Geschichte spontan und sagt: „Mir ist ständig übel, kann aber nicht erbrechen, es steht alles da (zeigt auf den Hals). Mir ist schwindelig, auch wenn ich esse oder trinke. Seit einer Woche liege ich hier, zu Hause aber seit 2 Wochen. Ich habe Angst, wie das weitergehen wird. Als ich 18 Jahre alt war, hat mich mein Freund belogen, betrogen und aus der Wohnung geworfen (1 ½ Jahre zusammen gewohnt). Ab diesem Zeitpunkt, habe ich Herzrasen, anhaltend 4 bis 5 Minuten, dann wieder verschwindend, danach manchmal Atemnot. Auf der Brust liegt ein Gewicht, wie wenn es zugeschnürt wäre und diese Übelkeit. Ich kriege schwer Luft. Akupunktur bekomme ich auch, es hilft aber nicht wirklich. Süßigkeiten esse ich gern, besonders Torten… wenig Fleisch, eher Pute." Wärme verbessert ihre Situation, Kälte verschlechtert sie. Die Patientin spricht von Ehrgeiz, ist sportlich, reitet gern. Das Baby ist ein Wunschkind, der Freund ist sehr nett, aber die Familie dennoch etwas kompliziert.

Repertorisation (Synthesis Edition 9.1)

Magen - Appetit, vermehrt:
- begleitet von
  - Übelkeit: Phos.
- Essen
  - nach: Phos.

Steines; Gefühl eines: Phos.

Atmung - Beschwerden in Bezug auf die Atmung: Phos.

Brust - Zusammenschnürung: Phos.

Schwindel - Morgens:
- Aufstehen:
  - agg. : Phos.

Allgemeines - Speisen, kalte:
- Verlangen: Phos.

Gemüt - Selbstvertrauen:
- Mangel an: Phos.

Sentimental, schwärmerisch, rührselig (Bewunderung/übermäßige/Ekstase/Heimweh/-Schlaflosigkeit/Liebe-romantischer/Weinen- Betrunkenheit): Ign.
- jungen Menschen; bei: Ign.

Verschreibung:
Phosphorus C30, einmalig 5 Globuli und täglich zwei Infusionen (siehe unten).
Verlauf: 23:00 Uhr: Patientin hat keine Beschwerden, ist symptomfrei. Sie sagt: „Es ist alles weg, nur ich habe Angst, wie das morgen weitergehen wird."
0:00 Uhr: Patientin schläft tief.
1:00 Uhr: Sie schläft fest. (Ihr Stofftier liegt daneben.)
2:00 Uhr, 4:00 Uhr, 5:00 Uhr: Sie schläft.
6:00 Uhr: Patientin ist wach, sagt: „Es geht mir gut, es ist alles weg."
Ein Tag später: Patientin ist symptomfrei. Sie sagt: „Ich habe nicht mehr nach dem Essen erbrochen, mir geht es gut." Sie bekommt aber täglich zwei Infusionen (500 ml Glucose + Vitamin C + 1000 ml NaCl).
Ein Tag später: Patientin hat zweimal am Tag nach dem Essen erbrochen, bekam Infusionen.
Ein Tag später: Sie hat dreimal am Tag nach dem Essen erbrochen, bekam Infusionen.
Ein Tag später 7:00 Uhr: Patientin spürt wieder Übelkeit und hat Angst, wieder nach dem Frühstück zu erbrechen.
Verschreibung: *Ignatia* C30, einmalig 5 Globuli, eine Infusion bekam sie auch.

Verlauf: Nach 50 Minuten sagt die Patientin, dass es ihr besser gehe, die Übelkeit sei weg. Sie will wissen, welche Globuli sie bekommen hat. Sie hat nach dem Frühstück nicht erbrochen. Nach einer Stunde möchte sie nach Hause, denn daheim, meint sie, würde sie sich besser fühlen. Dieser Meinung ist auch das medizinische Personal. Die Patientin wird entlassen. Sie sagt, sie wolle wiederkommen, falls es ihr schlecht gehe. Sie kam aber nicht wieder.
Diskussion: *Phosphorus* und die Infusionen halfen in dem Sinne, dass die Patientin 32 Stunden frei von Übelkeit und Erbrechen war. Die Übelkeit kehrte danach wieder zurück, doch das Gefühl des Zusammenschnürens der Brust und des Gewichtes auf der Brust war verschwunden. *Ignatia* ist ein wichtiges Mittel bei Kummer durch unglückliche Liebe, bei stillem Kummer, bei Verlust einer geliebten Person, auch bei Heimweh, das Mittel beseitigt sehr wechselhafte Stimmungen und verhindert das Denken an die Beschwerden. *Ignatia* half der Patientin bei der Entscheidung, nach Hause zu gehen.

Kasuistik: Familienablehnung

Vorgeschichte: Geburt mittels Vakuumextraktion.
Symptomatik: 8:00 Uhr: Die Patientin hat starke Nachwehen beim Stillen und nach dem Stillen. Sie sagt: „Ich habe Kreuzschmerzen, ein Leeregefühl im Magen, das sich durchs Essen nicht bessert, und das Gefühl, als ob meine Gebärmutter aus der Scheide fallen würden." Die Patientin redet böse über andere: „Mein Gatte kümmert sich gar nicht um mich, seine Mutter besucht mich zwar, ist aber eine Hexe. Die Hebammen sind auch nicht gut. Und wenn der Arzt kommt, bin ich froh, wenn er wieder geht." Das Baby gibt sie ab. Sie gibt eine Schmerzintensität von VAS 10 an.

Repertorisation (Synthesis Edition 9.1)

Gemüt - Abneigung:

- Familienangehörige, gegen

Verschreibung:
Sepia C30, einmalige Gabe von 5 Globuli.
Verlauf: 10:00 Uhr: Die Patientin schläft. 11:20 Uhr: Sie ist beschwerdefrei, spricht viel, bedankt sich: „Ich bin so glücklich, ich muss meinen Gatten anrufen, vielen Dank für ihre Globuli. In diesem Spital fühle ich mich jetzt wohler und das Baby will ich auch wieder stillen." Vergibt VAS 0.
Ein Tag später: Die Patientin ist beschwerdefrei. Mutter und Kind werden entlassen.
Diskussion: Der Fall zeigt, wie rasch ein passendes homöopathisches Arzneimittel wirken kann. Bei gutem Ansprechen der homöopathischen Arznei schlafen die Patientinnen häufig eine Stunde tief und fest ein. Sie wachen dann verändert und entspannter aus diesem Heilungsschlaf auf. *Sepia* lehnt Trost ab. Sie will das Baby nicht halten, nicht stillen und ist leicht beleidigt. Eine *Sepia*-Patientin ist oft reizbar durch Überlastung, klagt über eine Leere im Magen und eine Gleichgültigkeit gegenüber ihrem Ehemann, den eigenen Kindern etc. Am liebsten würde sich diese Patientin zurückziehen und allein sein. Sie freut sich nicht über das Baby und kann sich in der Rolle als Mutter einfach nicht zurechtfinden. Alles wird als Belastung empfunden.

Kasuistik: Ödeme

Vorgeschichte: Geburt durch Sectio.
Symptomatik: 3 Tage p.p. (10:30 Uhr) hat die Patientin geschwollene Hände und Füße (VAS 7-8). (Sie hatte schon in der Schwangerschaft Ödeme bekommen. Die Schwellung am ganzen Körper war erstmals vor langer Zeit im Laufe ihrer Frisörlehre aufgetreten: fragliche Allergie.) Es bestehen ein Taubheitsgefühl der Hände und eine leichte Hitze der Handinnenflächen sowie eine blass-rötliche Schwellung der Füße und Unterschenkel. Die Nägel neigen zum Abblättern. Die Haut ist trocken, heiß, angeschwollen, mit äußerster Empfindlichkeit der betroffenen Teile. Die stechenden, brennenden Schmerzen bessern sich durch Kälte, Wärme verschlechtert sie. Die Patientin hat keinen Durst während des Hitzegefühls. Wenn sie sich bewegt, spürt sie eine gewisse Kälte und ist dann eher durstig. Sie klagt zudem über drückende, klopfende Kopfschmerzen und träumt, durch die Luft zu fliegen.
Verschreibung: 10:30 Uhr: *Apis* C30, einmalig 5 Globuli.
Verlauf: 11:30 Uhr: Bei der Patientin tritt eine leichte Besserung ein. Die blass-rötliche Schwellung ist leicht zurückgegangen und sie bewegt die Finger und Zehen leichter (VAS 2-3).
Ein Tag später 8:00 Uhr: Deutliche Besserung der Schwellung und stabiles Allgemeinbefinden der Patientin. Sie hat gut geschlafen und keine Kopfschmerzen mehr.
Diskussion: *Apis*-Symptome entwickeln sich zügig und haben Ähnlichkeit mit allergischen Prozessen. Die Schwäche zwingt den Patienten, sich niederzulegen. Entzündungen, Rötung und Schwellung sind charakteristisch für den *Apis*-Typus.

Kasuistik: Abneigung dagegen, sich zu waschen

Vorgeschichte: Geburt nach Sectio (19:30 Uhr).

Symptomatik: Die dunkelhaarige, eher korpulente Patientin spürt starkes Jucken in beiden Achselhöhlen, schwitzt leicht, riecht nach Schweiß (wie faule Eier) und ist schlaflos. Sie sagt: „Duschen werde ich nicht, vielleicht erst morgen.“ Sie kratzt sich ständig unter den Achseln, hat große Angst, dass sie nicht einschlafen kann und liegt im Bett zugedeckt, dennoch sind Hände und Füße kalt. Die Patientin sagt: „Meine Füße sind brennend heiß, so dass ich sie aufdecken muss.“ Wegen großem Durst verlangt sie kaltes Wasser zu trinken. Das Fenster muss offen bleiben.

Repertorisation (Synthesis Edition 9.1)

Brust - Jucken:
- Achselhöhlen

Gemüt - Waschen:
- Abneigung dagegen, sich zu waschen, zu baden

Widerwillen:
- Körper, eigener
  - Körpergeruch, gegen den eigenen (Parfüm - liebt)
    - Übelkeit gesteigert, bis zur

Angst:
- nachts
- abends

Extremitäten - Hitze:
- Füße
  - brennend
  - Entblößen des Fußes, mit (Entblößen; Neigung - Füsse / Schmerz - Füsse - entblößt brennend)

Schlaf - Schlaflosigkeit:
- abends (Einschlafen - spät)
- nachts
  - Mitternacht - vor
    - bis 0 h

Verschreibung: 22:30 Uhr
Sulphur C30 einmalig 5 Globuli.

Verlauf: 22:45 Uhr: Wöchnerin duscht sich. 23:50 Uhr: Die Patientin ist beschwerdefrei und sagt: „Ihre Globuli haben mir sehr geholfen, unwahrscheinlich, der Juckreiz ist weg und das Duschen war angenehm.“
1:00 Uhr: Sie schläft.
Am nächsten Tag sind die Brüste laktierend und die Patientin ist beschwerdefrei.

Kasuistik: Schmerzen an den Füßen

Vorgeschichte: Geburt durch Vakuumextraktion (6:00 Uhr).

Symptomatik: 1 Tag nach der Geburt sind die Füße der Mutter sehr heiß und geschwollen. Sie geht barfuß. Eindeutige, sichtbare Wassereinlagerungen im Bereich der Füße, Spannungsgefühl, intensives Schweregefühl und Schmerzen im betroffenen Bereich, die Patientin gibt VAS 7-8 an. Die Schwellung ist nicht gerötet, nach dem Eindrücken bleiben deutliche Dellen zurück. Die Zehen sind auch betroffen. Die Patientin hat sehr stark geschwitzt (übelriechender Schweiß) und einen deutlichen, trockenen Ausschlag im Gesicht. Sie ist impulsiv, weiß alles besser, kann in der Nacht nicht gut schlafen (oberflächlicher Schlaf). Das Baby wurde abgestillt, da sie bald wieder in ihrem Beruf arbeiten möchte.

Repertorisation (Synthesis Edition 9.1)

Extremitäten - Schmerz:

- Füße
  - Fußsohlen
    - nachts
    - Bett, im
    - brennend
    - Gehen - agg.
      > wund, schmerzend

Allgemeines - Schweregefühl

Schweiß - Geruch:

- übelriechend

Schlaf - gestört

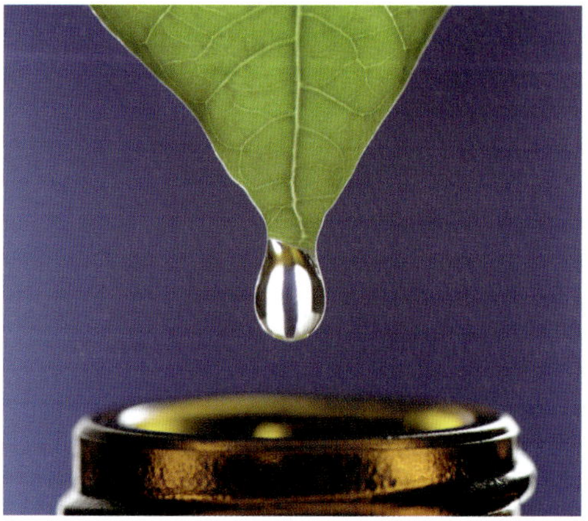

Verschreibung:
Sulphur C30 einmalig 5 Globuli.

Verlauf: 13:00 Uhr: Die Füße sind weniger heiß und die Schwellung ist deutlich zurückgegangen. Patientin vergibt VAS 2. Ein Tag später: Die Patientin ist symptomfrei, gibt VAS 0 an.

Diskussion: Nach der Entbindung kommt es häufig zu Wassereinlagerungen im Bereich der Füße und Unterschenkel. Wenn keine Erkrankung vorliegt, welche die Ödeme verursacht, wie z.B. Venenerkrankungen, Nierenerkrankungen, Herzmuskelschwäche, verschwinden die Ödeme meistens spontan wieder. Sie können aber das Gewebe dauerhaft schädigen. Daher ist es notwendig, Wassereinlagerungen zu verringern oder zu beseitigen. Übelriechender Schweiß, trockener Ausschlag im Gesicht und auffallend oberflächlicher Schlaf brachten mich auf das Mittel der Wahl.

Kasuistik: Geschwollene Unterlider und Beinödeme

Vorgeschichte: Geburt durch Vakuumextraktion (gegen 14:00 Uhr).

Symptomatik: 3 Tage p.p. hat die Patientin geschwollene Beine. Sie spürt unangenehme brennend-stechende Schmerzen, die Beine sind extrem berührungsempfindlich. Eine kalte Dusche verbessert die Situation nach Angaben der Patientin, Wärme verschlimmert sie. Sie lagert die Beine hoch und fühlt sich so besser. Die Patientin hat auch stark geschwollene Unterlider sowie starkes Verlangen nach frischer Luft. Sie gibt eine Beschwerdestärke von VAS 8 an.

Verschreibung: 10:00 Uhr: *Apis* C30, einmalig 5 Globuli.

Verlauf: 10:30 Uhr: Laut Patientin ist allgemeines Wohlbefinden eingetreten. Sie spürt keine Schmerzen mehr und die Schwellung ist völlig zurückgegangen. Sie gibt VAS 0 an.

Diskussion: Man konnte beobachten, dass die Heilung innerhalb von 30 Minuten erfolgte.

Kasuistik: Hitze und brennender Schmerz

Vorgeschichte: Spontangeburt in der 38. SSW aus Schädellage. Vaginalabstrich positiv auf Streptokokken. Patientin ist starke Raucherin.

Symptome: 2 Tage p.p. (9:00 Uhr) ist die Patientin hitzig und durstig, die Fußsohlen, Füße und Beine sind heiß, auch der restliche Körper ist heiß. Die Nachwehen sind sehr stark und die Patientin verträgt keine Wärme. Sie deckt sich ab, möchte sogar ihr Nachthemd ausziehen, schwitzt und spürt starke, brennende Schmerzen.

Repertorisation (Synthesis Edition 9.1)

Extremitäten - Schwellung:
- Füße

Hitze:
- Beine
- Füße
  - brennend

Verschreibung:
Sulphur C30, einmalig 5 Globuli.

Verlauf: 22:00 Uhr: Die Patientin bemerkt eine deutliche Besserung.

0:00 Uhr: Sie schläft.

2 Tage später: Mutter und Kind werden entlassen. Die Patientin ist beschwerdefrei.

Kasuistik: Schulterschmerzen

Vorgeschichte: Geburt eines Jungen nach Sectio bei Beckenendlage.

Symptomatik: Am 1.Tag p.p. (8:30 Uhr) ist die Patientin blass und hat ziehende, stechende Schulterschmerzen. Sie reichen bis zu den Rippen (rechte Seite). Die Patientin gibt einen VAS 6-7 an.

Verschreibung:
8:30 Uhr: *Kalium carbonicum* C30, einmalig 5 Globuli.

Verlauf: 8:45 Uhr: Besserung, laut Patientin VAS 3-4. Der stechende Schmerz ist weg und die Mutter stillt das Baby
11:30 Uhr: Die Patientin sagt: „Homöopathie hilft! Ich fühle mich besser.“

17:30 Uhr: Sie ist beschwerdefrei und vergibt VAS 0.
Ein Tag später (2. Tag p.p.): Sie ist beschwerdefrei und stillt das Baby. Die restlichen Tage im Wochenbett blieben beschwerdefrei und die Mutter stillte ihr Baby voll.

Kasuistik: Brennende Sectio-Wunde

Vorgeschichte: Geburt nach Sectio.
Symptomatik: schmerzende Sectio-Wunde.
Verschreibung: 9:30 Uhr: *Bellis perennis* C30, einmalig 5 Globuli.
Verlauf: 10:30 Uhr: Deutliche Besserung.
14:30 Uhr Die Patientin spürt ein leichtes Brennen der Wunde.
4 Tage später: Die Sectio-Wunde ist in Ordnung.

Diskussion: *Bellis perennis* ist eines der Hauptmittel bei Beschwerden/Schmerzen nach Uterusverletzungen bzw. tiefen Bauchoperationen. Die meisten Frauen erhielten früher unmittelbar nach der Sectio eine Gabe *Bellis perennis* C30 zur Förderung der Wundheilung. Ohne genaue Symptomerhebung wird dies nicht praktiziert.

Kasuistik: Sectio-Wunde

Vorgeschichte: Erstgebärende nach Sectio in der 39. SSW.
Symptomatik: Am 2. Tag p.p. ist die Sectio-Wunde sehr schmerzhaft und die Mutter verlangt nach einer homöopathischen Behandlung.

Repertorisation (SynthesisEdition 9.1)

Allgemeines - Verletzungen:
- Operationen
  - Beschwerden durch
- Quetschungen
- Überanstrengung, Überlastung durch

Abszesse; Eiterungen

Verschreibung: 12:00 Uhr
Bellis perennis C30, einmalig 5 Globuli.
Verlauf: 12:30 Uhr: deutliche Besserung laut Patientin.

1 Tag später 17:00 Uhr: Die alten Symptome sind zurückgekommen.
1 Tag später 14:00 Uhr: Die Patientin ist beschwerdefrei.
Diskussion: Wenn die alten Symptome zurückkommen, ist die Prognose sehr gut, dass der Patient gesund wird. Eine Einzelgabe muss zu Ende wirken dürfen, um ihre heilende Wirkung ganz zu entfalten. Dies bedeutet, dass eine Arznei niemals wiederholt werden darf, solange eine Besserung der Krankheitssymptome zu erkennen ist. Hat die Arznei ausgewirkt (keine weitere Besserung über einen längeren Zeitraum) oder treten erneut altbekannte Krankheitssymptome auf, so wird die Arznei in derselben Potenz wiederholt (J. T. Kent).

Kasuistik: Beschwerden nach Sectio

Vorgeschichte: Geburt nach Sectio in SSW 40+0.
Symptomatik: Um 20:45 Uhr brennt die Sectio-Wunde, die Beine sind geschwollen und die Patientin hat einen Ausschlag am Bauch. Sie stillt ihr Baby. Die Beschwerdestärke gibt sie mit VAS 8-9 an.
Verschreibung: 20.45 Uhr: *Sulphur* C30, einmalig 5 Globuli.
Verlauf: 21.30 Uhr: Deutliche Besserung laut Patientin.
6:00 Uhr: Der Ausschlag am Bauch ist verschwunden, der Wundschmerz gebessert und die Mutter stillt. Sie gibt VAS 2 an.
6. Tag p.p.: Die Patientin wird beschwerdefrei mit ihrem Kind entlassen.

Kasuistik: Schmerzende Sectio-Wunde und Schulterschmerzen

Vorgeschichte: Geburt nach Notsectio wegen Schädel-Becken-Missverhältnis.
Symptomatik: 3 Tage p.p. schmerzt die Sectio-Wunde sehr. Seit gestern spürt die Patientin starke Schulterschmerzen.
Verschreibung: 8.30 Uhr: *Bellis perennis*, C30 einmalig 5 Globuli.
Verlauf: 8:45 Uhr: Leichte Besserung laut Patientin.
8:50 Uhr: Sie klagt über Schulterschmerzen und auch Atemprobleme.
9:20 Uhr: Deutliche Besserung.
11:00 Uhr: Die Patientin hat noch leichte stechende Schmerzen unter der Rippe.
16:00 Uhr: Die Mutter stillt ihr Baby und es geht ihr viel besser.

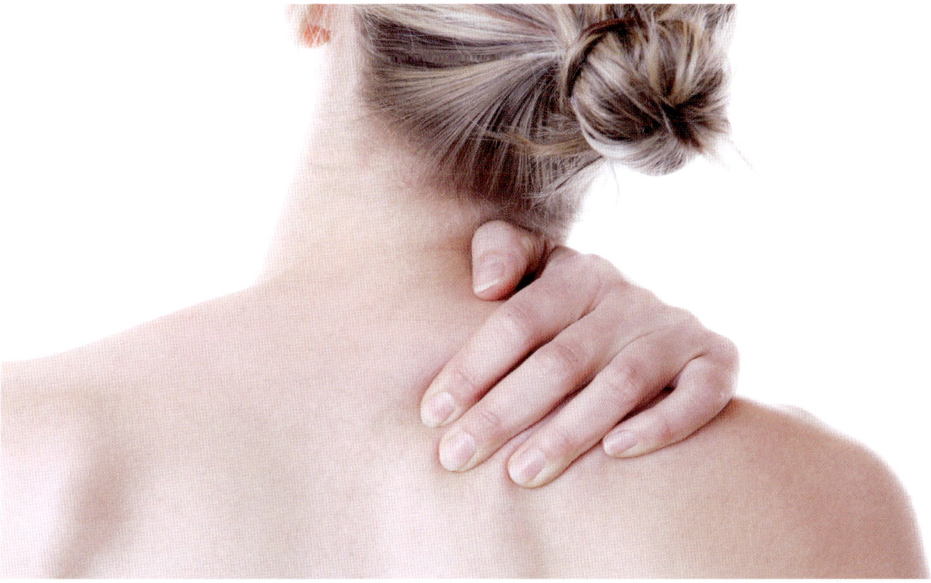

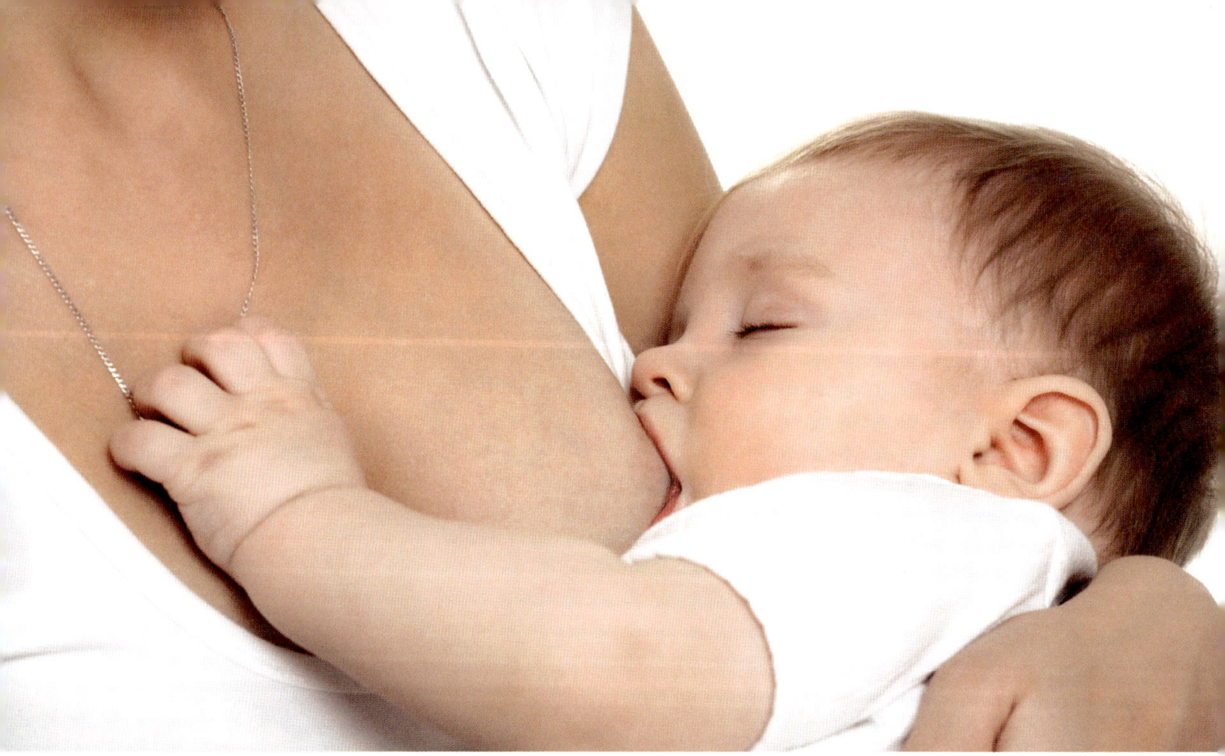

Sanfte Homöopathie bei Stillproblemen

Zur Erinnerung: Homöopathie kann nicht prophylaktisch angewendet werden. Es müssen Krankheitssymptome – hier also Stillprobleme – vorhanden sein, um das richtige Arzneimittel (Simile) auswählen zu können. Schwierigkeiten beim Stillen beruhen vor allem auf medizinischen Problemen der Mutter. Meistens handelt es sich dabei um mechanische oder infektiöse Komplikationen. Der initiale Milcheinschuss (MES) als Zeichen für den Beginn der reichlichen Milchbildung tritt meist 2 bis 6 Tage p.p. auf und ist ein physiologischer Vorgang. Charakteristische Anzeichen für das Einsetzen des MES sind ein leichtes, unangenehmes Spannungsgefühl in der Brust, eine deutlich sichtbare Venenzeichnung auf der Haut, eine Verhärtung der Drüsen und somit eine Brustvergrößerung. Der MES kann eine sehr starke Brustkongestion verursachen. Es ist wichtig, das Fließen der Milch durch Saugen des Kindes oder sanfte manuelle Entleerung der Brust aufrecht zu erhalten, um einen Rückstau und eine Verminderung der Milchproduktion zu verhindern. Ein Milchstau geschieht meistens am 3. bis 4. Tag der Laktation und tendiert zu einer spontanen Rückbildung. Rhagaden, also Wunden an den Brustwarzen, entstehen oft in der ersten Woche nach der Entbindung. Ursächlich ist eine schlechte Stilltechnik oder auch eine ungenügende Handhygiene. Verschiedene anatomische Veränderungen der Brust, wie eingezogene Mamillen oder chirurgische Brustkorrekturen, beeinträchtigen die Laktation.

Stillschwierigkeiten von Seiten des Säuglings sind ebenfalls möglich. Bei Frühgeborenen ist der Saug- und Schluckreflex noch nicht ausreichend entwickelt. Nasale Infektionen des Säuglings erschweren das Saugen. Auch sonstige Krankheiten und Eigenschaften des Kindes können das Stillen beeinflussen. Ein Kind mit Down-Syndrom hat anfangs nicht genug Saugkraft, um ausreichend lange saugen zu können. Diese Kinder sind auch oft erkältet, wodurch die Nasenatmung erschwert wird. Sie müssen dann durch den Mund atmen, was das Saugen natürlich erschwert. Auch Kinder, die einen Schnuller bekommen, trinken manchmal weniger gut (de Jouge 1994).

Es gibt kaum wissenschaftliche Untersuchungen darüber, wie viele Frauen beim Stillen Probleme haben und wie oft diese Probleme beim Stillen auftreten. Fast jede stillende Mutter macht eine Phase durch, in der sie mit dem Stillen unzufrieden ist. Viele Frauen beschließen dann, mit dem Stillen aufzuhören. Spannungen, Unruhe, Schmerzen, Ängstlichkeit, Unsicherheit und Müdigkeit beeinflussen die Produktion des Hormons Oxytozin. Unter solchen negativen Einflüssen kann der Einschießreflex zu schwach sein. In solchen Fällen kann die Homöopathie sehr hilfreich sein.

Die häufigsten indizierten Arzneien

Die meisten Mütter haben im Großen und Ganzen keine Probleme beim Stillen. Doch die Mütter, die schon zu Anfang Probleme entwickeln, möchten am liebsten gleich abstillen. Das muss aber nicht sein. Durch kompetente Beratung und Unterstützung der Hebamme oder Stillberaterin sind Stillprobleme oft schnell zu überwinden. Sie können vielfach leicht mit großartigen homöopathischen Mitteln gelöst werden.

Apis: → Erysipel der Mamma, brennende, stechende Schmerzen (wie Bienenstich). Besser durch Kälte, durch Wärme verschlimmert. Typische rosarote Schwellungen, Ödeme, extrem berührungsempfindlich. Sinnloser Beschäftigungsdrang, eifersüchtig, grundloses Weinen, ungeschickt, fahrig, durstlos. Dieses Rechtsseiten-Mittel heilt erfahrungsgemäß durch eine einzige Gabe von 5 Globuli *Apis* C30. Die Besserung muss nach einer Stunde einsetzen. Dieser Zustand soll ½ Tag anhalten. Nach ½ Tag kann eine zweite Gabe (5 Globuli) *Apis* C30 gegeben werden, aber nur, wenn die erste Gabe geholfen hat.

Arnica: → Die Patientin hat Schmerzen beim Stillen, die Brustwarze fühlt sich wund an, außerdem drückende Kopfschmerzen. Sie will allein gelassen werden, fürchtet sich vor jeder Berührung (sogar das Nachthemd schmerzt). Fühlt sich am ganzen Körper wie zerschlagen. Das Bett erscheint ihr zu hart, sie muss sich deshalb immer bewegen, obwohl die Bewegung Schmerzen verursacht. Sie spricht kein Wort, ist eigensinnig und zum Streiten aufgelegt, nichts kann man ihr recht machen. Sie verhält sich ablehnend gegenüber dem Arzt (*Thallium*). *Arnica* C30 als einmalige Gabe von 5 Globuli reicht aus, um die Symptome zu beseitigen. Ansonsten so verfahren, wie bei *Apis* beschrieben.

Belladonna: → Bei heißem Kopf und extrem kalten Extremitäten, bei roter, berührungsempfindlicher Schwellung der Mamma und plötzlichem Einsetzen der Symptome: *Belladonna* C30, einmalige Gabe von 5 Globuli. Die Besserung muss nach einer Stunde einsetzen. Dieser Zustand soll ½ Tag anhalten. Nach ½ Tag kann eine zweite Gabe (5 Globuli) *Belladonna* C30 gegeben werden. Wenn keine Besserung eintritt, ein anderes Mittel wählen.

Borax: → Quallvolle Schmerzen in den Milchgängen nach dem Stillen. Bei den Babys ist meistens Soor vorhanden.

Calendula: → Sehr bewährt bei rissigen, offenen und brennenden Brustwarzen (Rissquetschwunde).

Croton tiglium: → Brustwarzen sind sehr berührungsempfindlich. Extrem stechender Schmerz von der Brustwarze bis zum Schulterblatt (Rücken), wenn das Kind saugt.

Castor equi: → Die Brustwarze ist rissig, wund, erträgt keine Berührung, hängt nur mehr an einem Hautfetzen, wie abgebissen: Einmalige Gabe von 5 Globuli Castor equi C30. Die Besserung muss nach einer Stunde einsetzen. Dieser Zustand soll ½ Tag anhalten. Nach ½ Tag kann eine zweite Gabe (5 Globuli) Castor equi C30 gegeben werden, aber nur, wenn die erste Gabe geholfen hat.
Extraempfehlung: 5 Globuli in Wasser auflösen, darin Tupfer tränken und auf die Brustwarze auflegen.

Tabacum: → Als Folge von Tabakkonsum in der Schwangerschaft stillen die meisten Frauen ab. Sie haben kalte Extremitäten, eine blasse bis livide, marmorierte, trockene Haut, sind unruhig und zittern.

Kasuistik: Erysipel der Mammae

Vorgeschichte: Spontangeburt aus Schädellage.

Symptomatik: Die Patientin hat seit 3 Monaten am ganzen Warzenhof beidseits punktuelle rötliche, juckende Stellen von stechender Schmerzqualität (wie mit einer Nadel gestochen). Diese Stellen sind sehr empfindlich. Sie hat von Ärzten verschiedene Salben (zuletzt Cortison-Salbe) bekommen, die laut Patientin nicht halfen. Sie ist ständig in Bewegung, kann nicht stillsitzen, ist durstlos, verträgt keine Wärme, braucht eine kalte Dusche und viel frische Luft. Die Anamnese wurde stehend durchgeführt.

Repertorisation (Synthesis Edition 9.1)

Magen - Durstlos (= Durstlosigkeit)

Brust - Entzündung
Mammae

Haut - Hautausschläge:
- stechend

Verschreibung: *Apis* C30, einmalig 5 Globuli.
Verlauf: Nach 3 Stunden wurde die Rötung blasser und der stechende Schmerz besser. Am nächsten Tag war die Patientin beschwerdefrei. Sie konnte es kaum fassen und war sehr dankbar. Sie stillt das Baby ab diesem Zeitpunkt voll.

Diskussion:
Die Symptome waren eindeutig, sodass die Arznei korrekt gewählt wurde und die Patientin am nächsten Tag beschwerdefrei war. *Apis* beseitigt stechende Schmerzen und lindert blass-rote Schwellungen an der Haut.

Kasuistik: Berührungsscheu und Hilfe ablehnend

Vorgeschichte: Über 40 Jahre alte Erstgebärende, sehr schlaffe Brust, raucht. Sie kommt in die Stillecke, um Tipps zum Stillen zu erhalten.
Symptomatik: 6 Stunden nach der Geburt: Die Mutter schreit laut beim Ansaugen des Kindes, möchte nicht berührt werden, will aber weiterstillen. Sie sagt: „Ich schaffe das schon alleine." Gibt eine Beschwerdeintensität von VAS 10 an. Möchte das Baby danach abgeben.
Verschreibung: Die Patientin wurde nicht repertorisiert, da die Symptome eindeutig waren. Man darf nicht vergessen, dass zwar der *Aconitum*-Typus besonders heftige Schmerzen hat, die ihn aufschreien lassen können, doch *Arnica* will allein gelassen werden und sagt trotz Schmerzen, dass alles in Ordnung sei. Jede Berührung, Druck, Erschütterung verschlimmert die Schmerzen, sie findet keine bequeme Lage, das Bett erscheint zu hart.
Arnica C30, einmalig 5 Globuli.
Verlauf: Nach 10 Minuten legt die Mutter das Baby an und schreit nicht. Der Ansaugschmerz ist erträglicher geworden, sie gibt VAS 6 an.
1 Tag später stillt die Patientin ohne Probleme (VAS 2).
1 Tag später ist sie beschwerdefrei (VAS 0).

Kasuistik: Wunde Mamillen

Vorgeschichte: Geburt mittels Vakuumextraktion.
Symptomatik: 1 Tag p.p. (8:00 Uhr) ist die rechte Brustwarze wund und schmerzhaft, die Patientin gibt VAS 9 an. Das Problem ist durch falsche Stilltechnik entstanden. Die Patientin spürt intensive, unerträgliche, stechende Schmerzen in der Wunde. Eine warme Dusche verbessert die Situation, Kälte und frische Luft auf der Wunde verschlimmern die Beschwerden.

Repertorisation (Synthesis Edition 9.1)

Allgemeines - Wunden:
- Risswunden
- Schnittwunden
- Schwäche
  - Verletzung, durch

Verschreibung:
Calendula C30, einmalig 5 Globuli.
Verlauf: Anlegekorrektur beim Stillen durchgeführt.

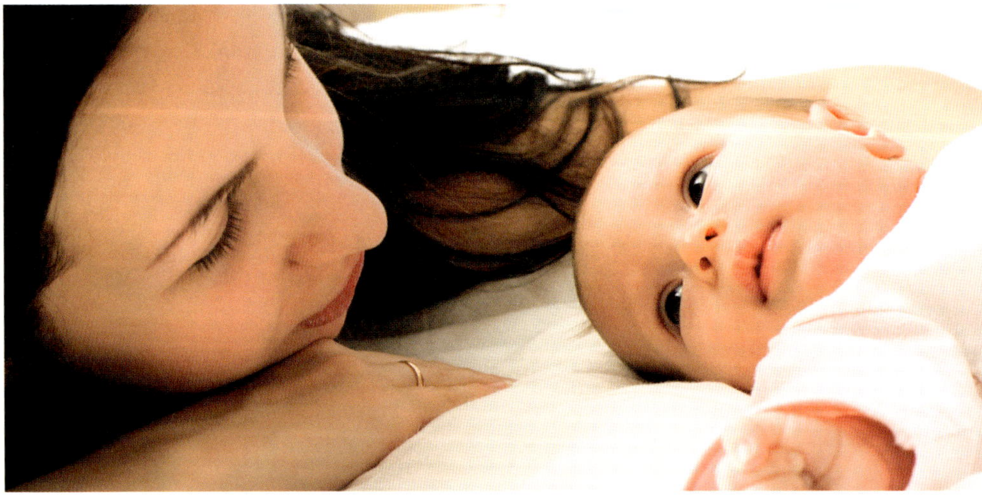

9:50 Uhr: Laut Mutter ist eine Besserung eingetreten.
17:00 Uhr: Rechte Brustwarze nur noch gerötet und nicht mehr schmerzhaft. Linke Brustwarze beim Ansaugen schmerzhaft, dann während des Trinkens erträglich.
Einen Tag später ist die Patientin beschwerdefrei (VAS 0).

Diskussion: Warum *Calendula*? *Calendula* hilft bei offenen Wunden (Rissquetschwunden!), besonders bei rissigen, wunden Brustwarzen. Immer, wenn der Schmerz überproportional stark zur eigentlichen Verletzung ist. Hilft einer Wunde auszugranulieren und rasch abzuheilen. Nach einer Sectio und allen Geburtsverletzungen, die sich entzünden.

Kasuistik: Furcht und Angst um das Kind

Vorgeschichte: Geburt nach Sectio (ca. 10:00 Uhr).
Symptomatik: Um 15:50 Uhr hat die Mutter große Angst um das Baby. Sie sagt: „Ich habe Angst, das Baby rutscht auf den Boden. Machen Sie bitte die Fenster zu!“ Sie spürt ziehende, stechende Schmerzen in der Schulter- und Rippengegend sowie im Bauch und hat auch Schlafstörungen. Sie hat von den Ärzten viele Schmerzmittel bekommen. Sie gibt das Baby ab.

Repertorisation (Synthesis Edition 9.1)

Gemüt - Furcht:
- Schreck - vorangegangenen Schrecks; wegen eines

Angst:
- außer sich vor Angst; ist

Beschwerden durch:
- Schreck

Verschreibung: 15:50 Uhr
Aconitum C30, einmalig 5 Globuli.

Verlauf: 16:50 Uhr: Nach einer Stunde ist der Zustand unverändert.

17:30 Uhr: Nach zwei Stunden haben sich die Schulterschmerzen gebessert. Die Bauchschmerzen beschreibt die Patientin, wie wenn ein Ball in der Lebergegend hüpfen würde.

18:30 Uhr: Ziehende, stechende Schmerzen in der Rippengegend, Atemprobleme.

Am nächsten Tag gegen 8:00 Uhr: Das Symptom in der Lebergegend ist verschwunden. Die Atmung ist in Ordnung und die Patientin fühlt sich wohl.

16:00 Uhr: MES, Milchstau in der rechten Brust, wird abgepumpt. Danach war eine Besserung zu sehen.

Leichte Brustmassage und Dunstwickel. Die Patientin hat ein Lachen im Gesicht.

Ein Tag später gegen 8:00 Uhr: Die Patientin hat abgestillt und Topfenwickel (Quarkwickel) erhalten. Nach 4 Tagen waren die Brüste wieder in Ordnung. Die Patientin wollte nicht stillen, da sie bald wieder arbeiten musste.

Kasuistik: Große Ablehnung gegen bestimmte Speisen

Vorgeschichte: Drittgebärende mit Spontangeburt.

Symptomatik: Um 20:00 Uhr stechende, einschießende Schulterschmerzen (die bis in den Rücken ziehen). Die Patientin friert, hat Kopfschmerzen und ist launisch. Sie sagt: „Wenn ich das Essen schon ansehe, wird mir schlecht. Eine Schokolade wäre jetzt gar nicht schlecht, trotz Völlegefühl. Nach dem Essen bin ich so müde und wenn ich Zugluft spüre, dann geht es mir nicht gut.“ Sie hat ein Angstgefühl im Magen und schmerzhafte Brustwarzen.

Verschreibung: *Kalium carbonicum* C30, einmalig 5 Globuli.

Verlauf: 21:00 Uhr: Leichte Besserung laut Patientin.

23:00 Uhr: Deutliche Besserung laut Patientin.

Ein Tag später: Die Patientin ist beschwerdefrei und sehr dankbar.

Diskussion: Ein *Kalium-carbonicum*-Patient ist sehr schwach und überempfindlich in Bezug auf Aufregung, Einflüsse der Atmosphäre, Kälte und Überanstrengung. Obwohl er schwach ist, sind seine Nerven aufs Äußerste gereizt. Er verlangt nach Gesellschaft, behandelt diese aber nicht gut. Oft hat der Patient das Gefühl, als wären die Gedanken und die richtige Wortwahl weg. Durch starke ziehende und dumpfe Kopfschmerzen wird er aus dem Schlaf geweckt. Er hat eine große Abneigung gegen bestimmte Speisen wie Brot, Schwarzbrot oder Fleisch. Milch und warme Speisen verschlechtern, sogar kleinste Mengen wirken belastend. Der Patient verlangt nach sauren Speisen, Süßigkeiten und Zucker.

Kasuistik: Widerspruch und Befehlston

Vorgeschichte: Geburt nach Sectio wegen schwerer Myopie. Patientin wünschte Spontangeburt, musste aber wegen schwerer Myopie sectioniert werden.

Symptomatik: Um 7:45 Uhr hat die Patientin eine massive Nackenverspannung. Die Sectio-Wunde ist schmerzhaft, die Brustwarzen sind sehr schmerzhaft beim Stillen und danach. Die Mutter fühlt sich nicht wohl und möchte abstillen. Sie läutet alle 10 Minuten, braucht ständig die Kinderschwester und widerspricht. Wenn man ihr (andere) Stillpositionen zeigt, legt sie das Baby trotzdem auf den Esstisch, beugt sich vor und stillt so das Baby. (Grundsätzlich können Mütter ihre Babys stillen, wie sie möchten, wenn sie sich dabei wohlfühlen.)

Repertorisation (Synthesis Edition 9.1)

Brust - Schmerz:

- Mammae
  - Brustwarzen

Allgemeines - Wunden:

- Risswunden
- Schnittwunden
- Widersprüchliche und abwechselnde Zustände: Nat-m., Puls., Sep., Tub.

Gemüt - Berührtwerden:

- Abneigung: Arn.

Furcht:

- Näherkommen - von anderen: Arn.
- berührt zu werden: Arn.
- Schmerz - vor dem: Arn.

Diktatorisch:

- spricht im Befehlston: Arn.

Verschreibung:
Pulsatilla C30, einmalig 5 Globuli (plus Anlegekorrektur).

Verlauf: 8:00 Uhr: Die Patientin fühlt sich besser. Die Brustwarzen wurden mit Muttermilch behandelt und die Patientin hat eine Anlegekorrektur erhalten, da das Baby sehr stark saugt.
13:30 Uhr: Die Brustwarzen schmerzen weiter beim Anlegen, die Patientin hat eine Risswunde nach dem Stillen und erhielt daher eine neue Verschreibung.

Verordnung: *Calendula* C30, einmalig 5 Globuli.

Verlauf: Ein Tag später (8:30 Uhr) ist der Nacken besser. Die Brustwarzen schmerzen aber beim Anlegen und bei Berührung. Daher erhielt die Patientin eine neue Verordnung.

Verordnung: *Arnica* C30, einmalig 5 Globuli.

Verlauf: 9:30 Uhr: Laut Patientin haben sich die Schmerzen gebessert. Nach 25 Minuten wird ohne Schmerzen abgepumpt.
Zwei Tage später: Beide Brustwarzen haben sich gebessert: Der Patientin wird empfohlen, wieder zu stillen. Sie stillt mit Saughütchen, pumpt auch ab und hat ausreichend Milch.
Zwei Wochen später: Anruf von der Patientin: Sie ist sehr dankbar und stillt jetzt voll.
Drei Monate später: Besuch von der Patientin mit Kind. Sie ist sehr glücklich, stillt das Baby voll. Sie sagt: „Ihre Globuli haben geholfen, so dass ich alles gut überstanden habe."

Diskussion: *Pulsatilla* gab ihr Mut, weiter zu stillen, und half, kooperativer zu sein. Am nächsten Tag heilte *Calendula* ihre durch das Stillen verursachte Risswunde. *Arnica* linderte Schmerzen beim Anlegen des Kindes und ermöglichte eine schmerzfreie Berührung.

Kasuistik: Unentschlossene, ängstliche Patientin mit starkem Übergewicht

Vorgeschichte: Zweitgebärende mit Spontangeburt.

Symptomatik: 4 Tage p.p. (20:00 Uhr) kommt die Patientin abends in die Stillecke, setzt sich langsam nieder (sie ist blass, korpulent, hat schüttere Haare, schwitzt am Kopf, stinkt nach Schweiß), zeigt mir ihre große Brust mit wunden, rissigen Brustwarzen und berichtet mit weinerlicher Stimme: „Ich bin so müde und erschöpft, habe seit zwei Tagen kaum geschlafen. Das Baby hat schon nach der Geburt gut gesaugt, jetzt aber funktioniert gar nichts mehr. Ich glaube, ich mache etwas falsch, es schreit ständig, nimmt die Brust nicht, obwohl meine Milch von selbst fließt. Ist das normal? Meine Milch ist so dünn, sieht wie Wasser aus, und ich weiß nicht, ob es für mein Baby reicht. Ich habe so einen Appetit und die Milch ist trotzdem dünn. (Die Patientin isst gern Kuchen, mag aber keine Milch und glaubt, deswegen wässrige Milch zu haben.)

Vielleicht ist es hungrig? Sollte man vielleicht etwas zusätzlich füttern? Das Stillen ist so anstrengend, ich möchte schon stillen, aber wenn es nicht geht. Das erste Baby habe ich auch kurz gestillt, 2 Wochen, weil die Milch zu dünn war. Es fehlt ihm auch nichts, ich würde trotzdem gerne stillen. Die Nachwehen sind so stark und das Liegen am Bauch tut mir gut.“ Während sie erzählt, ist die Milch geronnen, so dass man in einem Becher Muttermilch auffangen kann. Die Milch bekommt das Baby mit einer Pipette. Es beruhigt sich bald. Der erschöpften Mutter empfehle ich Homöopathie und eine entspannte Atmosphäre. Das Baby nimmt sie mit und legt es zu sich ins Bett. Im Krankenzimmer verdunkele ich die Fenster wegen des Vollmondes, der so stark scheint.

Verschreibung: 20:30 Uhr: *Calcium carbonicum* C30, einmalig 5 Globuli.

Verlauf: 21:30 Uhr und 22:30 Uhr: Mutter und Baby schlafen.

23:30 Uhr: Die Mutter schläft, das Baby beginnt zu weinen. Ich unterstütze die Mutter im Liegen beim Stillen. Das Baby saugt nach langem Versuchen gut an der Brust, die Mutter lächelt.

0:30 Uhr: Mutter und Baby schlafen.

2:30 Uhr: Die Mutter stillt im Liegen.

4:30 Uhr: Mutter und Baby schlafen.

5:30 Uhr: Die Mutter stillt das Baby im Liegen.

6:00 Uhr: Die Mutter sagt: „Uns geht es gut, die Milch rinnt nicht mehr von selbst, das Baby saugt wieder brav an der Brust.“

Ein Tag später: Die Mutter stillt das Baby, ist überglücklich, wird nach Hause entlassen.

Anruf nach 3 Monaten: „Ich wollte ihnen nur sagen, dass das Stillen diesmal klappt.“

Diskussion: *Calcium carbonicum* passt zu Menschen, die eine Neigung zu krankhaftem Übergewicht zeigen, mit starkem Hunger und Verlangen nach Eiern und Süßigkeiten. Dieses Mittel nahm der Mutter ihre Unentschlossenheit und Angst und unterstützte sie beim Stillen.

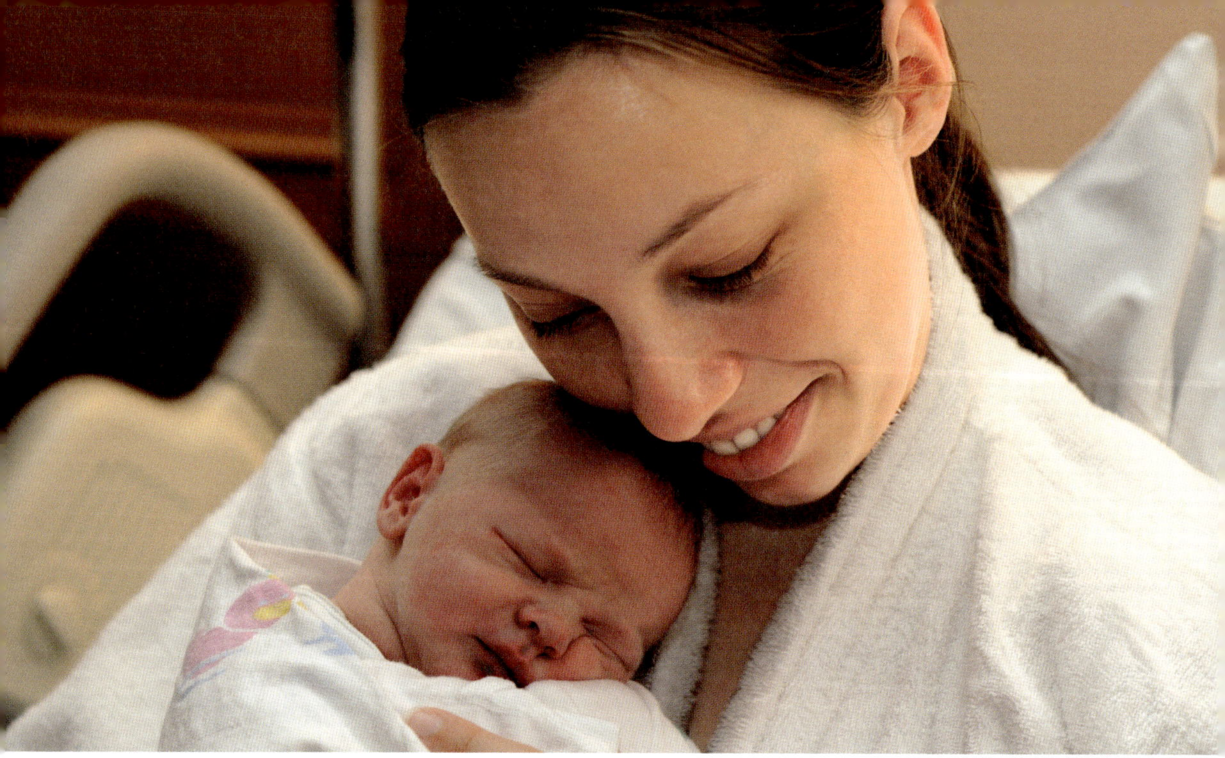

Schmerzbehandlung - Wunde Brustwarzen

Ein Kind kann nur dann ohne Schwierigkeiten an der Brust trinken, wenn die Mutter es richtig anlegt. Der Mund muss die Mamillen (Brustwarzen) und den Warzenhof umschließen. Dadurch übt das Kind den notwendigen Druck auf die Vorratskammern aus, die Milch in die Brustwarzen zu leiten, wo sie durch fünfzehn bis zwanzig kleine Öffnungen nach außen fließt. Richtiges Anlegen verhindert auch schmerzende Brustwarzen, Milchstau und verstopfte Milchgänge.

Eine falsche Haltung der Mutter oder/und des Kindes beim Stillen kann dazu führen, dass der Säugling die Brustwarze und den Warzenhof nicht ganz in den Mund nimmt. Das ist auch der Fall, wenn die Brüste zu gespannt sind, wenn ein Milchstau vorliegt oder wenn die Brüste zu groß und schwer sind. So entstehen oft wunde, schmerzhafte Brustwarzen.

Um die Belastung der Brustwarzen beim Stillen auf unterschiedliche Bereiche zu verteilen und alle Quadranten der Brust korrekt zu entleeren, sollte man mindestens einmal am Tag die Stillpositionen wechseln bzw. abwechseln zwischen Wiegenhaltung, Rückenhaltung und Stillen im Liegen.

Mutter und Baby profitieren enorm davon, wenn sie gemeinsam in einem Bett schlafen dürfen. Das Baby weint weniger und kann, wenn es wach wird, sofort gestillt werden. Die Mutter kann während und nach dem Stillen ruhig einschlafen. Mütter, deren Babys im Kinderzimmer untergebracht werden, schlafen viel unruhiger und schlechter, die Babys sind genauso unruhig und schlafen oft nicht. Auf unserer Station werden

die Babys von der Mutter nur im Falle einer medizinischen Indikation getrennt.
Um bei Stillproblemen zu verhindern, dass die Situation sich verschlechtert oder die Mutter das Stillen vorzeitig abbricht, sollte man die Patientin rechtzeitig an einen Homöopathen oder eine Homöopathin verweisen. Sie unterstützt die Mutter und bemüht sich in diesem Fall vor allem, sie von ihrer Unsicherheit und ihrem Schmerz zu befreien und ihr klarzumachen, dass sie auf die Bedürfnisse des Kindes eingehen soll. Wenn die Mutter Risse in den Brustwarzen hat und das Interesse am Stillen nachlässt, ist die Homöopathie der richtige Weg. Die Brustwarzen können mit dem richtigem Mittel statt in einer Woche innerhalb von 30 Minuten heilen.

Die häufigsten indizierten Arzneien

Wunde Brustwarzen entstehen meistens durch eine falsche Anlegetechnik oder unkorrektes Saugen des Kindes. (Die Praxis zeigt, dass alle Mütter, die ohne Pause bzw. Stillpause gestillt haben, innerhalb von wenigen Stunden eine wesentliche Erleichterung und eine deutliche Besserung der wunden Brustwarzen erreichen, wenn die Stilltechnik passt.) Häufigste Ursache für Stillprobleme durch wunde Brustwarzen sind: Mangelhaftes Stillmanagement in der Klinik, spannende Brüste (initialer Milcheinschuss), medizinische Saugprobleme wie Zungenbändchen, Soor-Infektion oder vorzeitige Flaschenfütterung. Bei wunden Brustwarzen helfen einige korrekt gewählte Mittel.

Calendula:	→	Die Patientin hat rissige, offene Brustwarzen mit brennenden Schmerzen.
Arnica:	→	Heilt Quetschungen am Warzenhof, die durch falsches Stillen verursacht wurden. Die Brustwarze fühlt sich wund, wie zerschlagen an. Einmalige Gabe von 5 Globuli: Die Besserung muss nach 1 Stunde einsetzen. Dieser Zustand soll ½ Tag anhalten. Nach ½ Tag kann eine zweite Gabe (5 Globuli) *Arnica* C30 gegeben werden, aber nur wenn die erste Gabe geholfen hat.
Apis:	→	Erysipel am Warzenhof der rechten Brustwarze, punktuelle Rötung, stechende, manchmal auch juckende Schmerzen. Die einmalige Gabe von 5 Globuli *Apis* C30 reicht aus, um die Patientin symptomfrei zu bekommen.
Phellandrium:	→	Bei stechenden Schmerzen in der rechten Brust während des Stillens. Die Schmerzen sind unerträglich nach dem Stillen (rechte Brust): *Phellandrium* C30, 5 Globuli.
Acidum silicicum:	→	Die Patientin spürt stechende Schmerzen (wie Nadelstiche) in der linken Brustwarze während des Stillens. Sie ist nachts schlaflos.

China:	→	Die Patientin hat Schüttelfrost, sie ist blass, schwach, friert und hat ein starkes Wundheitsgefühl in der Brust und den Brustwarzen.
Sulphur:	→	Die Patientin schwitzt (Hitzegefühl!) und ist sehr durstig. Sie weint ohne Grund. Sie hasst Wasser und verträgt keine Wärme. Die Brustwarzen scheinen zu brennen.
Lycopodium:	→	Eine Patientin mit Brustbeschwerden in Bezug auf die Milch (Laktation). Die Brustwarzen sind blutig.
Bellis perennis:	→	Die Patientin hat eine Verletzung der Brust (Mammae).
Aconitum:	→	Die Brustwarzen schmerzen so sehr, dass die Patientin plötzlich außer sich vor Schmerzen wird. Sie spürt eine große innere Unruhe und hat eine tödliche Angst hinzufallen. Ohnmachtsneigung.

Kasuistik: Wunde Mamillen

Vorgeschichte: 33-jährige Zweitgebärende nach Geburt eines Mädchens (Gewicht 4016 g = Makrosomie, 56 cm, Apgar 9/9/9) mittels Vakuumextraktion vom Beckenausgang in SSW 40 + 1 aus Schädellage. Die Indikation zur Vakuumextraktion bestand in einer protrahierten Austreibung.
Symptomatik: Am 2. Tag p.p. (8:45 Uhr) sind beide Brustwarzen wund und während des Stillens sehr schmerzhaft. Die Schmerzqualität ist stechend-brennend, die Schmerzintensität VAS 8-9.
Verschreibung: 8:45 Uhr: *Calendula* C30, einmalig 5 Globuli.
Verlauf: Theoretische und praktische Anlegekorrektur durchgeführt.
9:10 Uhr: Brustwarzen haben sich gebessert (VAS 4-5).
10:35 Uhr: Deutliche Besserung (VAS 2-3).

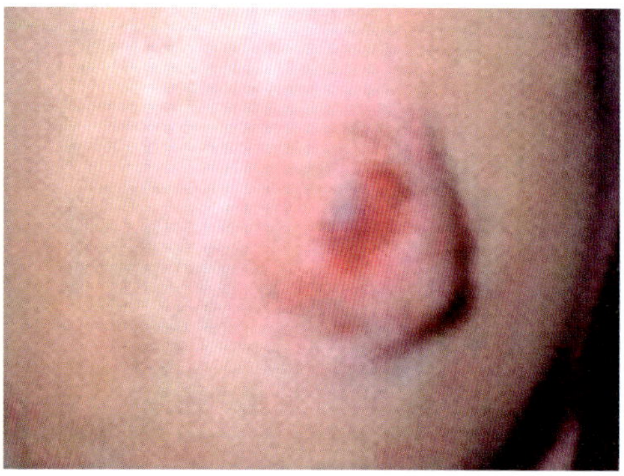

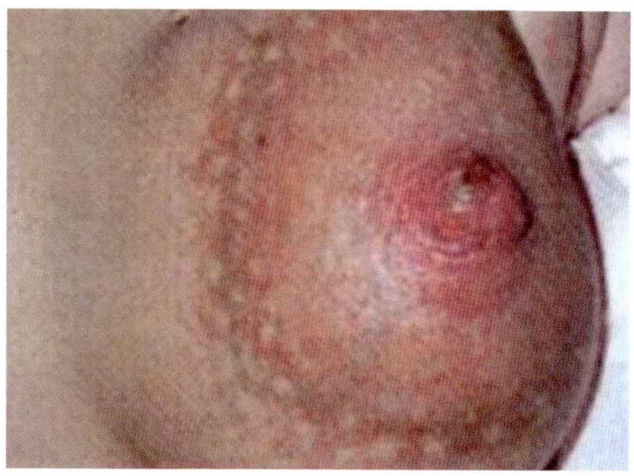

Das linke Bild erhielt viel Licht, man kann aber deutlich eine Grosse Risswunde erkennen, die innerhalb von ca. sieben Stunden völlig heilte und die Patientin konnte ihr Baby erfolgreich, schmerzfrei Stillen.

12:30 Uhr: Die Patientin ist beschwerdefrei (VAS 0).

16:00 Uhr: Keine Beschwerden mehr vorhanden (siehe Bilder). Bild links: 8:45 Uhr Bild rechts: 16:00 Uhr

Kasuistik: Wunde, blutige Mamillen

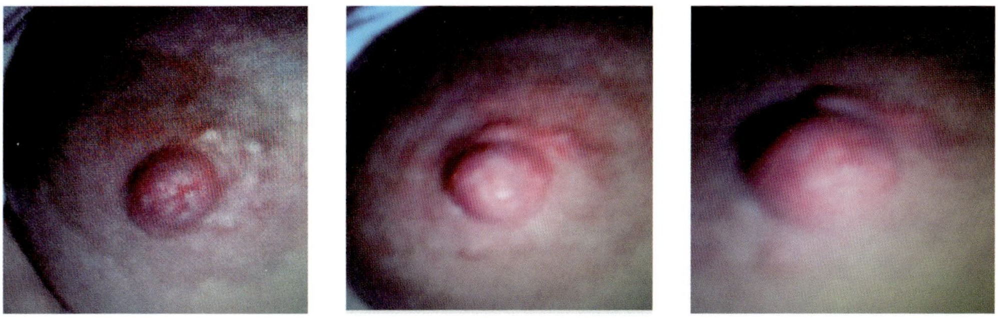

Innerhalb von sechs Stunden verschwand die Quetschung am Warzenhof, die Brustwarze heilte - wie man auf dem Bild sieht - völlig ab und die Mutter konnte entspannt und schmerzfrei Stillen.

Vorgeschichte: Geburt eines Mädchens (Gewicht 3164 g, Körperlänge 48 cm, Kopfumfang 34 cm) mittels Vakuumextraktion vom Beckenausgang (etwa um 0:20 Uhr) in der SSW 40 + 5 SSW aus Schädellage. Varkuumextraktion wegen pathologischem CTG unter Anwendung einer Periduralanästhesie. Die Mutter hat eine Hypothyreose und einen Gestationsdiabetes, der nur mit Diät behandelt wurde.

Symptomatik: Am 4. Tag p.p. (20:00 Uhr) ist die linke Brustwarze wund und leicht blutig, sie schmerzt nur bei Berührung. Die Patientin sagt: „Nicht berühren!" VAS 7. Der obere Warzenhof weist deutliche Quetschung auf durch falsche Stilltechnik. Die rechte Brustwarze ist in Ordnung.

Repertorisation (Synthesis Edition 9.1)

Brust - Quetschungen:
- agg.
- Mammae

Verschreibung:
Arnica C30, einmalig 5 Globuli.

Verlauf: 21:00 Uhr: Deutliche Besserung, nach Angaben der Patientin VAS 2-3 zu Beginn, VAS 0 während des Stillens. Die Quetschung auf dem Warzenhof ist fast weg.

22:00 Uhr: Die Patientin staunt und sagt: „Die linke Brustwarze ist nicht mehr blutig und auch nur ganz wenig wund." Sie stillt das Baby mit Unterstützung. VAS 0, laut Patientin.

23:30 Uhr: Die Mutter stillt selbstständig. Die Brustwarze ist deutlich gebessert.

2:00 Uhr: VAS 0, laut Patientin, sie stillt voll. Die Bilder (s.u.) zeigen eine deutliche Besserung und schlussendlich Heilung.

Diskussion: In 6 Stunden verschwand die Quetschung am Warzenhof. Die Brustwarze heilte, wie man auf dem Bild sieht, völlig ab und die Mutter konnte schmerzfrei stillen.

Kasuistik: Rhagade rechts

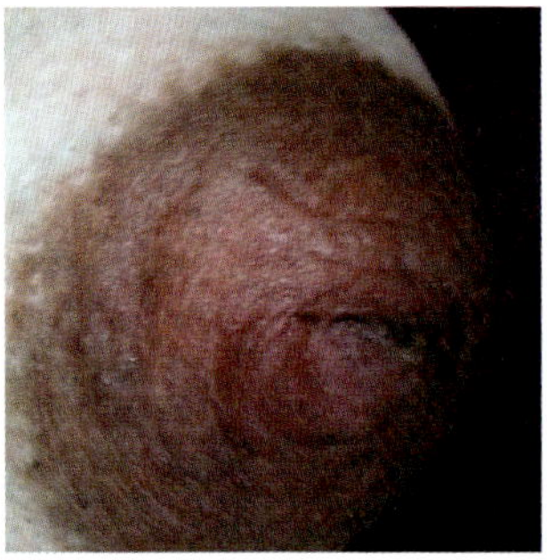

Bild links: Klassische Rhagade.

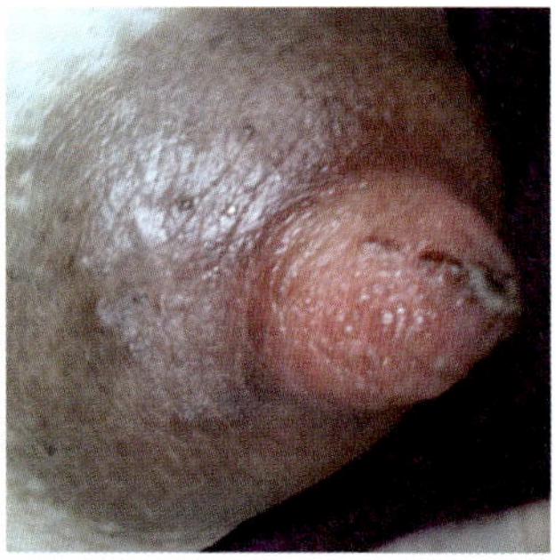

Bild Mitte: 1 Stunde nach Gabe der Globuli.

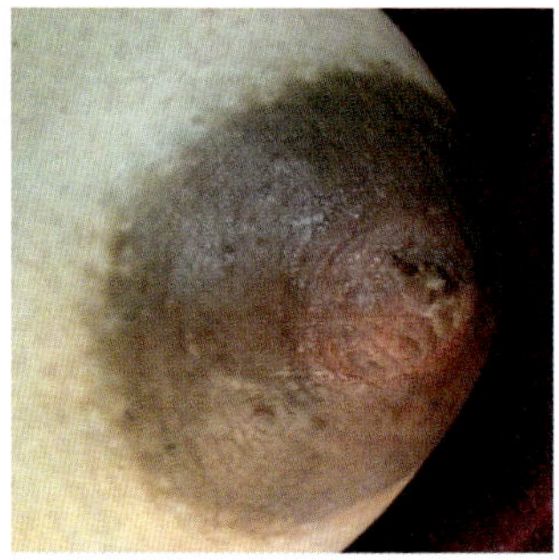

Bild rechts: 3 Stunden nach Gabe der Globuli.

Vorgeschichte: 34-jährige Zweitgebärende (vier Schwangerschaften) nach primärer Sectio in der SSW 39 + 0 aus Schädellage.

Symptomatik: Die Patientin ist schlank, dunkelhaarig, sehr bestimmend, redet viel, freut sich sehr über den Sohn und muss ihn immer bei sich haben. Sie spricht immer wieder von einem „Geschenk Gottes". Sie wollte von Beginn an ein bisschen stillen und, da sie zu wenig Milch hat, auf jeden Fall zufüttern nach jedem Stillen. Am 3. Tag p.p. (11:00 Uhr) berichtet sie: „Ich werde heute nur abpumpen, weil das Stillen so weh tut, ich spüre extrem stechende Schmerzen in beiden Brüsten, von den Brustwarzen ausgehend bis tief in die Brust hinein. Das halte ich nicht aus." Sie gibt VAS 10 an. Sie zeigt mir ihre Brustwarzen; an der rechten Brust ist deutlich eine Rhagade zu sehen (Bild links). Die Brustwarze links zeigt keine Verletzung und ist äußerlich unauffällig. Die Mutter pumpt ab und schont somit ihre Brustwarzen. Stillen möchte sie erst wieder, wenn die Wunde ganz verheilt ist. Der Wunsch der Mutter wird akzeptiert, sie entscheidet selbst, ob sie stillen, abpumpen oder abstillen möchte, aus welchem Grund auch immer.

Verschreibung: 11:30 Uhr: *Calendula* C30, einmalig 5 Globuli.

Verlauf: 12:30 Uhr: Die Rhagade rechts ist gebessert (Bild Mitte), laut Patientin sind die Schmerzen erträglicher geworden. Sie gibt eine VAS 4 an.

12:55 Uhr: Die stechenden Schmerzen sind nach Angaben der Patientin verschwunden (VAS 0).

14:30 Uhr: Die Patientin ist weiterhin schmerzfrei, die Rhagade ist deutlich gebessert. Sie pumpt 80 ml Muttermilch ab und freut sich, mehr Milch zu haben. (siehe Bild rechts)

Ein Tag später: Die Mutter pumpt ausreichend Milch ab, ist schmerzfrei und die Rhagade heilt sehr gut.

Ein Tag später:
Mutter und Kind werden entlassen.

Nach 2 Wochen: Anruf von der Mutter; sie stillt das Baby voll, hat ausreichend Milch und keine Beschwerden.

Kasuistik: Stechende Schmerzen an der rechten Brust

Vorgeschichte: Geburt nach sekundärer Sectio in der SSW 41 + 5 aus Schädellage. Indikation zur operativen Entbindung wegen Makrosomie: Geburtsgewicht 4356 g, Körperlänge 54 cm, Kopfumfang 39 cm, Apgar 9/9/10.

Symptomatik: Am 3. Tag p.p. (8:00 Uhr) kommt die Patientin in die Stillecke und berichtet: „Mein Baby erbricht und ich sehe Blut auf der Windel, was kann das sein? Ich habe seit gestern furchtbare, stechende Schmerzen in der rechten Brustwarze, und wenn ich stille, schießt und sticht es in die ganze Brust hinein (Milchgänge). Ich wollte schon aufhören zu stillen, dann ging es irgendwie doch. Heute spuckt das Baby Blut, meine Brustwarze ist nicht offen, das verstehe ich nicht." Sie gibt eine Beschwerdestärke von VAS 6-7 an. Sie fährt fort: „Das Baby schläft kaum in der Nacht, saugt stündlich an der Brust. Sobald es die Brustwarze auslässt, beginnt es wieder zu weinen. Ich bin ganz fertig. Wann wird sich dieser Zustand ändern? Wann werden die Abstände größer? Wann schläft es länger in der Nacht?" Bei der Untersuchung weist die rechte Brust offene Stellen und eine deutliche Rötung auf. Die Schmerzqualität ist – wie von der Patientin beschrieben – stechend. An der linken Brust ist eine klassische Rhagade zu sehen, sie ist laut Patientin wenig schmerzhaft. Die Schmerzen sind auch beim Abpumpen und zwischen den Stillmahlzeiten vorhanden. Am schlimmsten ist es, wenn das Baby ansaugt.

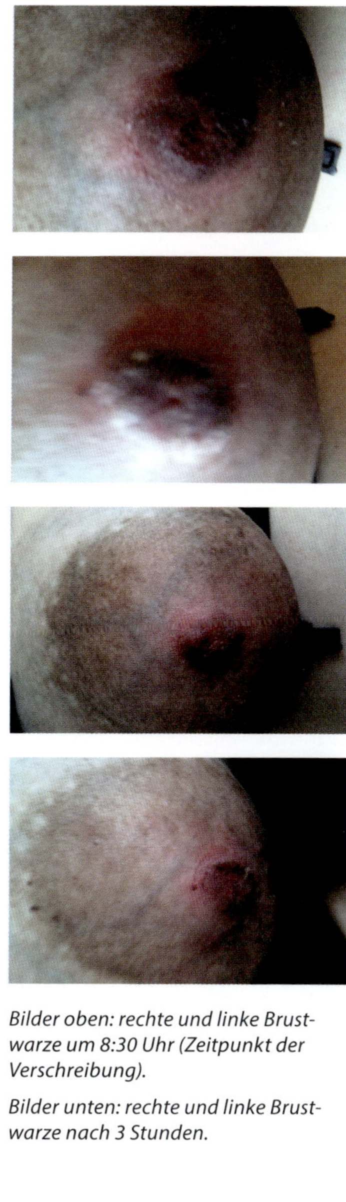

Bilder oben: rechte und linke Brustwarze um 8:30 Uhr (Zeitpunkt der Verschreibung).

Bilder unten: rechte und linke Brustwarze nach 3 Stunden.

Repertorisation (Synthesis Edition 9.1)

Brust - Schmerz:

- Mammae
  - rechts
  - stechend

Verschreibung: 8:30 Uhr *Phellandrium* C30, einmalig 5 Globuli.

Verlauf: 9:00 Uhr, 11 Uhr: Patientin schläft.

12:30 Uhr: Sie kommt in die Stillecke, braucht Unterstützung beim Stillen. Anlegehilfe und Positionskorrektur (rechte Brust) durchgeführt. Das Ansaugen ist anfangs leicht schmerzhaft, während des Stillens sind laut Patientin keine Schmerzen spürbar. Die stechenden Schmerzen sind verschwunden. An der Brustwarze links hat sie trotz der Rhagade keine Beschwerden.

17:00 Uhr: Brust und Brustwarzen sind schmerzfrei. Die Mutter stillt selbstständig, spürt keine Schmerzen und hat ausreichend Milch.

Ein Tag später: Mutter und Baby werden entlassen, das Kind wird voll gestillt.

Kasuistik: Stechende Schmerzen an der linken Brust

Vorgeschichte: Geburt nach sekundärer Sectio.

Symptomatik: Die Patientin kommt um 8:00 Uhr zu mir und erzählt ganz aufgeregt, aber freundlich: „Ich spüre beim Anlegen stechende Schmerzen in der linken Brustwarze, besonders wenn ich stille, es sticht so furchtbar bis in den Bauch hinein. Wenn ich darauf liege, sticht es nicht so, wie wenn ich stille. Die Brustwarze rechts ist auch wund, aber weniger schmerzhaft beim Stillen. In der Nacht kann ich nicht schlafen, obwohl das Baby nur zwei- bis dreimal trinkt und immer brav schläft. Die Wärme im Zimmer macht mich fertig, da muss ich die Fenster aufmachen und die Kälte tut gut. Direkt auf der Brust ist die Wärme besser und am Bauch die Kälte. Ich mache mir solche Sorgen. Das Baby möchte ich schon 6 Monate stillen, dann muss ich aber arbeiten. Wie das weitergehen wird, weiß ich nicht, es tut ja so weh.“ Die Brustwarze links zeigt eine klassische Rhagade. Die Brustwarze rechts ist auch wund (Bilder oben). Die Patientin gibt als Beschwerdestärke VAS 10 an.

Verschreibung: 8:30 Uhr: *Acidum silicicum* C30, einmalig 5 Globuli.

Verlauf: 8:45 Uhr: Die stechenden Schmerzen sind laut Patientin verschwunden (VAS 0). Sie stillt das Baby in Ruhe, spürt weder beim Ansaugen des Kindes noch während des Stillens Schmerzen.

11:30 Uhr: Die Mutter ist schmerzfrei, stillt ihr Baby (Bilder Mitte).

14:30 Uhr: Sie stillt, ist weiterhin schmerzfrei.

18:00 Uhr: Sie stillt, ist schmerzfrei (Bilder unten).

Ein Tag später: Die Mutter stillt das Baby voll, ist beschwerdefrei, hat in der Nacht gut geschlafen und wird mit dem Baby entlassen.

Diskussion: Innerhalb von 15 Minuten sind die stechenden Schmerzen ver-

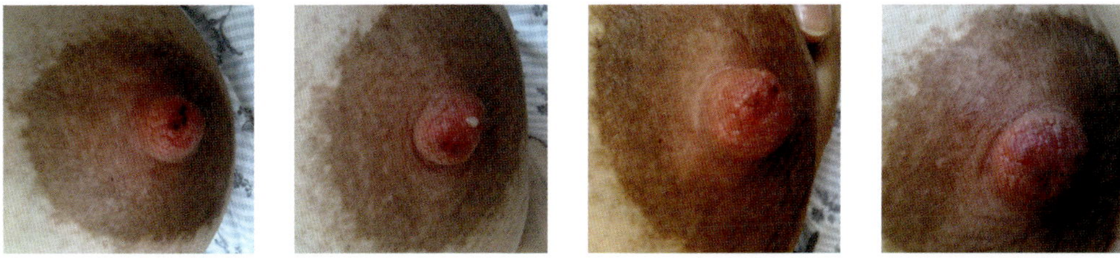

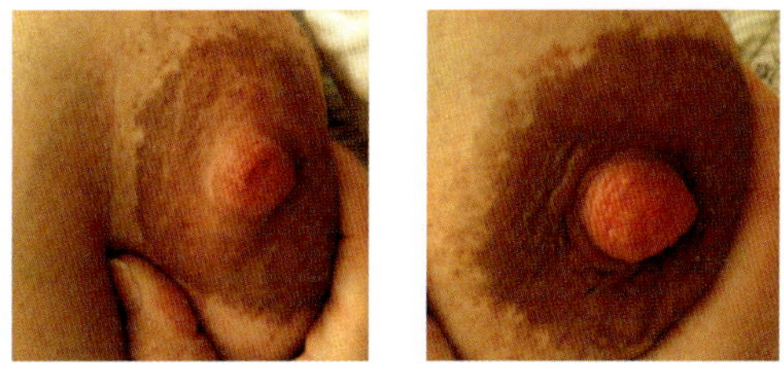

Bilder oben links: Brustwarze links und rechts bei Verordnung (8:30 Uhr).

Bilder oben rechts: 3 Stunden nach Globuli-Gabe (11.30 Uhr).

Bilder unten: 9 Stunden und 30 Minuten nach Globuli-Gabe um 18:00 Uhr.

schwunden und die Mutter stillt ihr Baby ohne Probleme. Die Patientin hat ihre Schmerzen stärker auf der linken Körperseite (linke Brustwarze) empfunden. Silizea heilt Wunden, die auf der linken Körperseite (linke Brustwarze) schlechter als auf der rechten Seite heilen. Diesen Prozess zeigen die Bilder deutlich.

Kasuistik: Anämie nach Blutung

Vorgeschichte: Geburt nach Re-Sectio (Wunsch-Sectio). Verlor bei der Geburt viel Blut.

Symptomatik: Die Patientin wirkt blass, fühlt sich sehr schwach, friert, hat Kopfschmerzen, Schüttelfrost und das Gefühl, als ob beide Brüste und Brustwarzen wund wären. Der ganze Körper fühlt sich wund an. Sie hat außerdem sehr starke Blähungsschmerzen. Die linke Brustwarze zeigt eine leichte Rhagade (wurde gelasert).

Verschreibung: *China* C30, einmalig 5 Globuli.

Repertorisation (Synthesis Edition 9.1)

Kopf - Schmerz:
- ziehend

Allgemeines - Anämie:
- Blutung; nach

Verlauf:

Die Patientin steht nach einer Stunde auf und möchte mit ihrem Mann spazieren gehen.

Ein Tag später:

Sie fühlt sich gut, braucht zur Zeit keine weitere Dosis.

Am nächsten Tag fühlt sie sich matt.

Verschreibung: *China* C30, einmalig 5 Globuli.

Ein Tag später:

Die Patientin fühlt sich besser. Die Sectio-Narbe ist noch ein wenig schmerzhaft.

Kasuistik: Brennende Mamillen

Vorgeschichte: Erstgebärende mit Spontangeburt (Geburtsgewicht 3758 g) in SSW 40 + 6 SSW.
Symptomatik: 19.30 Uhr: Brustwarzen und Warzenhöfe sind schmerzhaft (brennend) und zeigen punktuelle Rötungen. Der Körper ist sehr heiß und die Patientin schwitzt.

Repertorisation (Synthesis Edition 9.1)

Brust - Schmerz:
- Mammae
  - Brustwarzen
    - brennend

Schweiß - Reichlich:
- nachts

Verschreibung:
Sulphur C30, einmalig 5 Globuli.
Verlauf: 20.00 Uhr: Die Patientin stillt das Baby und wirkt zufrieden.
20:30 Uhr: Die Brustwarzen schmerzen nicht mehr, die Rötung ist verschwunden. Die Mutter ist beschwerdefrei und stillt das Baby voll.
Diskussion: Das richtig gewählte Mittel heilt innerhalb von einer Stunde.
Kasuistik: Mamillen mit Rissquetschwunde
Vorgeschichte: Spontangeburt in SSW 41+5.
Symptomatik: Die Brustwarzen sind rissig und offen mit brennenden Schmerzen.

Repertorisation (Synthesis Edition 9.1)

Allgemeines - Wunden:
- Risswunden
- Schnittwunden
- Weichteilen, mit zerrissenen

Schwäche:
- Verletzungen durch

Haut - Keloid

Blase - Verletzungen; Operationen nach

Weibliche Genitalien - Kondylome:
- Uterus
  - Zervix

Verschreibung:
Calendula C30, einmalig 5 Globuli + Multi-Mam-Kompressen (Brustkompressen mit bioaktivem, rein pflanzlichem Gel).
Verlauf: 3 Stunden später: Deutliche Besserung der Brustwarzen. Die Mutter hat 1 Stunde gestillt.
Ein Tag später: Die Schmerzen haben sich gebessert.

Kasuistik: Mamille rechts blutig und Nachwehen

Vorgeschichte: Spontangeburt in SSW 39+4.
Symptomatik: 3 Tage p.p. (9:00 Uhr) hat die Patientin starke Nachwehen von ziehender Schmerzqualität. Die rechte Brustwarze ist nach dem Stillen wund und blutig.

Repertorisation (Synthesis Edition 9.1)

Brust - Verletzung:
- Mammae; der

Quetschung; nach

Verschreibung: *Bellis perennis* C30, einmalig 5 Globuli. Positionskorrektur beim Stillen durchgeführt.
Verlauf: 10:00 Uhr: Nach einer Stunde laut Patientin keine Nachwehen mehr im Liegen, beim Gehen noch immer leichte Schmerzen. Sie zeigt ein Lachen im Gesicht. Sie spürt keine Schmerzen beim Stillen.
1 Tag später (9:00 Uhr):
Die Patientin gibt nur leichte, erträgliche Schmerzen (Nachwehen) an. Das Baby wird ausschließlich gestillt.
2 Tage später:
Die Patientin ist beschwerdefrei und wird mit dem Baby entlassen.

Kasuistik: Rusty-Pipe-Syndrom

Vorgeschichte: Zweitgebärende mit Spontangeburt in SSW 38 + 2.
Symptomatik: 2 Tage p.p. kommt beim Abpumpen blutige, wässrige Milch aus der Brustwarze. Die Patientin empfindet einen stechenden, brennenden Schmerz und ist erschrocken. Gelegentlich sondern Mütter Milch in verschiedenen Farbtönen ab. Manchmal nimmt die Muttermilch einen rot-orangen Farbton an. Die Ursache für dieses sogenannte Rusty-Pipe-Syndrom mit „rostiger“ Milch ist unklar. Es scheint einen Zusammenhang mit vermehrtem Gefäßwachstum zu geben und handelt sich in der Regel um einen harmlosen Befund (aus dem Buch „Stillberatung“ von Marie Biancuzzo).

Repertorisation (Synthesis Edition 9.1)

Brust - Milch:

- Beschwerden im Bezug auf die Milch (AL-Laktation)
- blutig

Verschreibung:
Lycopodium C30, einmalig 5 Globuli.
Verlauf: Nach 30 Minuten ist die Patientin beschwerdefrei.
Nach 3 Stunden ist die Milch nicht mehr blutig.

Kasuistik: Mamille mit intensiven stechenden Schmerzen

Vorgeschichte: Erstgebärende mit Spontangeburt in SSW 40.
Symptomatik: 2 Tage p.p. ist die Brustwarze sehr berührungsempfindlich. Wenn das Baby saugt, empfindet die Patientin einen extremen, stechenden Schmerz von der Brust bis zur Schulter und zum Rücken.

Verschreibung: *Croton tiglium* C30, einmalige Gabe von 5 Globuli.
Verlauf: Nach einer Stunde deutliche Besserung laut Patientin.
2 Tage später: Die Patientin ist beschwerdefrei und stillt das Baby.

Kasuistik: Gerötete Mamillen

Vorgeschichte: Spontangeburt in der SSW 38 + 6.
Symptomatik: 3 Tage p.p. (20:00 Uhr) sind beide Brustwarzen gerötet und sehr schmerzhaft. Die Mutter will nicht stillen, pumpt lieber ab.

Repertorisation (Synthesis Edition 9.1)

Allgemeines - Wunden:
- Risswunden
- Schnittwunden
- Weichteilen, mit zerrissenen

Schwäche:
- Verletzung, durch

Haut - Keloid

Blase - Verletzung:
- Operation, nach

Weibliche Genitalien - Kondylome:
- Uterus
  - Zervix

Verschreibung: *Calendula* C30, einmalig 5 Globuli.
Verlauf: 23:00 Uhr: Anlegekorrektur und Unterstützung beim Stillen. Die Patientin empfindet keine Schmerzen mehr beim Stillen. Das Kind trinkt 20 ml und schläft ein. 0:45 Uhr: Anlegehilfe im Liegen. Funktioniert sehr gut. Die Brustwarzen schmerzen nicht mehr beim Anlegen.
Diskussion: *Calendula* hilft immer, offene Wunden rasch zu heilen, vor allem aber, wenn die Schmerzen überproportional stark im Vergleich zur Verletzung sind.

Kasuistik: Rissquetschwunde

Vorgeschichte: Spontangeburt in SSW 35+2.
Symptomatik: 2 Tage p.p. sind die Brustwarzen offen und wund wie eine Rissquetschwunde. Die Patientin gibt VAS 6-7 an.
Verschreibung: *Calendula* C30, einmalig 5 Globuli.
Verlauf: Besserung nach einer Stunde. Patientin klagt nach 4 Stunden über starke Nachwehen und ist reizbar.
Diskussion: *Calendula* heilt immer offene Wunden, wie z.B. Rissquetschwunden. Der Schmerz ist extrem und unproportional stark im Vergleich zur Verletzung. *Calendula* hilft einer Wunde, rasch auszugranulieren und abzuheilen. Verschlechterung in feucht-kalter Luft, aber Besserung im Gehen oder Stillliegen.

Kasuistik: Brustschmerzen von den Milchgängen her

Vorgeschichte: Zweitgebärende mit Spontangeburt.
Symptomatik: Das Kind ist bereits 3 Wochen alt. Die Patientin kommt nach der Entlassung mit dem Säugling ins Kinderzimmer, weil sie beim Stillen Schmerzen in der rechten Brustwarze hat. Sie stillt deswegen nur links. Nach dem Stillen hat sie unerträglich schmerzende Milchgänge.

Repertorisation (Synthesis Edition 9.1)

Brust - Schmerz:
- Mammae
  - rechts
- Milchgänge; entlang der
  - Stillen des Kindes; beim

Verschreibung: *Phellandrium* C30, einmalig 5 Globuli.

Verlauf: Ein Tag später Anruf von der Mutter: „Keine Schmerzen mehr." Kind wird voll gestillt.

Diskussion: *Phellandrium* hilft immer, wenn die Mutter unerträgliche Schmerzen hat, besonders in den Milchgängen, die sich nach dem Stillen verschlimmern.

Kasuistik: Mamille links blutig

Vorgeschichte: Zweitgebärende mit Spontangeburt.

Symptomatik: Um 20:35 Uhr ist die linke Brustwarze nach dem Stillen schmerzhaft und blutig. Die Patientin gibt VAS 10 an.

Verschreibung: *Calendula* C30, einmalig 5 Globuli.

Verlauf: 1 Stunde später ist laut Patientin eine Besserung eingetreten (VAS 4).

Kasuistik: Hautausschläge und brennende Rhagade

Vorgeschichte: Erstgebärende mit Geburt nach Sectio in SSW 39 + 5 aus Beckenendlage. Die Mutter hatte eine schwere Kindheit. Wenn sie sich aufregt, bekommt sie immer Hautausschläge.

Symptomatik: Am 2. Tag p.p. hat die Patientin Rhagaden von brennender Schmerzqualität infolge einer falschen Stillmethode. Sie gibt die Beschwerdestärke mit VAS 4-5 an.

Repertorisation (Synthesis Edition 9.1)

Brust - Schmerz:
- Mammae
  - Brustwarzen
    - brennend

Verschreibung: 8:00 Uhr
Sulphur C30, einmalig 5 Globuli.

Verlauf: 8:25 Uhr: Die Mutter stillt schon 20 Minuten lang und ist beschwerdefrei. Sie vergibt VAS 0.

8:30 Uhr: Sie stillt weiter ohne Schmerzen.
9:00 Uhr: Beschwerdefrei.
15:00 Uhr: Milcheinschuss in die rechte Brust (oberer äußerer Quadrant).
20:00 Uhr: Idem, nach dem Stillen gebessert.
Ein Tag später: Die Brustwarze ist gebessert, die Patientin ist tagsüber beschwerdefrei.
20:30 Uhr: Sie bekommt abends einen Ausschlag vom Hals bis zur Brust und am Bauch, von juckender Schmerzqualität.

Repertorisation (Synthesis Edition 9.1)

Haut - Jucken:
- nachts

Verschreibung:
Sulphur C30, einmalig 5 Globuli.

Verlauf: 20:45 Uhr: Nach 15 Minuten ist die Rötung fast weg, die Haut juckt nicht mehr.

Diskussion: *Sulphur* (Schwefel) war Hahnemanns Hauptmittel gegen die Psora (Juckreiz). Dieses Mittel ist am besten geprüft und sehr bewährt bei schuppigen, trockenen, brennenden sowie juckenden Hautausschlägen, im Rahmen von unterdrückten Krankheiten.

Kasuistik: Tödliche Angst zu fallen

Vorgeschichte: Erstgebärende mit Geburt mittels Vakuumextraktion in der SSW 40+5.
Symptomatik: Am 2. Tag p.p. (23:00 Uhr) hat die Patientin Rhagaden an beiden Brustwarzen von stechender Schmerzqualität. Die Patientin ist außer sich vor Schmerzen, sie hat außerdem Kopfschmerzen und tödliche Angst hinzufallen. Sie sagt: „Ich muss mich sofort setzen. Wenn ich mich jetzt nicht setze, falle ich sicher um."

Repertorisation (Synthesis Edition 9.1)

Gemüt - Empfindlich:
Schmerz; gegen: Acon., Aur., Cham., Coff., Hep., Ign., Lyc.

Gesicht - Farbe:
- blass
  - Aufstehen agg.: Acon.

Verschreibung:
Aconitum C30, einmalige Gabe 5 Globuli.
Verlauf: 23:45 Uhr: Der stechender Schmerz ist verschwunden. Die Mutter stillt das Baby.
5:30 Uhr: Beim Stillen sind doch noch Schmerzen vorhanden.
Verschreibung: *Aconitum* C30, einmalige Gabe 2 Globuli.

Verlauf: 3 Tage p.p. sind Bläschen an den Brustwarzen vorhanden.
Am 4. Tag p.p. sind beide Brustwarzen geheilt und die Mutter stillt voll (VAS 0).
Diskussion: Plötzlich auftretende Beschwerden (23:00 Uhr nachts) mit Ohnmachtsneigung, großer innerer Unruhe und Angst, sterben zu müssen, erlebt man im Nachtdienst nicht selten. Eine Hebamme oder Kinderschwester ohne homöopathische Ausbildung nimmt solche Symptome anders wahr und handelt auch anders. Warum hat *Aconitum* in diesem Fall geholfen? Die Patientin kam zu mir wegen heftigen Schmerzen an den Brustwarzen und Kopfschmerzen. Ihr Gesicht war blass, trotz großer Erregung und Schweißausbruch. Sie setzte sich in der Stillecke hin aus tödlicher Angst hinzufallen. Sie war unruhig, ihre Haut eher trocken mit kaltem Schweiß. *Aconitum* ist ein Mittel für Akutfälle, das bei plötzlich ausbrechender, heftiger Erregung mit starkem, ängstlichem Herzklopfen das Mittel der Wahl ist. Der *Aconitum*-Patient ist außer sich vor Schmerzen und hat tödliche Angst hinzufallen.

Kasuistik: Stechende, juckende Schmerzen (rechtsseitig)

Vorgeschichte: Geburt, kurz davor Wechsel des Antihypertensivums.
Symptomatik: Am 5. Tag p.p. sind das Gesicht und beide Hände der Patientin geschwollen. Die rechte Halsseite ist gerötet. Die Schmerzen sind stechend und juckend, die Haut ist trocken und heiß. Die Patientin gibt eine Beschwerdestärke von VAS 8 an.
Verschreibung: 6:00 Uhr: *Apis* C30, einmalig 5 Globuli.
Verlauf: 6:15 Uhr: Nach 15 Minuten ist die Schwellung im Gesicht weg und die Rötung am Hals deutlich blasser geworden. Die Patientin bewegt die Finger leichter und der stechende Schmerz ist fast weg.
7:00 Uhr: Die Rötung auf den Händen ist weg und die Rötung am Hals deutlich zurückgegangen.
Ein Tag später Anruf von der Patientin: Sie war 24 Stunden beschwerdefrei, dann kam allerdings die Rötung an den Unterschenkeln. Die Patientin sagt, dass die behandelnden Ärzte ihr raten, das Blutdruckmittel erneut zu wechseln, da sie die Rötung darauf zurückführen.
Diskussion: Die Kasuistik ist ein Beispiel für eine Heilung von oben nach unten nach der Heringschen Regel. Sie wurde von Constantin Hering (1800-1880) und seinen Schülern beschrieben. Die Heringsche Regel zeigt durch die Richtung des Heilungsverlaufs an, ob der Behandlungs- und Heilungsprozess einen positiven oder negativen Verlauf nimmt.
Wird das passende Arzneimittel (Simile) verabreicht, bewegen sich die Beschwerden von innen nach außen und von oben

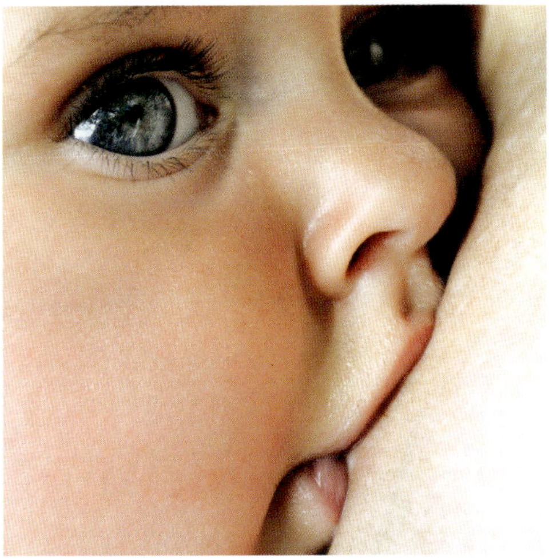

nach unten. **Von innen nach außen**: Die Beschwerden bewegen sich von lebenswichtigen Organen weg in Richtung Körperoberfläche. **Von oben nach unten**: Die Beschwerden wandern, wenn die Heilung beginnt, den Körper entlang hinunter, und zwar in umgekehrter Reihenfolge ihres Auftretens.
Wird dagegen eine falsche Arznei verordnet, tritt entweder keine Veränderung der Krankheitssymptomatik ein oder die Beschwerden bewegen sich von außen nach innen bzw. von unten nach oben. In diesem Fall muss nochmals repertorisiert werden, um ein passendes Mittel zu finden. Zuwarten wäre Zeitverschwendung.
Besonders gut lässt sich das bei Hautausschlägen beobachten: Ein Hautausschlag auf der Brust, der sich nach Verabreichung des Simile in Richtung Beine bewegt, wird heilen. Wandert er dagegen den Körper hinauf, ist keine Heilung zu erwarten, sondern ein Fortschreiten der Erkrankung.

Kasuistik: Brustschmerzen mit Ausstrahlung

Vorgeschichte: Spontangeburt in SSW 38+3.
Symptomatik: Die Patientin hat starke, ziehende Schmerzen von der Brustwarze bis zur Schulter beim Stillen und auch beim Abpumpen.

Repertorisation (Synthesis Edition 9.1)

Brust - Schmerz:
- Mammae
  - Brustwarzen
    - erstreckt sich zu
      > Schulterblatt.

Verschreibung:
Croton tiglium C30, einmalig 5 Globuli.

Verlauf: 30 Minuten später pumpt die Patientin Milch ab. Die Schmerzen sind deutlich zurückgegangen.
2 Stunden später strahlt die Patientin, weil es ihr so gut geht. Sie stillt ohne wesentliche Beschwerden.
Ein Tag später: Sie ist beschwerdefrei.
Diskussion: *Croton tiglium* beseitigt ziehende Schmerzen, vor allem in der linken Brust, mit Ausstrahlung in den Rücken. Empfindliche und heftig schmerzende Brustwarzen sollten mit *Croton tiglium* behandelt werden. Vor allem bei stillenden Frauen. Die Schmerzen dehnen sich oft ebenfalls auf die Schulterblätter aus und können immer stärker werden.

Kasuistik: Stechender, brennender Schmerz in der linken Mamille

Vorgeschichte: Drittgebärende mit Spontangeburt in der SSW 39 + 0. Das Fruchtwasser ist missfarbig, der Vaginalabstrich positiv. Die Mutter stillte ihr erstes Kind nur mit der rechten Brust, die linke wurde abgepumpt.
Symptomatik: Um 20:00 Uhr spürt die Patientin an den Brustwarzen, besonders der linken, Schmerzen von stechender, brennender Qualität (VAS 10). Sie stillt nur rechts und möchte auf gar keinen Fall mit der linken Brust stillen.
Verschreibung: *Apis* C30, einmalig 5 Globuli.
Verlauf: 21:00 Uhr: Keine Besserung laut Patientin (VAS 9-10).
22:00 Uhr: Die linke Brustwarze ist noch immer sehr schmerzhaft (VAS 10).
Verschreibung: 22:15 Uhr: *Calendula* C30, einmalig 5 Globuli.
Verlauf: 23:00 Uhr: Die rechte Brust ist nicht schmerzhaft (VAS 4). Die linke Brust schmerzt nicht beim Abpumpen. Die Patientin möchte beim nächsten Mal zu stillen versuchen: Sie empfindet eine wesentliche Besserung
3:00 Uhr: Legt das Baby an der linken und an der rechten Brust an.
5:00 Uhr: Die Brustwarzen haben sich gebessert, die Rötung ist weg.
2 Tage p.p.: Die linke Brustwarze hat beim Abpumpen geblutet (wurde danach gelasert).

3. Tag p.p. 8:00 Uhr: Die Patientin stillt mit Stillhütchen. 16.00 Uhr: Deutliche Besserung der Brustwarze.

Diskussion: *Apis* half nur wenig. Erst mit *Calendula* gelang es, das quälende Leiden (Stillen nur mit einer Brust) wesentlich zu lindern.

Kasuistik: Ziehende Schmerzen der Mamillen und Nachwehen

Vorgeschichte: Zweitgebärende mit Spontangeburt in der SSW 36 + 2.
Symptomatik: Am 2. Tag p.p. hat die Patientin sehr schmerzhafte (ziehende Schmerzqualität) Brustwarzen während des Stillens. Außerdem hat sie starke Nachwehen. Ihre Beschwerdestärke gibt sie mit VAS 10 an.
Verschreibung: 7:15 Uhr: *Bellis perennis* C30, einmalig 5 Globuli.
Verlauf: 7:40 Uhr: Die Nachwehen haben sich gebessert. Anlegekorrektur, danach schmerzen die Brustwarzen etwa eine Minute lang. Der Ansaugschmerz hat zunächst eine VAS von 6, danach nur noch von 2. Die Mutter stillt das Baby 3-stündlich, da es 7 % des Geburtsgewichts abgenommen hat.
1 Tag später: Beschwerdestärke an den Brustwarzen VAS 4, das Kind wird voll gestillt, keine Nachwehen mehr.
Diskussion: *Bellis perennis* verfügt über eine *Arnica*-ähnliche Wirkung und wird im Wochenbett bei Verletzungen und bei Nachwehen eingesetzt. Typisches Leitsymptom ist ein Gefühl von Zerschlagenheit, wie wenn der Uterus gequetscht wäre.

Kasuistik: Nadelstichartige Schmerzen an den Mamillen

Vorgeschichte: 32-jährige Erstgebärende (gesunder Junge) mittels Vakuumextraktion in der SSW 40 + 0.
Symptomatik: Von Beginn der Stillzeit an hat die Patientin stechende Schmerzen in den Brustwarzen während des Stillens „wie viele Nadelstiche oder Glassplitter nebeneinander". Zwischen den Stillmahlzeiten sind die Brustwarzen berührungsempfindlich und gerötet. Eine Stillberaterin hatte mehrere Kontakte mit der Patientin, bei denen sie gemeinsam mit ihr folgende Maßnahmen ergriff: Erlernen und Anwendung verschiedener Stillpositionen, Optimierung der Stillpositionen, Brustmassage zur Vorbereitung der Brust vor dem Anlegen, Stillversuch mit Saughütchen, lokale Anwendung von Arnikasalbe und Abpumpen der Muttermilch. Die Beschwerden blieben aber weiter bestehen. Die Mutter überlegt 6 Wochen nach der Geburt, obwohl das Kind bis dahin ausschließlich gestillt wird und sehr gut gedeiht, aufgrund der andauernden Schmerzen abzustillen. Die Stillberaterin gibt ihr eine homöopathische Behandlung.
Verschreibung: *Ratanhia* D4, zweistündlich.
Verlauf: Nach 2 Tagen tritt laut Patientin eine deutliche Besserung ein; sie vergrößert die Abstände der homöopatischen Einnahme auf 3 x täglich. Nach 2 Wochen ist sie

beschwerdefrei und beendet die Einnahme. Sie stillt schon 6 Monate ohne Beschwerden.
Diskussion: In diesem Fall hätte die C30-Potenz schneller die Heilung gebracht. Oder man hätte ihr ein anderes Arzneimittel verabreicht, denn nadelstichartige oder wie von Glassplittern verursachte Schmerzen und Berührungsempfindlichkeit deuten eher auf *Arnica*-Symptome hin. Doch Beschwerden wie von nebeneinander liegenden Glassplittern passen wiederum eher zu *Aesculus* oder *Silicea*.

Kasuistik: Furcht vor Spritzen und Nadeln

Vorgeschichte: 24-jährige Erstgebärende (erste Schwangerschaft) mit Spontangeburt in der SSW 40 + 6 SSW, Dammriss ohne Episiotomie, Brustvergrößerung.
Symptomatik: Am 4. Tag p.p. (20:30 Uhr) kommt die schlanke, freundliche, im Gesicht blasse Patientin in die Stillecke. Ihre helle, fast durchsichtige Haut fällt mir auf. Sie zeigt mir ihre Brust, die sich nach dem Stillen sehr prall anfühlte. Es handelt sich um einen Milcheinschuss. Die Patientin pumpt 100 ml Milch ab, danach ist die Brust in Ordnung. Beide Mamillen sind extrem wund und laut Patientin sehr schmerzhaft, von stechender, brennender Schmerzqualität, besonders die linke Mamille. Sie vergibt VAS 10 für die linke und VAS 7 für die rechte Mamille. Die Patientin sagt: „Ich spüre Schmerzen wie von stechenden Nadeln, außerdem fürchte ich mich vor Spritzen und Nadeln.“ Es fallen mir weiße Flecken auf ihren Fingernägeln auf. Mit der Patientin kommt man gut aus, sie ist kooperativ, entschuldigt sich jedoch ständig, weil sie glaubt, zu viele Fragen zu stellen.
Verschreibung: 20:30 Uhr: *Acidum silicicum* (*Silicea*) C3, einmalige Gabe von 5 Globuli.
Verlauf: 21:30 Uhr: Die Brust ist in Ordnung. Beide Mamillen sind völlig geheilt. Die Patientin gibt VAS 0 an.
Am 5. Tag p.p.: Brust und Mamillen sind in Ordnung. Die Patientin wird entlassen.
Diskussion: Weiße Flecken auf den Fingernägeln und ständiges Entschuldigen bei jeder Frage brachten mich auf *Silicea*. Innerhalb von einer Stunde beseitigte es alle Beschwerden. Die Mutter war begeistert, und konnte ihr Baby von da an problemlos stillen.

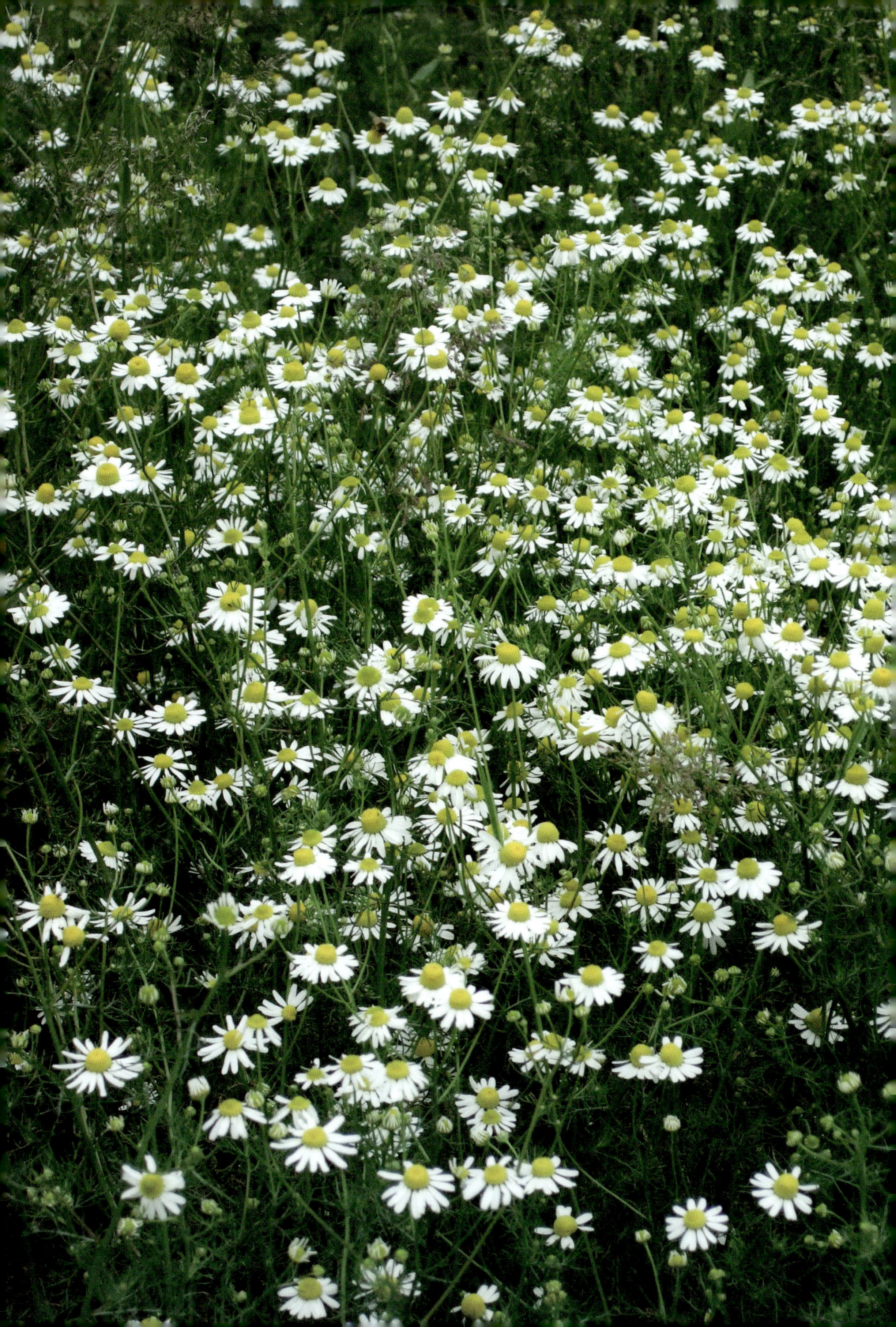

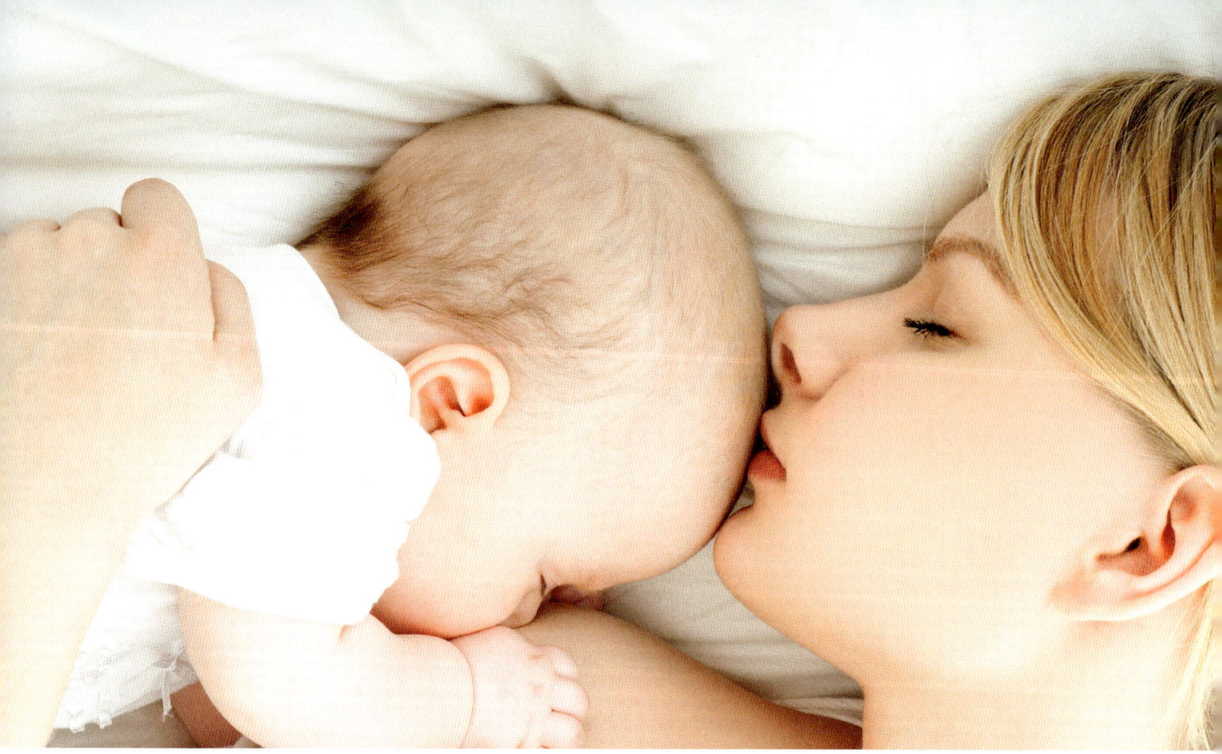

Milchstau, Milcheinschuss (MES)

Ein Milchstau kann während der gesamten Stillzeit auftreten. Wenn die Symptome rasch entdeckt werden und mit der Behandlung rechtzeitig begonnen wird, ist meist eine deutliche Besserung spürbar. Eine Stillpause oder gar ein Abstillen ist nicht nötig, da diese Maßnahmen die Situation nur verschlimmern würden. Die Symptomatik eines Milchstaus äußert sich als Knoten bzw. sensibler Bereich in der Brust, besonders häufig im oberen, äußeren Quadranten, mit oder ohne Rötung, und eventuell als Fieber (bis 39°C). Die häufigsten Ursachen für einen Milchstau sind mangelnde Entleerung der Milchgänge, Druckeinwirkung oder Stress.

Behandlungsmaßnahmen

Die Brust muss oft entleert werden – bevorzugt durch das Baby. Das Kind darf/soll gestillt werden, so oft es will. Weitere Maßnahmen sind:

- Brustmassage und alternative Entleerung durch Pumpe oder von Hand (ausstreifen)
- Sanfte Massage vor dem Stillen und feuchte Wärme
- Nach dem Stillen Kälteanwendung (Topfen- bzw. Quarkwickel)
- Angenehme Atmosphäre schaffen, die Mutter entlasten, eventuell Bettruhe

- Keine Beschränkung der Flüssigkeitszufuhr, eventuell 2-3 Tassen Pfefferminztee am Tag
- Keine Stillpause, kein Prolaktinhemmer (Abstillmedikamente)

Diese Methoden der Milchstaubehandlung kann man vermeiden, wenn man das richtige homöopathische Mittel wählt. Aus vielen Fallbeispielen ist erkennbar, dass am häufigsten *Aconitum* große Erleichterung und völlige Heilung brachte. In diesen Fällen sind Brustmassagen, Abpumpen und Kälteanwendungen nicht notwendig.

Die häufigsten indizierten Arzneien

Mütter, die einen Milchstau entwickeln, fühlen sich nicht wohl und haben intensive Schmerzen. Ihre Brüste sind gespannt, prall und druckempfindlich. Die Milch fließt nicht. Temperatur und Puls steigen und das grippeähnliche Gefühl der Patienten ist oft von Schüttelfrost begleitet. Ärzte, Hebammen und Kinderschwestern haben mich oft gefragt: „Warum benutzt du *Aconitum* als Standard mittel in diesen Fällen? Warum hilft es so häufig?“ Durch jahrelange Beobachtung hatte ich herausgefunden, dass sozusagen alle meine Patienten identische Symptome beim Milchstau hatten, sodass *Aconitum* C30, einmalige Gabe von 5 Globuli, so gut wie immer geholfen hat. Der Krankheitszustand dauerte nie länger als 3-7 Stunden. *Aconitum* ist bei Milchstau eine großartige Arznei. Ein Milchstau tritt selten auf, wenn die Mütter entspannt sind und ad libitum (d.h. nach Bedarf des Kindes, Tag und Nacht) stillen können. Die folgenden Angaben ermöglichen eine Differentialdiagnose zu *Aconitum*.

Aconitum:	→	Die Mutter hat eine heiße, steinharte, schmerzhafte Brust. Die Milch fließt nicht, sie ist extrem erregt und hat panische Angst hinzufallen (muss sich sofort niedersetzen). Sie hat Furcht in engen Räumen und das Verlangen, nach Hause zu fliehen. Nur eine einzige Gabe von 5 Globuli reicht aus, um die Patientin innerhalb von 3-7 Stunden völlig beschwerdefrei zu bekommen.
Bryonia:	→	Die Brust ist knotig und gerötet, die Milch fließt mäßig. Die Patientin hat eine Obstipation und extremen Durst auf kalte Getränke, von denen sie eine große Menge trinken möchte. Sie hat Angst um die Zukunft mit bangen Gedanken. *Bryonia* C30, einmalig 5 Globuli.
Pulsatilla:	→	Die Patienten spüren große Hitze, während sie durstlos sind und sich nicht entscheiden können (z.B. ob sie stillen möchten oder nicht). Sie sind sehr weinerlich. *Pulsatilla* C30, einmalig 5 Globuli .

Kasuistik: Knotige Mammae mit Rhagadenk

Vorgeschichte: Erstgebärende mit Geburt nach Wunsch-Sectio (gegen 9:00 Uhr).
Symptomatik: 2 Tage p.p. (7:30 Uhr) hat die Patientin schmerzhafte, brennende Rhagaden an den Brustwarzen, entstanden durch falsche Stilltechnik. Sie gibt VAS 7-8 an. Um 9:00 Uhr ist die Brust hart, knotig, extrem heiß und schmerzhaft; es ist ein Milchstau vorhanden.
Verschreibung: 7:30 Uhr: *Calendula* C30, einmalig 5 Globuli.
Verschreibung: 9:00 Uhr: *Aconitum* C30 einmalig 5 Globuli.
Verlauf: 9:30 Uhr: Die Patientin ist begeistert: „Sie haben mich gerettet, ich habe keine Schmerzen mehr." Ein Tag später: Schmerzhafte Rhagaden.
Verschreibung: *Calendula* C30, einmalig 5 Globuli.
Aconitum C30 einmalig 5 Globuli.
4 Tage später: Die Patientin ist beschwerdefrei und stillt das Baby.
Diskussion: *Calendula officinalis* (Ringelblume) beseitigt schnell die Schmerzhaftigkeit von frischen Wunden und wirkt heilend bei wunden, geröteten, brennenden Brustwarzen. *Aconitum* ist das beste Mittel, wenn die Patientin akut erregt ist, rot im Gesicht, wenn ein akuter Milchstau vorliegt und die Brust hart, knotig, gespannt, extrem heiß und schmerzhaft ist. Wenn die Hebamme oder Kinderschwester diese Symptome sieht, hilft *Aconitum* immer. Die Patientin erhält 5 Globuli, lässt sie im Mund zergehen, legt sich hin, entspannt sich und alle Brustbeschwerden werden erfahrungsgemäß innerhalb von 3-7 Stunden verschwinden. Weder Abpumpen, noch Dunst- oder Quarkwickel sind dazu erforderlich.

Kasuistik: Plötzliche Furcht und Panik

Vorgeschichte:
Geburt nach Sectio wegen Schädel-Becken-Missverhältnis.
Symptomatik: 4 Tage p.p. kommt es zum MES, die Brust ist gespannt, hart, heiß, knotig und schmerzhaft. Die Patientin ist verzweifelt und braucht Hilfe. Sie sagt: „Am liebsten möchte ich nach Hause, weg von hier." Sie gibt VAS 8 an.
Verschreibung: 21:00 Uhr: *Aconitum* C30, einmalig 4 Globuli.
Verlauf: 1:00 Uhr: Die Patientin legt das Baby an, danach wird Milch abgepumpt. Laut Patientin haben sich die Schmerzen gebessert. Sie gibt VAS 5 an.
5:30 Uhr: Die Patientin pumpt ab (110 ml), die Brust ist weich und ohne Befund. Sie gibt VAS 0 an.
Ein Tag später: Die Brust ist in Ordnung, die Mutter hat viel Milch.
Diskussion: *Aconitum* hilft immer, wenn die Mutter plötzlich extrem erregt ist, wenn die Brust gespannt, hart und knotig ist. Die Patientin wollte in diesem Fall am liebsten fliehen. Diese Panik und das Verlangen zu fliehen brachten mich auf das Mittel der Wahl.

Aconitum (Synthesis Edition 9.1)

Allgemeines - Plötzlich auftretende Symptome (Beschwerden, akut)

Schmerz:

- erscheinend; plötzlich
  - verschwindend
    - allmählich
    - plötzlich

Gemüt - Furcht:

- engen Räumen; in
- Ersticken, vor dem
- fliehen, mit Verlangen zu
- geschehen, etwas werde
- Gespenstern; vor
- Herzklopfen; mit
- Menschen; vor
- plötzlich (Entsetzen)

Weinen:

- grundlos
- Hitze; während

Kasuistik: Milchstau

Vorgeschichte: Zweitgebärende mit Spontangeburt in der SSW 41 + 3.

Symptomatik: 15:30 Uhr: Die Brust ist plötzlich heiß, gespannt und schmerzhaft und die Milch rinnt schlecht. VAS 7-8. Die Patientin sagt: „Ich weiß nicht, wie ich liegen soll, spüre eine Schwere in der Brust, das Liegen auf der Seite verursacht furchtbare, stechende Schmerzen. Das Baby hat nicht getrunken, ist bald eingeschlafen. Ich habe solche Angst, ich könnte umfallen." Die Mutter überlegt abzustillen.

Verschreibung: *Aconitum* C30, einmalig 5 Globuli.

Verlauf: 17:00 Uhr: Laut Patientin ist die Brust schmerzfrei (VAS 0). Das Kind wird gestillt.

Ein Tag später wird das Baby voll gestillt. Die Mutter ist beschwerdefrei.

Diskussion: Wenn die Mutter plötzlich sehr erregt ist und eine gespannte, harte, schmerzhafte Brust hat, wird immer *Aconitum* helfen. Der Schreck zeigt sich am roten Gesicht der Patientin. Die *Aconitum*-Patientin hat heftige Schmerzen, die sie nicht selten aufschreien lassen. Sie ist außer sich vor Schmerzen und fühlt die dringende Notwendigkeit einer Erleichterung.

Kasuistik: Milchstau, Obstipation, großer Durst

Vorgeschichte: Viertgebärende mit Spontangeburt.

Symptomatik: 9:45 Uhr: Die Patientin hat eine Obstipation und ist sehr durstig auf kaltes Wasser. Ihre Brüste sind sehr knotig und schmerzhaft. Die stechenden Schmerzen verschlechtern sich bei Berührung und bessern sich bei starkem Druck. Die Patientin sagt: „Als ich mich in der Nacht auf die Brust legte, kam mir vor, dass die Schmerzen besser sind.“ Die Milch rinnt schlecht trotz Syntocinon-Spray (Oxytocin), Dunstwickel und leichter Brustmassage in der Nacht. Sie möchte unbedingt nach Hause, spricht von finanziellen Schwierigkeiten, ist leicht reizbar, hält sich den Bauch mit dem rechten Arm und hat nach dem Frühstück ein Gefühl im Magen, wie wenn ein Stein darin wäre.

Repertorisation (Synthesis Edition 9.1)

Gemüt - Angst:

- Zukunft; in bezug auf die (Beschwerden durch - Erwartungsspannung / Delirium - ängstlich - Zukunft / Furcht - geschehen / Gedanken - Zukunft / Gedanken versunken - werden / Geiz - Angst / Jammern - Zukunft / Vorahnungen / Weinen - Zukunft)

Magen - Durst:

- extrem
- große Mengen, auf
  - oft, und

Allgemeines - Speisen:

- kalte Getränke
  - amel
  - Verlangen

Verschreibung:
Bryonia C30, einmalig 5 Globuli.

Verlauf: 12:00 Uhr: Die Brüste sind knotig und gerötet. Milch fließt mäßig.

Ein Tag später: Die Brüste haben sich gebessert.

Zwei Tage später: Mutter und Kind werden entlassen.

Diskussion: Warum *Bryonia*? Die Patientin ist reizbar und zornig, weiß nicht, was sie will, will nach Hause gehen wegen der Kinder, hat Angst vor Armut, Angst um die Zukunft, zweifelt an der Genesung. Oft manifestiert sich bei *Bryonia* die Störung im Magen-Darm-Trakt mit Verdauungsbeschwerden. Die Patientin hatte oft Durst auf große Mengen kaltes Wasser.

Kasuistik: Gestaute Mammae, weinerlich, durstlos

Vorgeschichte: Spontangeburt.

Symptomatik: Am 1. Tag p.p. (21:00 Uhr) ist die linke Brust gestaut. Die Patientin ist extrem weinerlich, bei der Befragung fließen Tränen. Sie weint und lacht, während sie ihre Geschichte erzählt: „Ich bin traurig und fühle mich ohne das Kind im Bauch leer, kann mich nicht entscheiden, was ich tun soll. Das Stillen ist anstrengend, macht mich fertig.“ Die Patientin ist durstlos und friert trotz Abneigung gegen Wärme.

Repertorisation (Synthesis Edition 9.1)

Magen - Durstlos:

- Hitze; während

Verschreibung:
Pulsatilla C30, einmalig 5 Globuli.
Verlauf: 22:00 Uhr: Die Milch beginnt von selbst zu rinnen. Die Patientin pumpt ab. Die Brust ist danach in Ordnung.
4:00 Uhr: Kind angelegt – es saugt nicht. Die Mutter möchte abpumpen. Die Milch rinnt gut und die Patientin freut sich sehr. Die Brust ist in Ordnung.
Diskussion: *Pulsatilla* hat sich sehr bewährt bei sensiblen, extrem weinerlichen, anlehnungsbedürftigen, durstlosen Müttern, besonders im Wochenbett. Die Patientinnen können nicht entscheiden, was sie tun sollen.

Kasuistik: Mundgeruch, Rhagaden

Vorgeschichte: Erstgebärende nach Sectio in SSW 39 + 5 wegen Beckenendlage.
Symptomatik: 3 Tage p.p. hat die Patientin Rhagaden durch falsche Stilltechnik, ihre Schmerzen sind von brennender, stechender Qualität. Ihre Haut ist unrein und wird leicht wund, sie hat übelriechenden Schweiß. Ihr Mundgeruch ist faulig und unerträglich. Sie verlangt nach frischer Luft und hat großen Durst mit wenig Appetit.
Verschreibung: 8:00 Uhr: *Sulphur* C30, einmalig 5 Globuli.
Verlauf: 8.20 Uhr: Die Mutter stillt beschwerdefrei.
Diskussion: Warum *Sulphur*? Die Brustwarzen waren wund und sehr schmerzhaft (von brennend-stechender Schmerzqualität). Die unreine Haut und der übelriechende Schweiß brachten mich auf das Mittel der Wahl.

Kasuistik: Steinharte Mammae

Vorgeschichte: Geburt nach Re-Sectio in SSW 37 + 3.
Symptomatik: Am 3. Tag p.p. ist die Patientin sehr erregt, kommt abends (20:00 Uhr) in die Stillecke und möchte ihre Brust zeigen. Ihr ganzer Körper ist extrem heiß, sie ist erschöpft und schwach. Die Brust ist heiß, gespannt, hart und knotig und die Milch ist gestaut.
Verschreibung: *Aconitum* C30, einmalig 5 Globuli. Abpumpen, Dunstwickel während des Pumpens, vorher leichte Brustmassage.
Verlauf: 21:00 Uhr: leichte Besserung nach dem Abpumpen (55 ml Muttermilch).
4:30 Uhr: Die Mutter stillt und die Milch rinnt gut.
Ein Tag später: Die Brüste sind in Ordnung. Das Baby wird gestillt.
2 Tage später: Die Brüste sind voll, aber nicht gestaut und die Milch fließt.
Diskussion: Beim *Aconitum*-Typus handelt es sich erfahrungsgemäß um sehr kräftige Menschen, die jedoch leicht erregbar sind. Die Patientin ist ruhelos und hat meistens akutes Fieber, das rasch vorübergeht, jedoch eine große Schwäche und Erschöpfung hinterlässt. Wenn die Patientin eine gerötete, heiße, knotige und steinharte Brust hat, versucht man kurz (ein paar

Minuten lang) abzupumpen. Falls dabei kein Tropfen Milch herauskommt, sollte man mit dem Abpumpen sofort aufhören, eine kurze homöopathische Anamnese durchführen und die richtigen Globuli verabreichen. Die Patientin sollte sich ins Bett legen und entspannen. So behandelte Patienten werden in der Regel innerhalb von 3-7 Stunden völlig symptomfrei. Eine einzige Gabe von 5 Globuli reicht dafür aus. Warum versucht man zunächst kurz abzupumpen? Weil sich manchmal die Probleme allein schon durch Abpumpen lösen, wenn die Milch zu fließen beginnt.

Kasuistik: Schwindel beim Bücken

Vorgeschichte: Erstgebärende mit Spontangeburt.

Symptomatik: Um 8:00 Uhr hat die Patientin schmerzhafte Brustwarzen. Im Warzenhof und darum herum sind rote, schmerzende Punkte vorhanden. Sie hat Halsweh, Husten und Wasser im Ohr. Die Patientin gibt auch Schwindel beim Bücken an. Ihre Beschwerdestärke stuft sie mit VAS 7 ein.

Verschreibung: *Belladonna* C30, einmalig 5 Globuli. Nach 15 Minuten *Apis* C30, 5 Globuli.

Verlauf: 8:30 Uhr: Die Patientin gibt eine leichte Besserung an. Die Rötung am Warzenhof ist etwas blasser und der Husten löst sich. Mutter und Kind werden entlassen.

Diskussion: Typisch für den Verlauf einer *Belladonna*-Erkrankung ist der allmähliche Beginn der Beschwerden. Die Patienten empfinden Schwindel beim Aufrichten nach dem Bücken oder beim Bücken, sie fallen oder schwanken dabei nach links oder rückwärts. Die roten, schmerzenden Punkte am Warzenhof sprechen eher für einen *Apis*-Typus.

Kasuistik: Gespannte Mammae

Vorgeschichte: Zweitgebärende mit Spontangeburt.

Symptomatik: Um 23:00 Uhr erfolgt ein MES, die Brust ist hart, knotig, gespannt und schmerzhaft. Beim Abpumpen kommt kein Tropfen Milch.

Verschreibung: *Aconitum* C30, einmalig 5 Globuli.

Verlauf: 5:00 Uhr: Die Brust ist leicht gespannt, die Patientin pumpt ab und die Milch rinnt gut. Das Kind wird angelegt. 6:00 Uhr: Die Brust ist in Ordnung.

Diskussion: Bei akutem MES, wenn die Brüste steinhart, knotig und schmerzhaft sind (besonders nachts), und die Mutter sehr erregt ist, hilft dieses Mittel immer, meistens ist die Patientin nach 3-7 Stunden symptomfrei. Man muss aber unterscheiden, ob die Patientin sehr erregt ist oder sie „nur" einen klassischen MES hat, bei dem das Abpumpen oft ausreicht, um die Patientin beschwerdefrei zu bekommen.

Kasuistik: Hand- und Beinödeme

Vorgeschichte: Erstgebärende mit Geburt eines Kindes von 2516 g Geburtsgewicht nach Sectio wegen Beckenendlage.

Symptomatik: Um 20:30 Uhr liegt die Patientin im Bett und fühlt sich nicht wohl. Ihre Hände sind geschwollen und „eingeschlafen". Sie hat leicht gerötete, ebenfalls geschwollene Beine. Der ganze Körper ist heiß und sie ist sehr durstig. Sie gibt eine Beschwerdestärke von VAS 6-8 an.

Verschreibung: 20:30 Uhr: *Sulphur* C30, einmalig 5 Globuli.

21:00 Uhr: *Apis* C30, 5 Globuli.

Diskussion: Das Gemüt zeigte keine charakteristischen Symptome. Daher wurden das Erkennen des Bildes der vollständigen Krankheit und die Wahl des treffendsten Heilmittels erschwert.

Verlauf: 21:00 Uhr: Die Schwellung der Hände hat sich laut Patientin deutlich gebessert. Sie kann ihre Finger leicht bewegen. Auch die Beine sind besser, aber noch geschwollen (VAS 3). Die Patientin pumpt ab, das Baby schläft.

22:00 Uhr: Die Beine sind nicht mehr so geschwollen.

6:00 Uhr: Besserung laut Patientin, Beine noch leicht geschwollen.

Ein Tag später: Das Kind wird wegen einem Systolikum und blauen Nägeln verlegt.

Ein Tag später 7:10 Uhr: Beide Unterarme und Hände der Patientin vom Ellbogen bis in die Fingerspitzen sind kribbelig und schlafen ein. Die Schwellung der Hände ist aber weg. Die Beine sind geschwollen.

Verschreibung: *Staphysagria* C30, einmalig 5 Globuli.

9:00 Uhr: Die Patientin spürt eine deutliche Besserung der Hände. Am Nachmittag ist sie auf Besuch beim Kind und stillt es.

17:00 Uhr: Die Brust ist gestaut, der äußere obere Quadrant gerötet und schmerzhaft.

Verschreibung: *Bellis perennis* C30, einmalig 5 Globuli.

Verlauf: 18:30 Uhr: Die Rötung ist leicht zurückgegangen.

Ein Tag später: Die Brust ist in Ordnung.

Diskussion: Der *Staphysagria*-Patient hat großen Kummer, Sorgen und Ärger. Sein Kummer beherrscht ihn und er wird sehr niedergedrückt und verzweifelt. Die Mutter war traurig und machte sich große Sorgen um das Baby. *Bellis perennis* beseitigte dann die Folge der Überanstrengung (gerötete Brust) vollständig.

Kasuistik: Extreme Erregung

Vorgeschichte:
Erstgebärende mit Spontangeburt.

Symptomatik: Um 20:00 Uhr spannt die Brust, ist plötzlich steinhart, heiß, knotig und sehr schmerzhaft, die Milch ist zurückgestaut. VAS 7-8. Die Patientin ist extrem erregt, rot im Gesicht und möchte am liebsten abstillen. Sie sagt: „Ich habe solche Schmerzen, ich dachte im Zimmer, ich falle um."

Verschreibung: *Aconitum* C30, einmalig 5 Globuli.

Verlauf: 21:00 Uhr: Die Patientin schläft.

23:00 Uhr: Sie möchte das Baby stillen. Die Brust ist weicher, die Patientin wirkt gelassener.

2:00 Uhr: Die Mutter stillt das Baby.
4:00 Uhr: Die Mutter schläft mit dem Baby.
5:00 Uhr: Die Brust ist nicht mehr gespannt und die Milch rinnt gut. Die Patientin gibt VAS 0 an. Sie stillt das Baby und ist beschwerdefrei.
Ein Tag später: Die Patientin ist weiterhin beschwerdefrei.

Diskussion: Innerhalb von 3 Stunden stabilisierte sich der Zustand und die Mutter stillte ihr Baby. Die Erregung und das rote Gesicht verschwanden. Die Patientin erhielt 5 Globuli *Aconitum* C30, ließ sie im Mund zergehen, legte sich hin, entspannte sich und alle Beschwerden waren weg.

Auf unserer Station gibt es kaum Formen von starkem MES und Milchstau. Das dürfte auch auf unseren Stilltee zurückzuführen sein, eine Mischung aus Anis, Kümmel, Fenchel und Brennnessel, der dazu beiträgt, dass „alles gut in Fluss" kommt. Für jede Mutter wird täglich 1 Liter Stilltee zubereitet. Außerdem haben wir es uns zur Aufgabe gemacht, eine optimale Stillbegleitung aufzubauen, die mit einer Beratung schon in der Schwangerschaft beginnt. Während des Aufenthaltes auf der Station legen wir großen Wert auf eine individuelle Betreuung, abgestimmt auf die Bedürfnisse jedes Mutter-Kind-Paares. Nach der Entlassung bietet die monatlich stattfindende, kostenlose Stillgruppe einen gemütlichen Rahmen für Erfahrungsaustausch und Problembesprechungen. Außerdem bieten die Stillberaterinnen des Kinderzimmers eine individuelle Nachbetreuung bei Stillschwierigkeiten mit Hausbesuchen an.

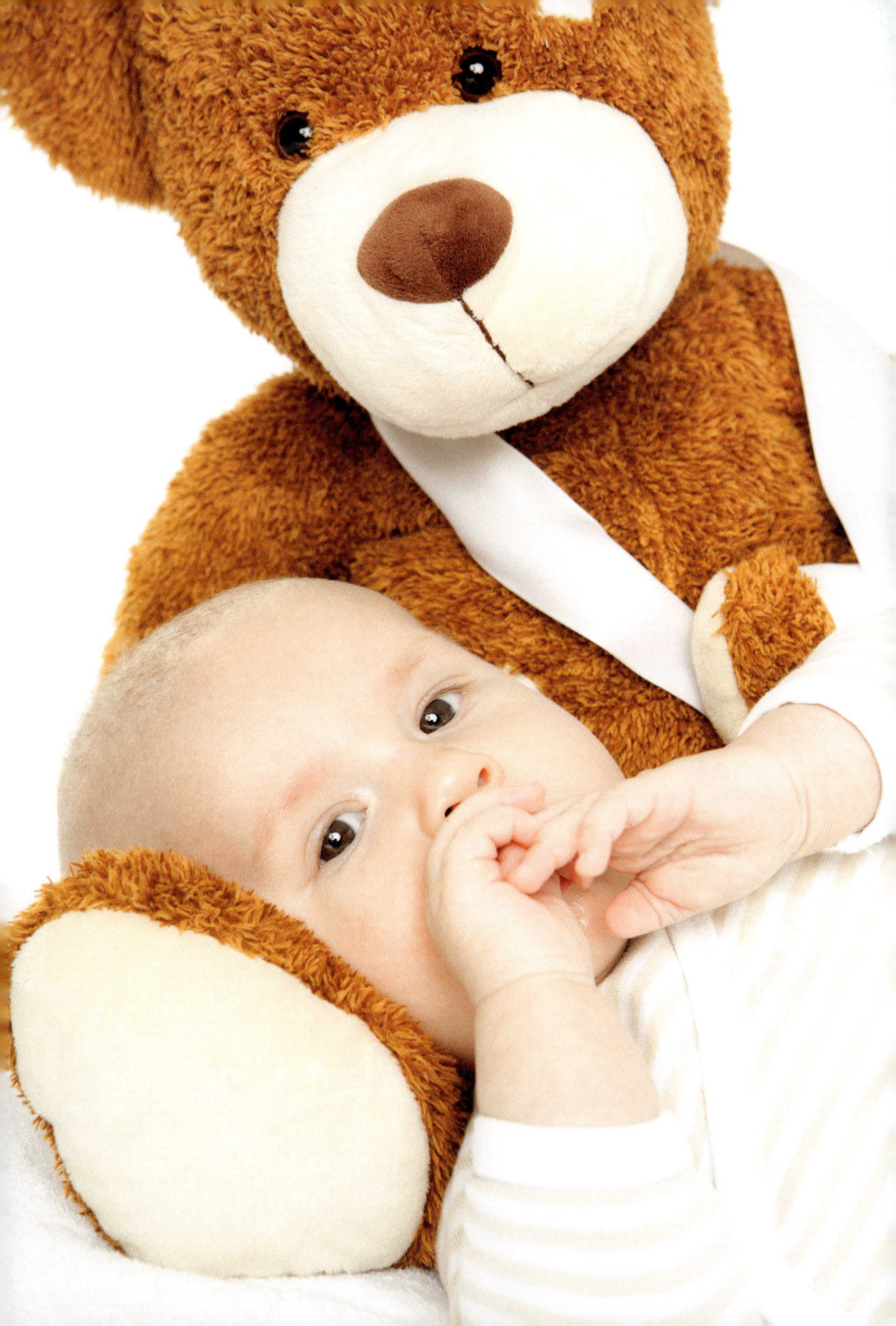

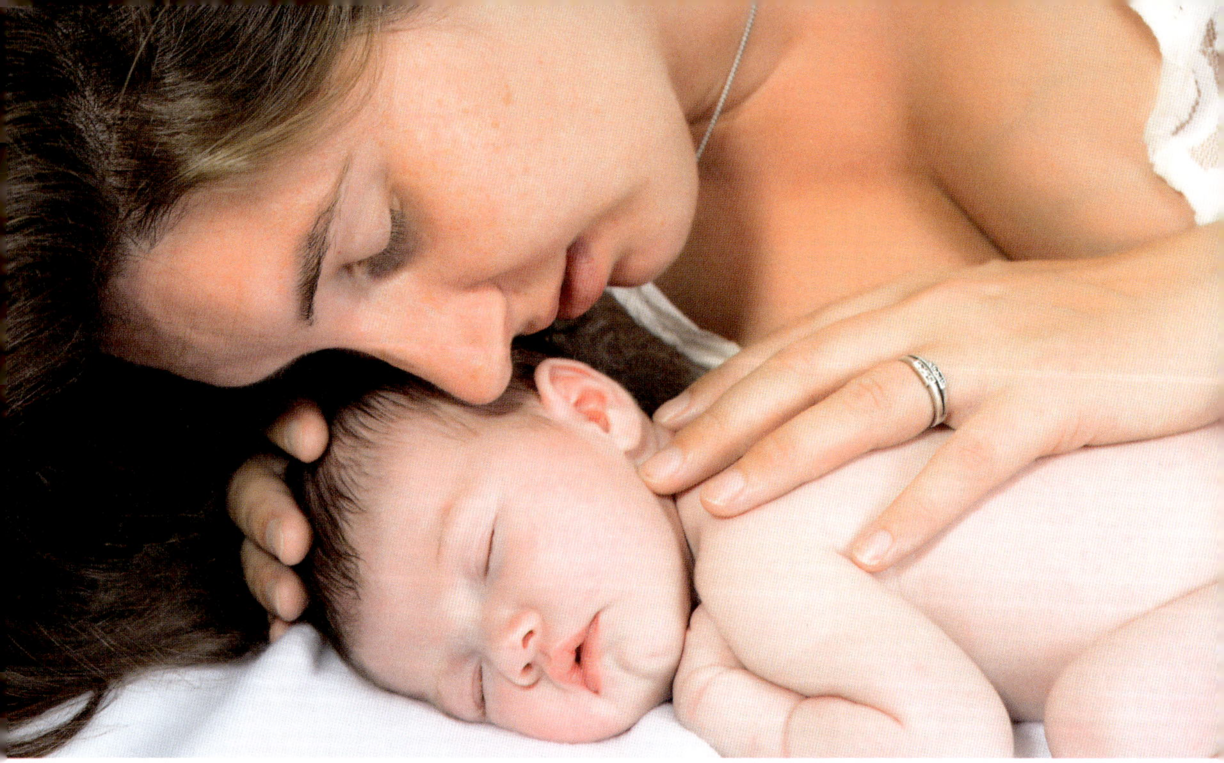

Zu wenig Milch

Manche Mütter haben zu wenig Milch und dann kann es sein, dass sie nicht mehr stillen wollen. Sie haben dann Angst um die Gesundheit ihres Kindes. Diese Sorgen beruhen aber oft auf mangelndem Wissen über das Stillen. Häufige Ursachen, die eine Milchproduktion verhindern, sind ein Blutverlust bei der Geburt und Plazentareste. Sind diese Ursachen ausgeschlossen, sollten die Mütter zum Stillen motiviert werden, ohne undifferenziert zuzufüttern. Das Zufüttern des Babys bedarf einer ärztlichen Anordnung.
Im Wochenbett sollte sich die Mutter von der anstrengenden Geburt erholen. Die richtigen homöopathischen Mittel können sie dabei unterstützen. Unter anderem helfen eine entspannte Atmosphäre, Bettruhe sowie Besuch nur in Maßen. Die natürliche Nähe (Bonding) zwischen Mutter und Kind ermöglicht es, Frustrationen auf beiden Seiten zu vermeiden. Stillen nach Bedarf des Kindes (ad libitum) bedeutet, das Kind immer zu stillen, wenn es Hunger hat. Ein zufriedenes, sattes Baby hilft auch der Mutter, ihre Milchproduktion anzuregen und sich dem Bedarf des Kindes anzupassen. Stillprobleme treten dann viel seltener auf.

Die häufigsten indizierten Arzneien

Wenn nach der Geburt die Milch nicht so fließt, wie Mutter und Baby es gern hätten, können verschiedene homöopathische Mittel rasch helfen. Häufig sind die Beschwerden psychisch bedingt, etwa durch Kummer, Zorn oder Liebesentzug. Homöopathische Arzneien können innerhalb weniger (15) Minuten helfen, die Milchproduktion anzuregen und den Milchfluss in Gange zu setzen. Nach der Entlassung aus der Klinik möchten viele Mütter weiter stillen. Wenn sie zu wenig Milch haben – die Babys entwickeln dann starke Koliken, schreien und werden nicht satt – werden die Babys zugefüttert. Das kann man verhindern, wenn man rechtzeitig einen Homöopathen konsultiert.

Pulsatilla:	→	Die Mutter ist sehr sensibel, weinerlich (die Tränen fließen, wenn sie spricht) und erschöpft. Sie hat zu wenig Milch. Sie gibt das Kind oft ab, um frische Luft zu schöpfen. Trotz Frösteln hat sie nämlich ein großes Verlangen nach frischer Luft. Sie ist durstlos trotz trockener Lippen und kann nicht allein sein. *Pulsatilla* C30 (5 Globuli) reguliert die hormonellen Beschwerden und verhilft zur emotionalen Stabilität.
China:	→	Bei schlaflosen, übersensiblen Frauen, die nach der Geburt viel Blut verloren haben, bzw. bei Flüssigkeitsverlust (etwa durch das Stillen). Sie haben Schwindelgefühle sowie Heißhunger mit starkem Verlangen nach Süßem oder wenig Appetit. Sie neigen zu Schweißausbrüchen. Zugluft und Kälte verschlechtern ihre Lage.
Helianthus annuus:	→	Sehr bewährt bei Frauen, die zu wenig Milch haben. Es herrscht eine große innere Unruhe, Traurigkeit, Unzufriedenheit oder Verlassenheitsgefühl. C30 (5 Globuli) löst den MES auf und vermehrt sehr rasch die Milchbildung. Weitere Merkmale: Kindheitserinnerungen werden wach, es bestand ein Konflikt mit dem (strengen) Vater und es besteht der Eindruck, als ob die Zeit schnell vergeht

Kasuistik: Zu wenig Milch, weinerlich, durstlos

Vorgeschichte: 37-jährige, zweitgebärende, zwei Tage nach unauffälliger Spontangeburt.

Symptomatik: Am 2. Tag p.p. (20:30 Uhr) hat die Patientin zu wenig Milch, sie ist weinerlich und stillt das Baby mit Unterstützung. Sie wirkt sehr erschöpft und verlangt eine Flasche zum Zufüttern. Nach einem Gespräch entschließt sie sich, doch weiter zu stillen. Nach dem Stillen braucht sie frische Luft, obwohl ihr eher kalt ist. Trotz trockenem Mund hat sie keinen Durst.

Verschreibung: *Pulsatilla* C30, einmalig 5 Globuli.

Verlauf: 21:30 Uhr: Anlegehilfe, das Baby saugt eine Stunde lang in der Stillecke.

21:40 Uhr: Die Patientin wirkt entspannter.

2:00 Uhr: Sie fühlt sich sehr wohl und hat mehr Milch.

2 Tage später: Mutter und Kind werden entlassen. Das Baby wird gestillt.

Diskussion: *Pulsatilla*-Mütter sind sehr sanft, sensibel, mild und weich und brauchen viel Zuspruch. Sie suchen nach Gesellschaft und bleiben ungern allein. *Pulsatilla* entspannte die Mutter innerhalb von 10 Minuten und gab ihr die Kraft, ihr Baby ohne Probleme zu stillen.

Kasuistik: Säfteverlust

Vorgeschichte: Zweitgebärende mit Spontangeburt.
Symptomatik: Um 9:00 Uhr ist die Patientin übersensibel. Sie hat bei der Geburt sehr viel Blut verloren, ihr Blutbild zeigt dies an. Sie ist schlaflos, hat Blähungen und Kopfschmerzen, ihr ist schwindlig und sie möchte allein sein.
Verschreibung: 9:30 Uhr: *China* C30, einmalig 5 Globuli.
Verlauf: 10:30 Uhr: Laut Patientin ist eine deutliche Besserung aufgetreten. Sie stillt das Baby.
Ein Tag später: Die Patientin ist beschwerdefrei.

Kasuistik: Plötzliches hohes Fieber

Vorgeschichte: Zweitgebärende nach Spontangeburt. Das Kind ist schon 4 Wochen alt.
Symptomatik: Die Patientin klagt um 23:00 Uhr über wenig Milch und bekommt plötzlich Fieber. Sie ist schlaflos und hat große Pupillen. Ihre Brust ist weich und schmerzhaft.
Verschreibung: *Belladonna* C30, einmalig 5 Globuli.
Verlauf: Nach 15 Minuten ist eine leichte Besserung eingetreten.
Symptomatik: Patientin begann erst jetzt zu Erzählen; Ich bin so erschöpft und habe schlaflosse Nächte (das Baby schläft keine Nacht durch). "Sie ist nervös und empfindlich, das Gesicht blass und verschwitzt. Die Berührung und helles Licht verträgt sie nicht. Die Brust fühlt sich wie zerschlagen, durch Wärme gebessert. Starker Durst auf viel Wasser.
Diskussion: Es wurde das falsche Arzneimittel verabreicht, darum ist keine ausreichende Besserung eingetreten. Das richtige Arzneimittel wäre *China* C30, einmalig 5 Globuli. *China* hilft immer, wenn die Patienten stark geschwächt sind und durch Flüssigkeitsverlust (durch das Stillen nachts), Erkältung, Blutungen, oder Schwitzen, nervös und empfindlich werden.

Kasuistik: Mutter ist traurig und weint, Kind ist trinkfaul

Vorgeschichte: Erstgebärende mit Spontangeburt.
Symptomatik bei der Mutter: 4 Tage p.p. um 17:00 Uhr ist die Mutter weinerlich. Sie stillt, hat aber zu wenig Milch für das Baby und macht sich Sorgen um das Kind.

Repertorisation (Synthesis Edition 9.1)

Gemüt - Weinen:
- traurig
- Stillen des Kindes beim

Verschreibung: *Pulsatilla* C30, einmalig 5 Globuli.
Verlauf: Nach einer Stunde fühlt sich die Patientin viel besser. Sie pumpt die Milch ab, da das Baby wegen Blässe überwacht wird.
Symptomatik beim Kind: Das Kind ist sehr blass am ganzen Körper, thermolabil, hat eine perorale Zyanose, erbricht und trinkt nicht.

Repertorisation (Synthesis Edition 9.1)

Magen - Erbrechen:
- begleitet von
  - Gesicht, blass

Verschreibung: *China* C30, einmalig 5 Globuli.
Verlauf: Nach einer Stunde wird das Kind rosig. Nach einer weiteren Stunde trinkt es gut von der Flasche und erbricht nicht.
Ein Tag später: Mutter und Baby sind symptomfrei.
Diskussion: Erfahrungsgemäß hilft *China* oft, wenn Babys extrem blass sind, erbrechen und trinkfaul sind. Bei dem Baby wurde die Gesundheit innerhalb von 2 Stunden wiederhergestellt, es begann zu trinken, hat nicht mehr erbrochen und war symptomfrei. Die Symptome waren größtenteils charakteristisch für die Krankheit, daher erfolgte die komplette Heilung.

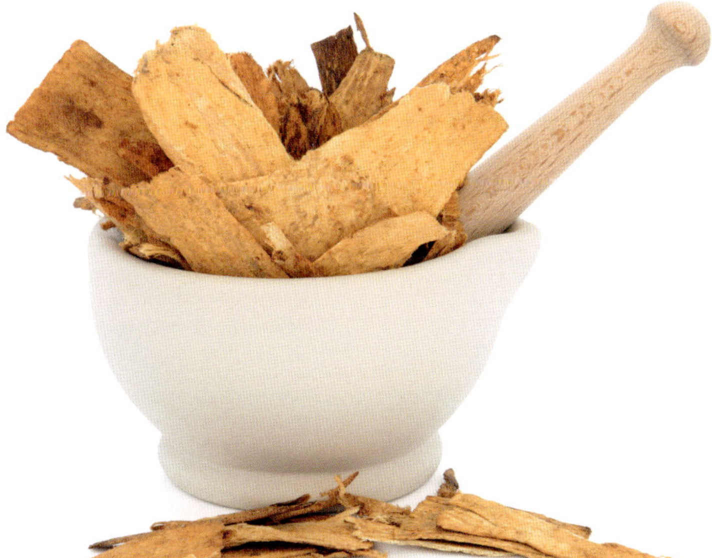

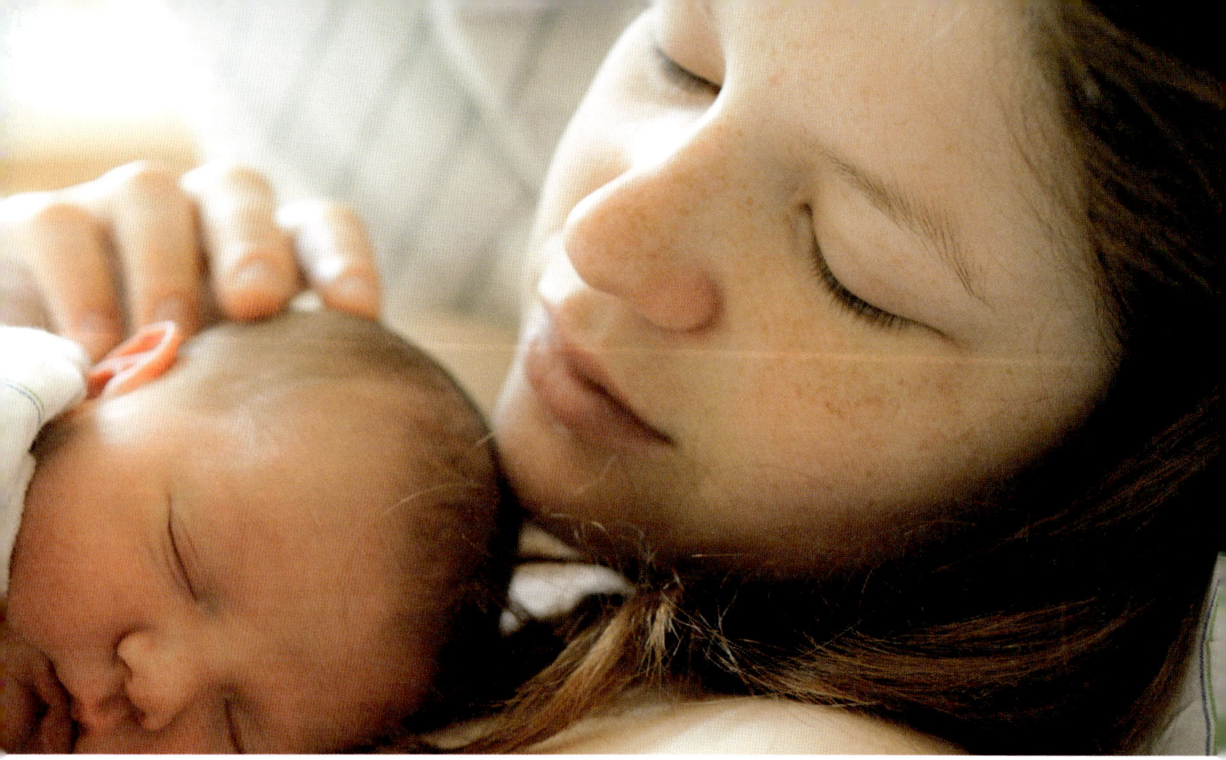

Mastitis

Die Mastitis (Brustentzündung) ist eine bakterielle Entzündung der laktierenden Brustdrüsen. Sie tritt am häufigsten 14 Tage (2-5 Wochen) nach der Geburt auf. Die Vermehrung der Keime wird durch einen Milchstau begünstigt. Die Bakterien können durch Verletzungen der Brustwarzen in die Brust gelangen und sich dort über die Milchgänge, und Gewebespalten entlang des Bindegewebes und Lymphgefäße ausbreiten.

Ursachen:

- wunde Brustwarzen (durch falsche Stilltechnik)
- lokaler Milcheinschuss
- Stress und Erschöpfung der Mutter
- geschwächte Abwehrkraft der Mutter durch hohen Blutverlust, Infekt etc.
- abruptes Abstillen
- Anwesenheit von Keimen auf den Händen der Mutter und/oder des Pflegepersonals

Symptomatik:

- ähnlich wie bei Milchstau, in der Regel aber höhere Intensität von Schmerz, Rötung und Druckempfindlichkeit
- plötzlich eintretendes, hoch ansteigendes Fieber mit Schüttelfrost
- grippeähnliche Symptome mit Glieder-, Kopf- und Rückenschmerzen

Therapie:

- strenge Bettruhe
- Entleerung der Brust durch Anlegen des Kindes an der nicht betroffenen Seite. Falls dies nicht möglich ist oder das Kind das Trinken verweigert (wegen erhöhtem Salzgehalt der Milch durch die Entzündung) Entleerung durch Pumpe (aber nicht massieren). Abstillen ist nicht indiziert, denn dadurch kann sich der Zustand verschlimmern.

- Wärme oder Kälteanwendungen (Topfen- bzw. Quarkwickel) je nach Symptomatik der Mutter. Bei hohem Fieber ist eine reichliche Flüssigkeitszufuhr wichtig. Ein Verwerfen der Milch ist nur bei der seltenen beidseitigen Streptokokken-Mastitis erforderlich. Ich habe einige Mastitis-Fälle erfolgreich behandelt.

Die häufigsten indizierten Arzneien

Für die unten vorgestellten Mittel gilt im Allgemeinen: Von der Potenz C30 gibt man einmal täglich 5 Globuli für 3 Tage. Die Besserung muss nach einer Stunde einsetzen. Dieser Zustand soll ½ Tag anhalten. Nach ½ Tag kann eine zweite Gabe (5 Globuli C30) gegeben werden, aber nur, wenn die erste Gabe geholfen hat. Wenn die Patientin nach 24 Stunden nicht fieberfrei ist, soll unbedingt ein Arzt hinzugezogen werden, weil sie möglicherweise ein Antibiotikum braucht. Eine automatische sofortige Antibiotika-Gabe ist bei einer akuten Brustentzündung nicht angebracht. Die folgenden Angaben ermöglichen die homöopathische Differentialdiagnose.

Apis:	→	Die Patientin spürt stechende Schmerzen in der Brust. Es zeigt sich eine klassische, begrenzte, entzündungsbedingte Rötung (rosarot). Wärme ist unerträglich, doch Besserung durch Kälte. *Apis* C30, einmalig 5 Globuli.
Aconitum:	→	Die Patientin ist sehr erregt und bekommt plötzlich hohes Fieber. Ihre Brust ist heiß, gespannt, hart und knotig. Die Rötung ist dunkel. Die Milch ist zurückgestaut. Auslöser der Beschwerden ist kalte, trockene Luft. Verordnung siehe oben.
Belladonna:	→	Die Patientin ist blass und erschöpft und bekommt akut hohes Fieber (39°C). Sie hat berührungsempfindliche, weiche, heiße Brüste mit einem begrenzten, geröteten Fleck und mit pulsierenden Schmerzen. Große Pupillen, Schlaflosigkeit, eiskalte Hände. *Belladonna* C30, einmalig 5 Globuli.
Bellis perennis:	→	Mit C30, 5 Globuli, geht eine Bruströtung oft innerhalb von 15 Minuten zurück. Das Fieber sinkt, das charakteristische Quetschungsgefühl verschwindet bald und die Patientin fühlt sich besser.
Bryonia alba:	→	Bei stechenden Kopfschmerzen, Rötung einer weichen, heißen Brust und großem Durst.
Silicea:	→	Charakteristische stechende, splitterartige Schmerzen, besonders in der linken Brustwarze entlang der Milchgänge, tief in die Brust hinein. Falls Knoten vorhanden sind, einmalig 5 Globuli *Aconitum* C30 empfohlen.

Kasuistik: Brustentzündung

Vorgeschichte: Ambulante Mutter eines 14 Tage alten Babys, das gestillt wird.
Symptomatik: Die Patientin hat eine beginnende Mastitis, sie fühlt sich schwach, ängstlich und traurig. Die rechte Brust weist auf dem oberen Quadranten einen großen, begrenzten, roten Fleck auf, mit stechender Schmerzqualität. Die Brüste sind weich und relativ heiß, die Körpertemperatur beträgt 37,5°C. Die Patientin verlangt kalte Umschläge und verträgt keine Berührung und keinen Druck. Ihr Gesicht ist hochrot, sie ist ungeschickt (lässt das Pumpglas auf den Boden fallen). Sie gibt eine Beschwerdestärke von VAS 7-8 an.

Repertorisation (Synthesis Edition 9.1)

Brust - Mammae; Beschwerden der:
- Farbe
  - rot
    - Flecken; entzündete.

Entzündung:
- Mammae

Schmerz:
- Mammae
  - stechend

Verschreibung: *Apis* C30, einmalig 5 Globuli. Abpumpen und Topfen- bzw. Quarkwickel während des Abpumpens. Arzt gibt Rezept für Antibiotika mit.
Verlauf: 30 Minuten später ist die Rötung deutlich zurückgegangen, die Patientin fühlt sich besser. Der stechender Schmerz ist verschwunden. Sie gibt VAS 0 an.
Eine Woche später Anruf der Patientin: „Danke für ihre Globuli, mir geht es gut, ich stille weiter, die Brust ist in Ordnung."
Diskussion: Die Entzündung hat sich dank 5 Globuli *Apis* C30 völlig zurückgebildet. Für die Arzneimittelfindung muss das Simile-Prinzip eingehalten werden, um eine Heilung zu erreichen. Bestimmend für die Wahl von *Apis* sind die Unverträglichkeit von Wärme in jeder Form sowie die Besserung durch Abkühlung. Charakteristisch ist die Schmerzempfindung bei jeder Berührung der erkrankten Brust. Der Charakter der Schmerzen ist brennend und stechend. Die klassische rosarote Rötung ist vorhanden.

Kasuistik: Akut beginnende Mastitis

Vorgeschichte: Ambulante Mutter eines 14 Tage alten Babys. Beim ersten Kind hatte sie dieselben Probleme und die gleichen Brustbeschwerden.
Symptomatik: Um 20:00 Uhr hat die Patientin eine akut beginnende Mastitis mit hohem Fieber (39°C). Ihre rechte Brust ist weich, heiß und ein wenig gerötet. Ihr Gesicht ist hochrot und glänzend, mit starker, fühlbarer Hitze. Mund und Zunge sind heiß und trocken. Die Zunge macht den Eindruck einer „Erdbeerzunge". Die Patientin hat kalte Hände und Füße. Sie ist ruhelos, kann keinen Moment stillsitzen. Sie gibt VAS 10 an.

Repertorisation (Synthesis Edition 9.1)

Kopf - Periodizität:
Pulsieren (Anstoßen, Klopfen; Schmerz - pulsierend)

Brust - Schmerz:
- Mammae
  - drückend

Liegen
- agg

Entzündung:
- Mammae (=Mastitis)
  - rechts
- Rippenfell

Allgemeines - Pityriasis:
Plötzlich auftretende Symptome (Beschwerden - akut / ~erscheinend - plötzlich)

Verschreibung:
Belladonna C30, einmalig 5 Globuli. Abpumpen und Quark- bzw. Topfenwickel erhalten.
Belladonna C30 mitgegeben und Quark- bzw. Topfenwickel empfohlen.
Verlauf: 15 Minuten später ist eine deutliche Besserung zu sehen.
30 Minuten später fühlt sich die Patientin viel besser.
3 Tage später: Anruf von der Patientin. Sie hat *Belladonna* noch einmal genommen und mehrmals Quarkwickel angewendet. Das Baby wird voll gestillt und die Patientin ist beschwerdefrei.

Diskussion: *Belladonna*-Erkrankungen beginnen häufig nachts mit zügigem Fiebereinstieg auf sehr hohe Temperaturen. Ein typisches Leitsymptom von *Belladonna* ist eine trockene, brennende Hitze mit Rötung, ein Zustand, in dem sich eine Entzündung zu lokalisieren beginnt. *Belladonna* kann leicht mit *Aconitum* verwechselt werden, denn diese Symptome sind für beide Substanzen typisch. Der Krankheitsverlauf bei *Aconitum* ist allerdings noch stürmischer als bei *Belladonna*. Bevor sich die Krankheit lokalisiert, ist das *Aconitum*-Fieber schon voll entwickelt. Die Röte des Gesichts ist heller als bei *Belladonna* und der Zustand ist mit ausgeprägter Angst (Furcht vor dem Tod) verbunden. Der akute Krankheitsverlauf, auf den *Belladonna* passt, ist gewaltig wie ein Erdbeben. Der Patient wird ungehalten, reizbar, zornig und wild. *Belladonna* hat außerdem kalte Hände und Füße sowie rote, glänzende Augen mit weiten Pupillen. Die Schmerzen sind intensiv, schneidend, einschießend, pulsierend, intermittierend, periodisch, plötzlich und von einer Intensität, die wahnsinnig macht.

Kasuistik: Beginnende Brustentzündung

Vorgeschichte:
Die Mutter hat ein 7 Monate altes Baby, das gestillt wird.
Symptomatik: Sie hat eine beginnende Mastitis und eine Temperatur von 39°C. Der untere Quadrant ihrer linken Brust ist gerötet. Sie ist sehr blass und erschöpft. Sie überlegt abzustillen. Die Beschwerdestärke gibt sie mit VAS 3-4 an.

Verschreibung:
Bellis perennis C30, einmalig 5 Globuli. Abgepumpt und Quark- bzw. Topfenwickel empfohlen.
Verlauf: Nach der *Bellis-perennis*-Gabe konnte man schon während des Abpumpens beobachten, wie die Rötung leicht zurückging. Nach 15 Minuten ging es der Patientin besser. Sie entschloss sich, weiter zu stillen.

Kasuistik: Drückende Schmerzen der Mammae

Vorgeschichte: Zweitgebärende mit Spontangeburt.
Symptomatik: Die rechte Brust weist rote Flecken auf, ist heiß und berührungsempfindlich. Die Patientin sagt: „Ich spüre einen drückenden Schmerz, wie wenn eine Kugel in der Brust wäre. Wenn ich mich bücke oder meinen Kopf rasch bewege, wird mir schwindelig. Sobald ich den Kopf mit den Händen halte, wird es besser." Sie gibt VAS 7-8 an.
Verschreibung: *Bellis perennis* C30, einmalig 5 Globuli und Quark- bzw. Topfenwickel nach der Brustentleerung. Der Arzt gibt ein Rezept für Antibiotika mit.
Verlauf: Die Mutter pumpt Milch ab, die gut fließt. Nach 15 Minuten ist die Rötung blasser. Die Patientin fühlt sich besser.
Nach 30 Minuten ist die Brustsymptomatik verschwunden. Die Mutter kann ihr Baby weiter stillen.
Am nächsten Tag Anruf von der Patientin: Es ist alles in Ordnung, sie hat keine Beschwerden mehr und stillt das Baby.
Diskussion: Extreme Müdigkeit, Abgeschlagenheit, innere Unruhe und Schwindel mit Kopfschmerzen beim Bücken brachten mich auf das Mittel der Wahl. Auf den Bildern sieht man deutlich, dass die Brusträtung in 30 Minuten fast abgeklungen ist.

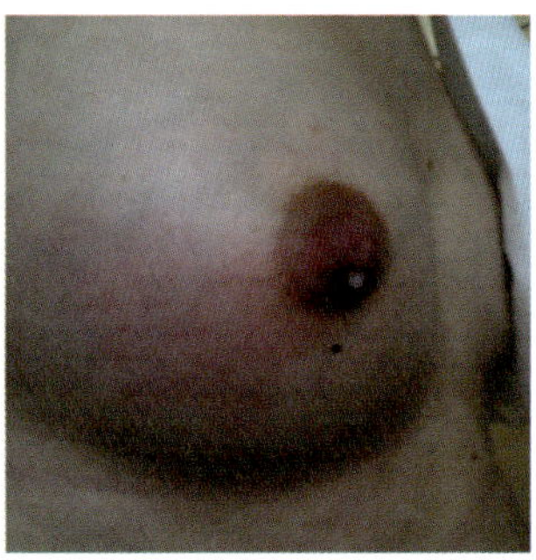

Bild links: vor der Verschreibung.

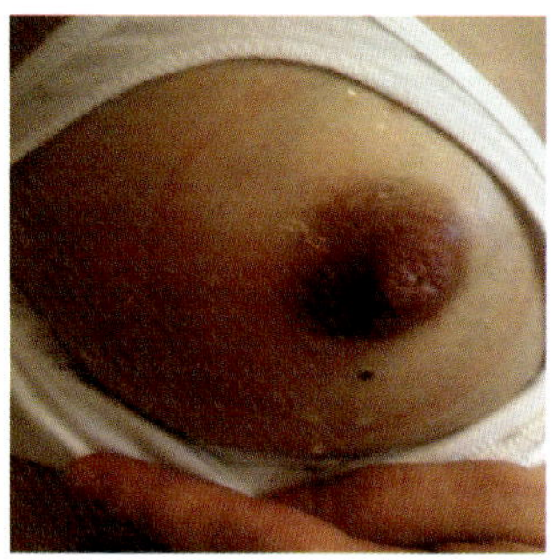

Bild Mitte: nach 15 Minuten.

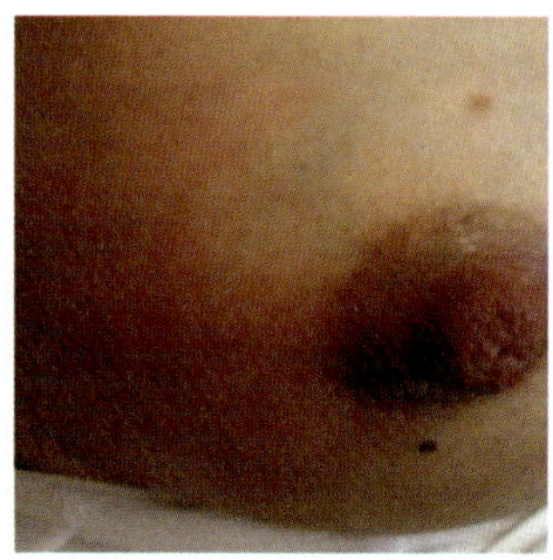

Bild rechts: nach 30 Minuten.

Kasuistik: Mastitis der rechten Mamma

Vorgeschichte: Zweitgebärende mit Spontangeburt.
Symptomatik: 4 Wochen p.p. ist die rechte Brust im oberen Quadranten gerötet. Temperatur 39°C. Die Patientin schreit bei Berührung der Brust beim Abpumpen. Sie gibt VAS 8 an.
Verschreibung: Der Arzt gibt ein Rezept für Antibiotika mit. *Bellis perennis* C30, 5 Globuli. Quark- bzw. Topfenwickel nach dem Abpumpen empfohlen.
Verlauf: Die Rötung ist nach 15 Minuten deutlich zurückgegangen. Die Patientin fühlt sich besser.

Nach einigen Tagen kam ein Anruf der Patientin: Sie stillt voll und ist sehr glücklich. Hinweis: Durch den bei Mastitis erhöhten Natriumgehalt der Milch verändert sich der Geschmack, manche Kinder trinken dann nicht. In diesem Fall sollte die Brust durch Ausstreichen oder Abpumpen systematisch entleert werden.

Kasuistik: Stechende Schmerzen der rechten Mamma

Vorgeschichte und Symptomatik: Die Patientin kommt an einem Sonntag ins Spital und beschreibt ihre Beschwerden so: „Mein Baby ist 14 Tage alt und wird gestillt. Ich habe seit gestern Fieber, darf ich überhaupt stillen? Die Brust tut so weh, es sticht und ich habe Kopfschmerzen (auch stechend) und großen Durst. Es kann sein, dass meine Beschwerden durch schlaflose Nächte hervorgerufen werden, denn das Baby schläft am Tag, doch in der Nacht ist es munter. Ich muss bald auch im Geschäft arbeiten, sonst reicht das Geld bald nicht mehr aus. Es wird alles zu viel, ich möchte aber schon noch stillen. Der Husten quält mich auch (sie hält mit der Hand ihre Brust) und ich habe auch Kreuzschmerzen.“ Die rechte Brust ist weich und heiß, die Brustschmerzen sind von stechender Qualität, der obere Quadrant weist einen begrenzten roten Fleck auf. Jede Bewegung schmerzt, doch Wärme tut gut. Temperatur 38°C.

Verschreibung: *Bryonia alba* C30, einmalig 5 Globuli.

Verlauf: Nach einer Stunde fühlt sich die Patientin viel besser. Die stechenden Schmerzen sind weg. Die Rötung der Brust ist um die Hälfte zurückgegangen. Für zu Hause werden ihr Topfen- bzw. Quarkwickel, Entspannung und Ruhe empfohlen. Ich habe sie gebeten, in einer Woche anzurufen und ihr Befinden zu schildern.

Nach einer Woche ruft sie an und erzählt: „Ich stille mein Baby, Topfenwickel habe ich nicht gemacht und die Rötung ist am nächsten Tag zurückgegangen. Meine Mutter war bei mir und ich konnte mich entspannen. Ich habe keine Schmerzen mehr. Der Husten wird auch langsam besser, Kreuzschmerzen habe ich auch nicht mehr.“

Kasuistik: Extrem kalte Extremitäten

Vorgeschichte: Die Patientin ruft an und erzählt: „Mein Baby ist 5 Monate alt, wird gestillt und ich habe seit gestern Fieber (39°C). Das Fieber steigt immer so um Mitternacht. Meine Brust ist weich, schmerzt sehr und ich sehe auf der rechten Brust rote Flecken (innere Quadranten). Topfenwickel habe ich schon aufgelegt. Was soll ich tun? Ah ja, ich hatte schon anfangs, vor 5 Monaten, einen Milchstau, den ich aber gut in den Griff bekommen habe. Damals konnte ich mich entspannen, meine Mutter hat mir viel geholfen. Und jetzt kommt wieder dasselbe.“ Ich empfahl der Patientin, sofort zu uns zu kommen.

Symptomatik: Beim Händedruck spüre ich ihre eiskalte Hand, ihr Kopf sieht ganz rot und heiß aus, die Augen glänzen. Beide Brüste sind weich und heiß. Die rechte Brust weist einen geröteten Fleck am oberen, inneren Quadranten auf und schmerzt bei Druck. Die Patientin berichtet: „Ich habe seit gestern starke Kopfschmerzen, denke, weil ich zu wenig schlafe. In der rechten Brust spüre ich starke, stechend-drückende Schmerzen, und wenn ich drücke, spüre ich einen großen Schmerz. Letzte 3 Wochen bin ich verschnupft gewesen und das Baby hat alle 2 Stunden getrunken und ich habe so wenig geschlafen. Ich musste auch beruflich auf der Uni sein, bin so erschöpft." Sie träumt oft von ihrem Pferd, das sie nicht mehr hat. Temperatur 37,9° C.

Verschreibung: *Belladonna* C30, einmalig 5 Globuli. Die Ärztin empfahl bei Bedarf Mexalen (Paracetamol), 3 x täglich.

Verlauf: Die Patientin pumpt Milch ab (100 ml.) Nach 15 Minuten ist der rote Fleck blasser geworden.

Ein Tag später Anruf der Patientin: „Ich habe keine Kopfschmerzen mehr, Fieber habe ich auch nicht. Der rote Fleck auf der rechten Brust ist weg. Fühle mich wohl, stille weiter mein Baby. Habe allerdings auch ein Mexalen genommen, glaube nicht, dass ich sonst was brauchen werde."

Kasuistik: Splitterartige Schmerzen an der linken Brust

Vorgeschichte: Die Patientin ruft an und sagt: „Mein Kind ist 10 Monate alt, habe bis jetzt ohne Probleme gestillt. Seit gestern spüre ich stechende Schmerzen hinter der Brustwarze. Fieber habe ich nicht. Auf der Brust merke ich einen roten Fleck und eine leichte Verhärtung, die weh tut. Einen Topfen (Quark) habe ich schon auf die harte Stelle aufgelegt, es war angenehm, aber veränderte nicht viel. Diese Stelle ist nach wie vor hart, gerötet und sehr schmerzhaft. Was soll ich tun? Ich halte die Schmerzen nicht aus." Ich empfahl der Frau, zu uns auf die Station zu kommen.

Symptomatik: Sie kommt auf die Station und berichtet: „Ich spüre sehr starke stechende, wie splitterartige Schmerzen besonders in der linken Brustwarze, in den Milchdrüsen, bis in die Brust hinein. Auf dieser Brust kann ich nicht liegen, denn der Druck verursacht Schmerzen. Ich habe viel Stress, schlaflose Nächte durchs Stillen." Während sie erzählt, beginnt die Milch zu tropfen. Ihre Beschwerden stuft sie mit VAS 8 ein.

Verschreibung: *Silicea* C30, einmalige Gabe 5 Globuli.

Verlauf: Nach 1 Stunde waren die Schmerzen laut Patientin weg.

Ein Tag später Anruf von der Patientin: „Die Schmerzen sind weg, die Rötung ist blasser geworden, aber die kleine harte Stelle ist noch immer da, es tut aber nicht weh. Was soll ich tun?"

Verschreibung: Ich empfahl ihr *Aconitum* C30, einmalig 5 Globuli zu nehmen, damit sich der Knoten auflöst.

Verlauf: Ein Tag später Anruf der Patientin: „Es geht mir gut, ich stille mein Baby. Die Brust tut nicht weh, der rote Fleck ist verschwunden und der Knoten ist kleiner und weicher geworden. Kann sein, dass die Globuli gut gewirkt haben." Ich habe die Mutter gebeten, in 3 Tagen erneut anzurufen, um sicher zu sein.

3 Tage später: Die Mutter stillt ihr Baby und ist völlig beschwerdefrei.

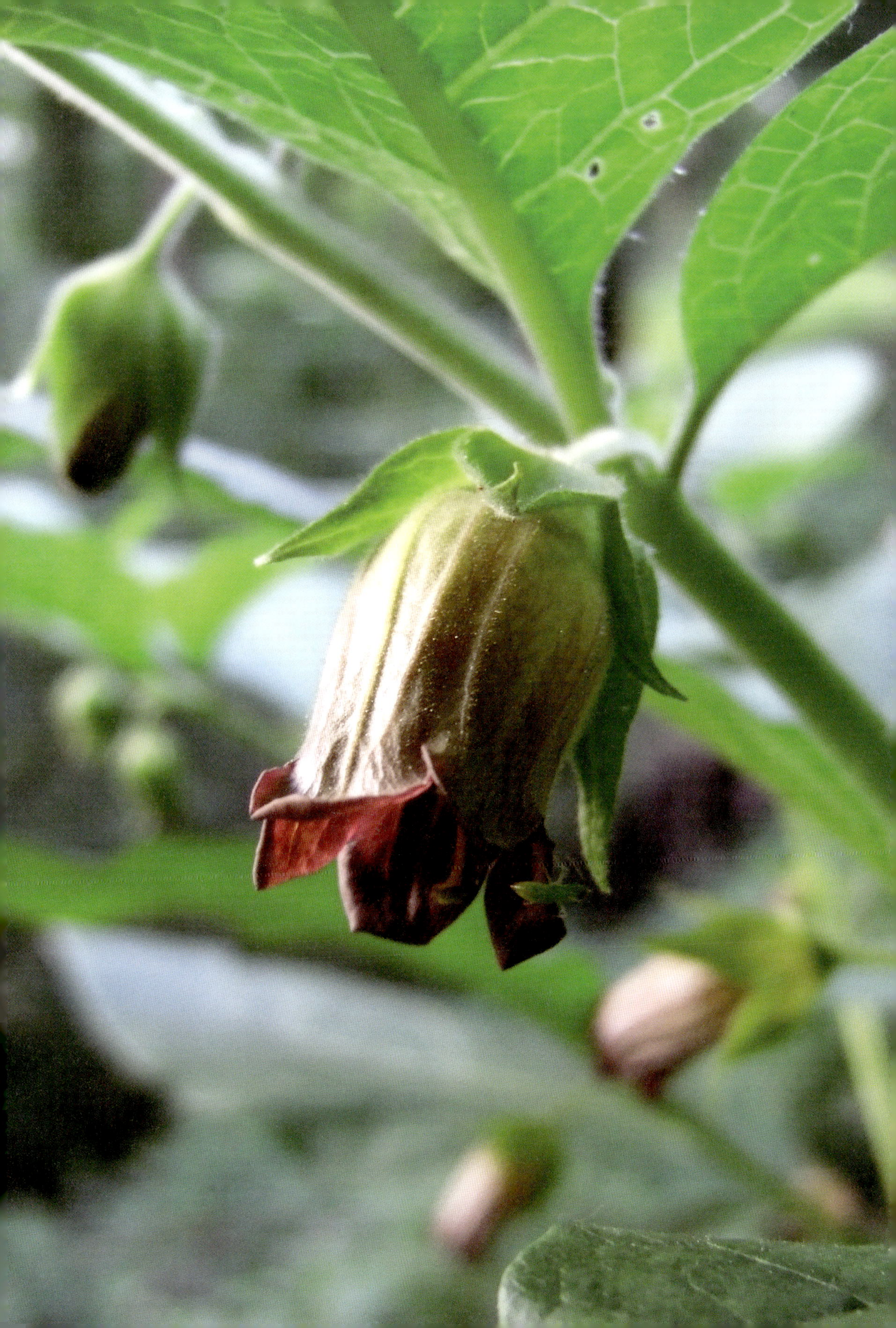

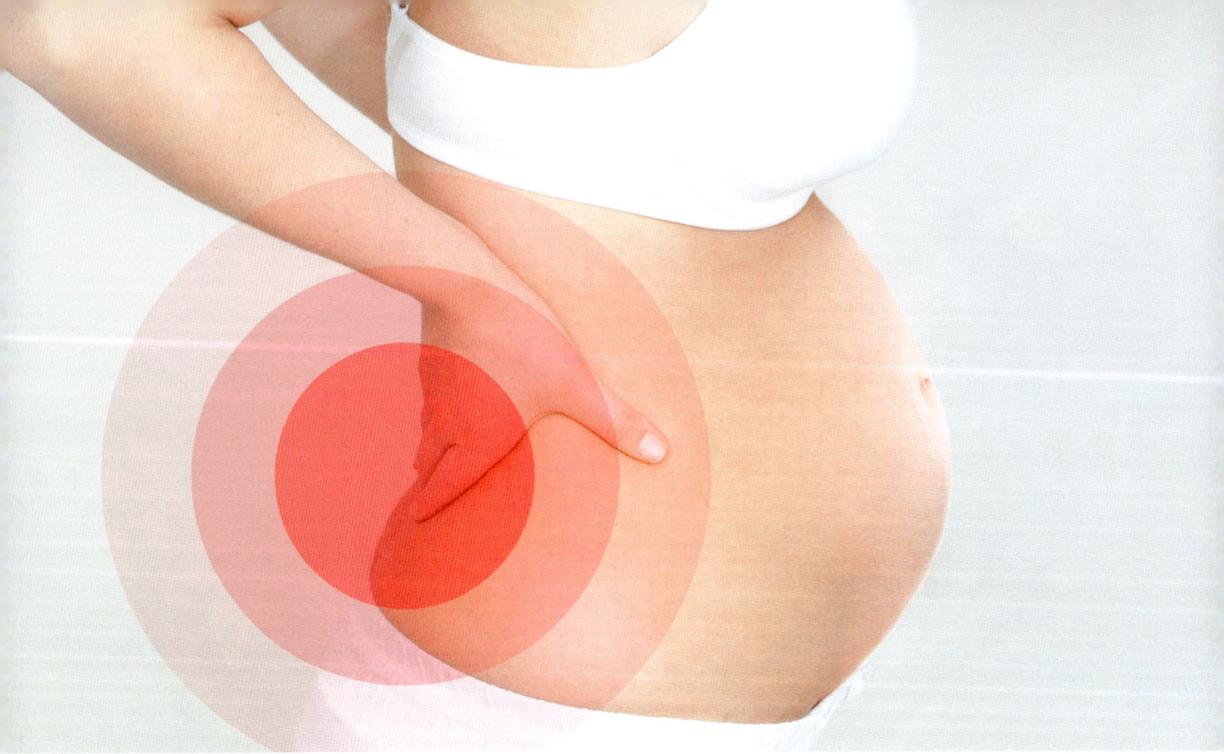

Schmerzen im Steißbeinbereich

Steißbeinprobleme treten oft nach der Geburt auf. Die Mütter klagen immer wieder über Schmerzen im Steißbeinbereich. Sie können dann nur schwer längere Zeit auf einem Stuhl oder Sessel sitzen. Ein Polster bringt nur bedingt Erleichterung. Diese Problematik entsteht meistens hormonell oder durch die Geburt in Rückenlage. Homöopathie heilt in solchen Fällen oft sehr rasch, sogar schon nach einer einmaligen Simile-Gabe.

Die häufigste indizierten Arzneien

Wenn Frauen nach der Geburt ihres Kindes starke Steißbeinschmerzen haben, gar nicht sitzen können, meistens stehend stillen, auch nicht auf dem Rücken liegen oder sich drehen können und auch beim Aufstehen starke Schmerzen spüren, wenn sie selbst das Baby nicht schmerzfrei aus dem Bettchen heben können, sind unter Berücksichtigung der Leitsymptome die folgenden Mittel hilfreich.

Bellis perennis: → Bei Zerschlagenheitsgefühl und Trauma der Beckenorgane. Wenn tiefe Strukturen betroffen sind, wie Beckengewebe, Uterus und andere Beckenorgane, hilft dieses Mittel. *Bellis perennis* C30, einmalig 5 Globuli, beugt – nach einer Sectio gegeben – einem schmerzhaften Milcheinschuss vor.

Colocynthis:	→ Bei sehr gereizten, verärgerten, wütenden Frauen, die keine Geduld haben. Sie sitzen gekrümmt im Bett, spüren stechende Steißbein- und Ischiasschmerzen, können weder essen noch trinken und brauchen Ruhe. 15 Minuten nach einer einzigen Gabe von 5 Globuli *Colocynthis* C30 können solche Frauen schmerzfrei sitzen und das Baby stillen.

Kasuistik: Steißbeinbeschwerden

Vorgeschichte: Erstgebärende mit Geburt in der SSW 39 + 2, Dammriss.
Symptomatik: 1 Tag p.p. 14:30 Uhr schmerzt das Steißbein sehr, die Patientin kann beim Stillen kaum sitzen.
Verschreibung: *Bellis perennis* C30, einmalig 5 Globuli.
Verlauf: 16:10 Uhr: Eine Besserung ist eingetreten.
3 Tage später: Die Patientin ist beschwerdefrei.
Diskussion: *Bellis perennis* hat sich bei Steißbeinbeschwerden sehr bewährt. Innerhalb von 1 Stunde konnte die Patientin beim Stillen ohne Probleme sitzen.

Kasuistik: Überanstrengung, Verletzung

Vorgeschichte: Zweitgebärende mit Spontangeburt in SSW 38 + 3, Dammriss.
Symptomatik: Die Patientin klagt über Steißbeinschmerzen, kann nicht allein aufstehen und auch nicht sitzen. Sie gibt VAS 10 an. Sie erzählt: „Ich habe extrem starke Steissbeinschmerzen, ich kann kaum sitzen oder liegen, beim Aufstehen brauche ich Hilfe und wenn ich gehen will, schmerzt das, wird aber weniger." Die Besucher sind in der ersten Zeit ständig da gewesen und ich konnte mich nicht schonen. Somit hatte ich definitiv zu wenig Zeit für mich und das Baby. Ich empfahl der Patientin spezielle Sitzpolster (Sitzring) für Druckentlastung und Homöopathie.
Verschreibung: *Bellis perennis* C30, einmalig 5 Globuli. (Die Patientin bekam 3 Stunden zuvor Voltaren [Diclofenac]. Laut Patientin wirkt das Schmerzmittel 3 Stunden lang und dann kommen die Schmerzen wieder.)
Verlauf: Nach einer Stunde leichte Besserung, laut Patientin.
Ein Tag später: Die Patientin ist beschwerdefrei (VAS 0).
Diskussion: Warum half *Bellis perennis*? Dieses Mittel hilft bei Folgen von Überanstrengung und Verletzung. Es ist in dieser Hinsicht *Calendula*, *Chamomilla* und besonders *Arnica* verwandt. Manche Homöopathen bezeichnen *Bellis perennis* als „Arnika des Uterus". Bei Folgen einer Verrenkung oder Quetschung wird es sehr oft empfohlen. Der vorliegende Fall zeigt deutlich, was die Unterdrückung der Schmerzen durch konventionelle Medizin bewirkt: Diclofenac wirkte bei der

Patientin 3 Stunden lang, dann kehrten die Schmerzen zurück und raubten ihr noch mehr Kräfte. Dies störte sie dabei, die eigene, natürliche Lebenskraft zu aktivieren. Die nach dem Ähnlichkeitsgesetz gewählte homöopathische Arznei war auf kürzestem Weg das einzig hilfreiche Mittel. So wurde die Gesundheit sanft und dauerhaft wieder hergestellt und die Krankheit in ihrem ganzen Umfang überwunden.

Kasuistik: Kreuzschmerzen, Hämorrhoiden

Vorgeschichte: Erstgebärende mit Spontangeburt von Zwillingen (gegen 16:30 Uhr).

Symptomatik: Um 19:30 Uhr hat die Patientin Kreuzschmerzen. Sie kann kaum sitzen, weil sie beim Sitzen und Stillen starke Schmerzen im Anus-Bereich spürt. Die Patientin hat auch Hämorrhoiden. Es handelt sich nicht um Nachwehen. Die Mutter stillt die Zwillinge gleichzeitig.

Repertorisation (Synthesis Edition 9.1)

Rektum - Schmerz
Hämorrhoiden

Rücken - Schmerz:

- Wirbelsäule

Verschreibung:
Colocynthis D12, einmalig 5 Globuli.

Verlauf: 20:30 Uhr: Die Patientin kann wieder sitzen.

Ein Tag später (8:00 Uhr): Sie ist fast beschwerdefrei.

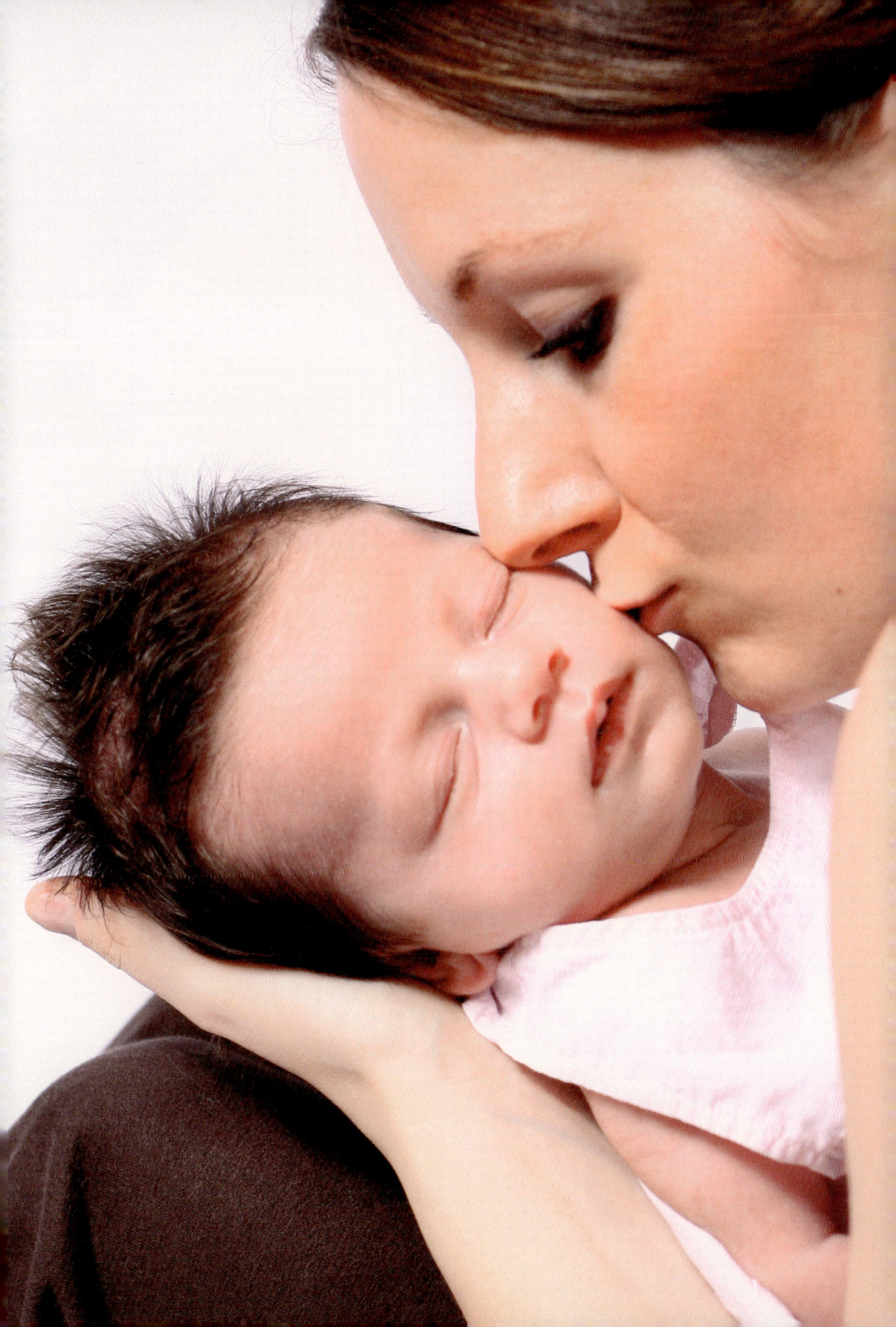

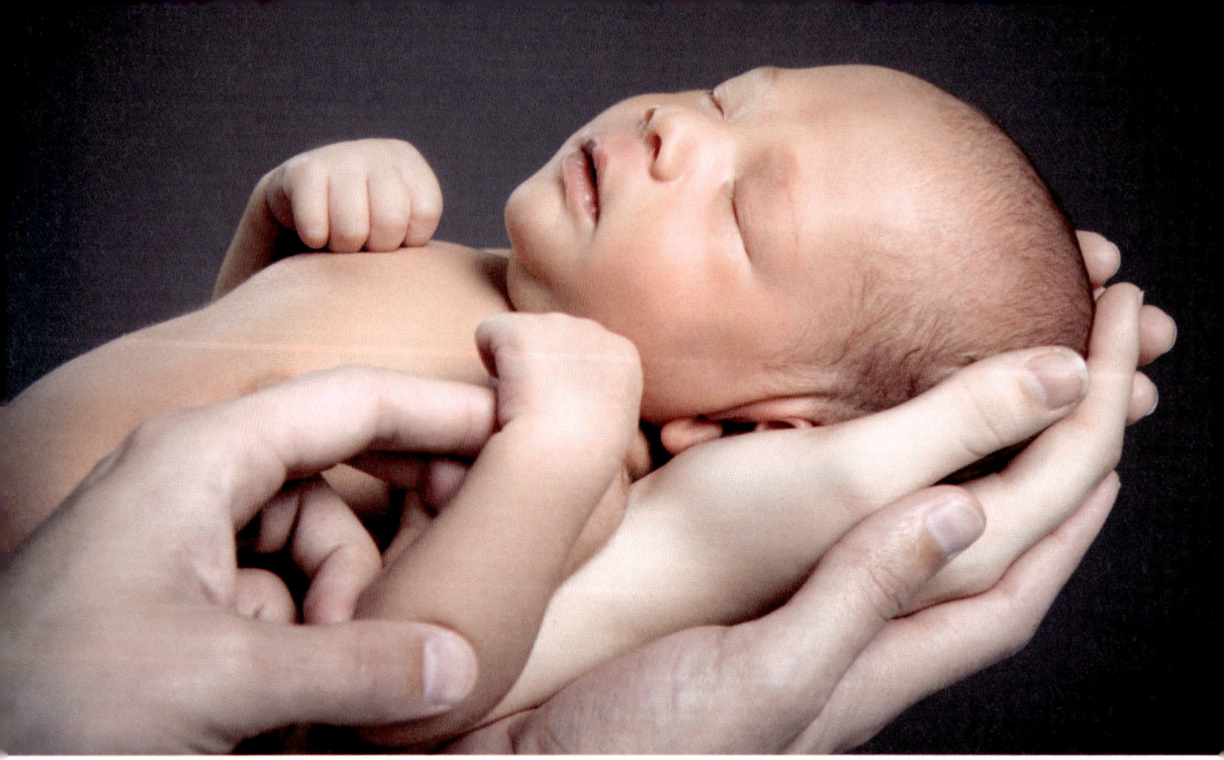

Beschwerden nach Sectio caesarea (Kaiserschnitt)

Der Kaiserschnitt ist eine Bauchoperation und dient dazu, das Kind durch die Bauchdecke der Mutter auf die Welt zu bringen. Es gibt primäre und sekundäre Kaiserschnitte. Beim primären Kaiserschnitt wird bereits während der Schwangerschaft festgestellt, dass das Kind nur mittels Kaiserschnitt zur Welt kommen kann. Der Geburtstermin des Kindes wird geplant. Die häufigsten Indikationen dafür sind eine Placenta praevia und eine Querlage des Kindes. Der sekundäre Kaiserschnitt ergibt sich aus dem Geburtsverlauf. Häufige Indikationen sind schlechte Herztöne des Kindes und ein Schädel-Becken-Missverhältnis. Die sekundäre Sectio ist ein traumatischer Eingriff für die Frau, da sie sich nicht ausreichend darauf vorbereiten konnte. Der Geburtsstress hat auch für das Baby oft negative Folgen: Es erholt sich nicht so rasch und hat oft Probleme mit der Atmung, da bei einem Kaiserschnitt das Fruchtwasser nicht vollständig aus der Lunge gepresst wird, wie das bei einer natürlichen Geburt geschieht. Das Stillen nach einem Kaiserschnitt ist nicht beeinträchtigt, es kann aber sein, dass der Milcheinschuss etwas länger auf sich warten lässt und nicht am 3., sondern erst am 4. Tag eintritt. Wenn die Mutter beim Kaiserschnitt eine Periduralanästhesie erhalten hat, kann das Kind schon bald nach der Geburt zum ersten Mal angelegt werden. Dies ist für den Aufbau der Beziehung zwischen Mutter und Kind (Bonding) von Vorteil. Manche Mütter brauchen einige Zeit, um den Eingriff psychisch zu verarbeiten.

Die häufigsten indizierten Arzneien

Warum entscheiden sich Frauen heute immer öfter für einen Kaiserschnitt? Einige Antworten auf diese Frage lauten: Sie werden später Mütter und planen keine weitere Schwangerschaft. Sie haben Angst vor den Wehen, vor einem Dammriss und vor Inkontinenz als Folge einer vaginalen Geburt. Diese hat aber Vorteile für das Baby: Bei der vaginalen Geburt werden Haut und Darm des Babys früh mit wichtigen Bakterien besiedelt, indem die Bakterienflora des Geburtskanals auf das Baby übertragen wird. Neue Studien deuten darauf hin, dass Kaiserschnittbabys wegen des fehlenden frühen Bakterienkontaktes später ein höheres Risiko für Diabetes, Asthma und Übergewicht haben könnten. Die Homöopathie beseitigt durch Kaiserschnitt verursachten negativen Stress beim Baby (etwa durch die Narkose) und Ängste der Mutter. Die folgenden Mittel können in besonderen Situationen hilfreich sein.

Sepia:	→	Hat einen ausgeprägten Sinn für Gerechtigkeit (siehe auch Diskussion der folgenden Kasuistik).
Bellis perennis:	→	Fühlt sich um das Geburtserlebnis betrogen.
Staphysagria:	→	Sogenanntes „Arnika der Seele" (das Mittel wird auf S. 209 näher erläutert).

Kasuistik: Prolapsgefühl

Vorgeschichte: Geburt von Zwillingen nach Sectio in SSW 37 + 1.
Symptomatik: 2 Tage p.p. (21:00 Uhr) hat die Patientin das Gefühl, als ob ihr Uterus herausfallen würde. Ihre Sectio-Wunde ist sehr schmerzhaft. In Ruhe und im Liegen ist ihr am wohlsten, beim Aufsetzen empfindet sie eine sehr unangenehme, unruhige Stimmung.
Verschreibung: *Sepia* C30, einmalig 5 Globuli.
Verlauf: 22:00 Uhr: Die Patientin schläft.
3:00 Uhr: Das Prolapsgefühl verschwunden (VAS 0)
7 Tage p.p.: Die Patientin sagt: „Homöopathie hat wirklich Wunder bewirkt!" Mutter und Kind werden entlassen

Diskussion: Der *Sepia*-Patient ist schnell erschöpft und überfordert, hat einen sehr ausgeprägten Sinn für Gerechtigkeit und fühlt sich nicht selten missbraucht. Solche Symptome können als Folge einer Sectio auftreten. Die Homöopathie erscheint hier unverzichtbar, weil die Klinik gar keinen Begriff von Unterdrückung kennt, der in dieser Situation jedoch legitim erscheint und sehr hilfreich für die richtige Arzneimittelfindung sein kann. *Sepia*-Patienten sind für das medizinische Personal oft eher unangenehme, komplizierte Patienten. Für Homöopathen sind es aber eben auch Patienten, die eine dringende homöopathische Hilfe benötigen.

Kasuistik: Schuldgefühle

Vorgeschichte: Erstgebärende mit Geburt eines gesunden Mädchens durch sekundäre Sectio wegen Schädel-Becken-Missverhältnis.

Symptomatik: Am 1. Tag p.p. 3:00 Uhr nachts ist die Patientin hellwach und kann nicht schlafen. Ihr ist schwindelig und sie hat ziehende Kopfschmerzen, die beim Bücken schlimmer sind. Ihr ist heiß und sie ist extrem müde. Sie sagt: „Ich habe das Gefühl, wie wenn die Gebärmutter nach hinten drängen würde. Die Sectio-Wunde schmerzt sehr und ich spüre auch Kreuzschmerzen, hätte gern ein warmes Kissen für das Kreuz. "Trotz Hitze verlangte Patientin ein warmes Kirschkernkissen für den Rücken. Ihre Stimme ist heiser und sie erzählt weiter: „Es kratzt im Hals, und wenn ich huste, spüre ich ein Stechen in der Brust und im Rücken und der Schnupfen ist lästig. Die Wunde juckt und brennt. Im rechten Bein spüre ich einen starken Wadenkrampf." Sie vergibt eine VAS von 8-9. Die Patientin hatte keine Sectio gewollt.

Verschreibung: *Bellis perennis* C30, einmalig 5 Globuli.

Verlauf: 4:00 Uhr und 5:00 Uhr: Die Patientin schläft.

6:00 Uhr: Sie möchte das Baby stillen. Gibt VAS 1-2 an und sagt, dass es ihr viel besser gehe, nur die Sectio-Wunde schmerze noch ein wenig. Der Wadenkrampf sei weg, ebenfalls das Stechen in der Brust und im Kreuz und sie fühle sich wohler. Sie stillt das Baby und lächelt.

Ein Tag später 20:00 Uhr: Die Patientin ist mobil und beschwerdefrei (VAS 0).

Ein Tag später: Sie ist immer noch beschwerdefrei.

Diskussion: Warum gerade *Bellis perennis* in diesem Fall? Die Mutter fühlte sich um das Geburtserlebnis betrogen oder schuldig, es nicht „normal" geschafft zu haben. *Bellis perennis* half ihr, den Eingriff leichter psychisch zu verarbeiten.

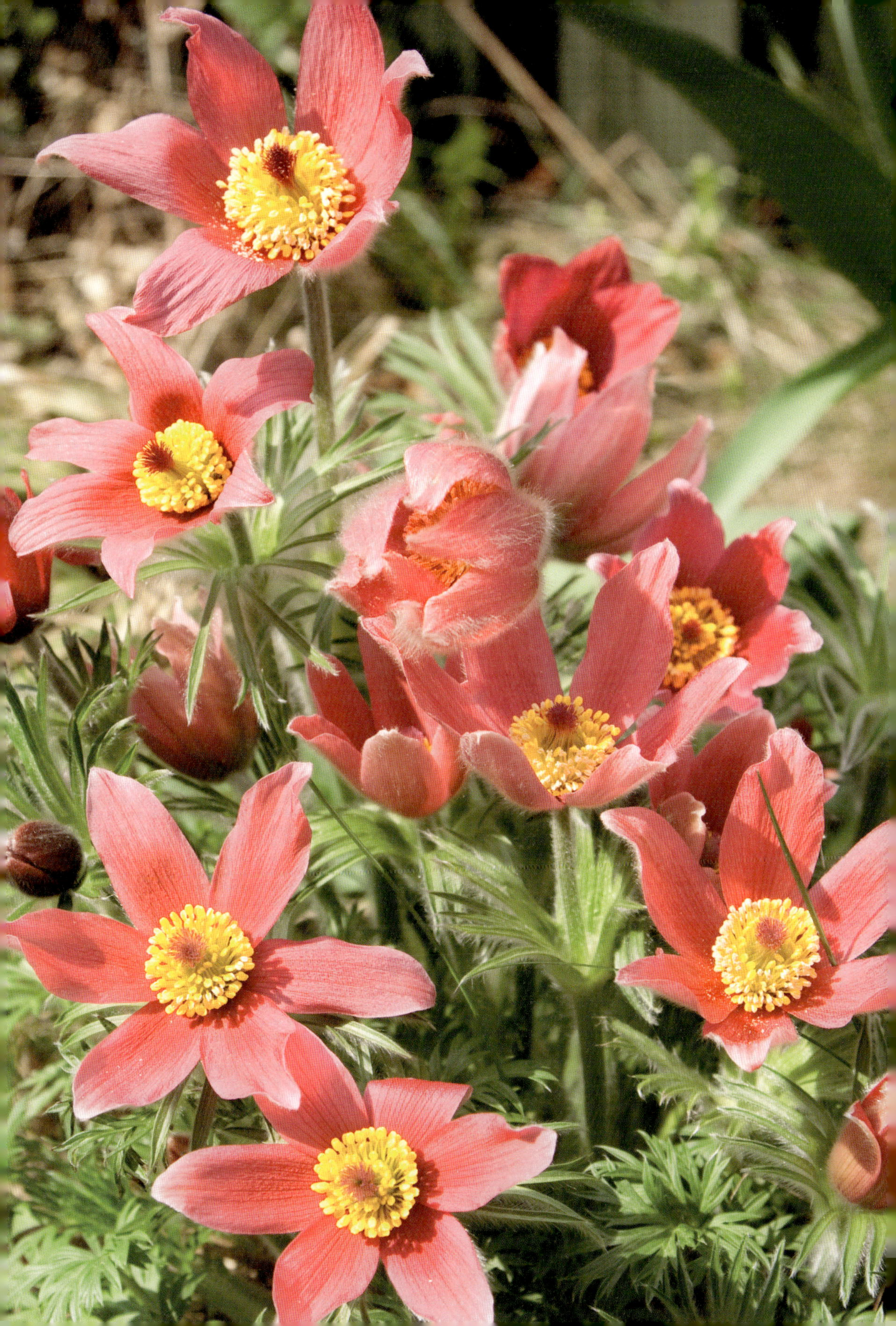

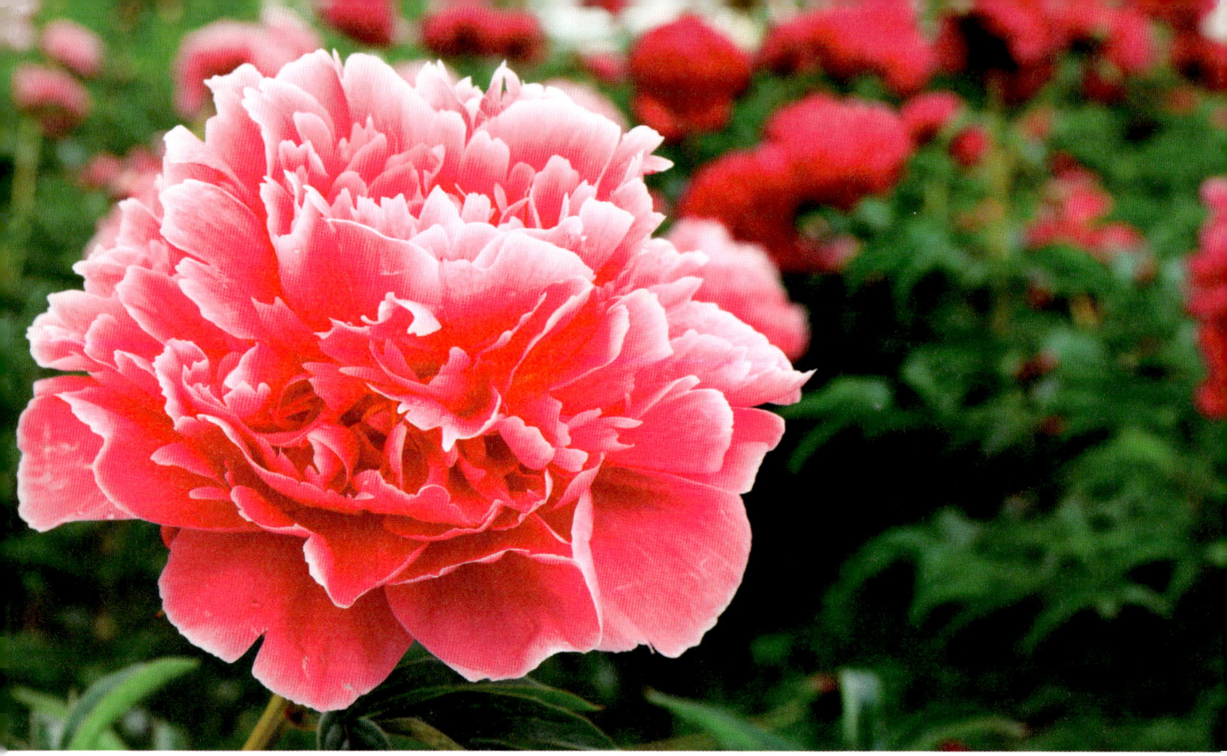

Hämorrhoiden

Unmittelbar nach der Geburt können Hämorrhoiden entstehen. Wenn sie sofort behandelt werden, bilden sie sich zurück. Man unterscheidet innere und äußere Hämorrhoiden. Äußere Hämorrhoiden sind Venenerkrankungen. Bei den inneren handelt sich um eine Gefäßerweiterung der Arterien im Mastdarm. Sie verursachen meistens Vorwölbung der Schleimhaut ins Darminnere. Äußere Hämorrhoiden sind gestaute und erweiterte Venen an oder außerhalb der Afteröffnung. Bei diesen Beschwerden ist es wichtig, auf regelmäßigen Stuhlgang und eine sorgfältige Hygiene im Analbereich zu achten. Zur Vorbeugung und Behandlung ist es nützlich, die Durchblutung des Analbereichs zu fördern, indem die Gesäß- und Schließmuskeln regelmäßig fest anspannt werden. Eine Hochschwangere und eine Mutter im Wochenbett sollten nicht zu lange stehen, da der Druck der großen Gebärmutter auf den Beckenboden die Bildung von Hämorrhoiden fördert (es heißt nicht umsonst Wochen*bett*).

Hämorrhoiden – wichtige homöopathische Rubriken (Synthesis Edition 9.1)

Kopf - Schmerz:
- abwechselnd mit
  - Hämorrhoiden

Schwindel - Hämorrhoiden:
- nach

Nase - Nasenbluten:
- Hämorrhoiden
  - unterdrückte, durch

Husten - Hämorrhoiden:
- Erscheinen, der; nach

Blase - Entzündung:
- Hämorrhoiden:
  - Unterdrückung von; nach

Rektum - Hämorrhoiden:
- begleitet von
  - Nasenbluten
    - unterdrückt

Obstipation:
- begleitet von
  - Hämorrhoiden

Schmerz:
- Hämorrhoiden, durch

Weibliche Genitalien - Jucken:
- Vulva
  - begleitet von Hämorrhoiden

Rücken - Schmerz:
- Hämorrhoiden
  - Heraustreten von Hämorrhoiden; vor dem
    - drückend
- Lumbalregion
  - abwechselnd
    - mit Hämorrhoiden
- Sakralregion
  - Hämorrhoiden; bei

Brust -
- Herzens; Beschwerden des
  - abwechselnd mit Hämorrhoiden

Abdomen - Schmerz
- Hämorrhoiden, durch

Die häufigsten indizierten Arzneien

Verschiedene homöopathische Mittel verschaffen große Linderung bei akut und chronisch schmerzenden Hämorrhoiden.

Paeonia: → Die Patientin hat knotige, gerötete, schmerzhafte Hämorrhoiden mit Schmerzen im After. Außerdem Druck im Magen und Kopfschmerzen mit Schwindel. Einmalige Gabe von 5 Globuli C30.

Hamamelis: → Bei Venenerkrankungen, Krampfadern und druckempfindlichen Hämorrhoiden mit Hämatom. Warme und feuchte Luft verschlechtert. Einmalige Gabe von 5 Globuli C30.

Aesculus: → Schwache Venen, Hämorrhoiden, begleitet von Obstipation und Schmerzen im Rücken.

Ignatia: → Venenerkrankungen, Hämorrhoiden, stechende Schmerzen beim Stuhlgang, Blut im Stuhl oder auch kein Stuhlgang. Wichtiges Mittel auch bei Kummer durch unglückliche Liebe sowie bei Heimweh.

Kasuistik: Druck im Magen mit großer Angst, Hämorrhoiden

Vorgeschichte: Erstgebärende mit Spontangeburt.
Symptomatik: Um 20:00 Uhr hat die Patientin starke, knotige, gerötete und übelriechende Hämorrhoiden und Schmerzen im After . Sie kann beim Stillen kaum sitzen, jede Bewegung verursacht Kopfweh und Schwindel mit Hitzegefühl im Kopf. Sie sagt, dass sie nach dem Stuhlgang Brennen im After spürt und danach innerliches Frösteln. Im Magen entsteht ein unangenehmer Druck, wie von großer Angst.
Verschreibung: *Paeonia* (Pfingstrose) C30, einmalig 5 Globuli.
Verlauf: 21.00 Uhr: Die Mutter kann wieder sitzend stillen. Laut Patientin ist der Druck im Magen weg und der Schmerz hat sich gebessert. Die Rötung ist reduziert.
Ein Tag später: Sie gibt eine deutliche Besserung an.
Diskussion: Charakteristisch für *Paeonia officinalis* sind der Kopfschwindel bei jeder Bewegung und ein leichtes Schweregefühl, ein Hitzegefühl im Kopf, brennende Hitze im Gesicht sowie Kribbeln in der Oberlippe. Die Patientin spürt einen gewissen Druck in der Magengrube mit großem Angstgefühl sowie Brennen im After nach dem Stuhlgang mit innerlichem Frösteln.

Kasuistik: Druckempfindliche Hämorrhoiden

Vorgeschichte: Erstgebärende mit Spontangeburt.
Symptomatik: Die Patientin hat kleine Hämorrhoiden, Hämatome und Krampfadern. Außerdem ein unangenehmes Gefühl beim Sitzen und Gehen.
Verschreibung: *Hamamelis* C30, einmalig 5 Globuli.
Verlauf: Nach einer Stunde kommt die Patientin ins Kinderzimmer und sagt: „Ich kann viel leichter gehen und das Hämatom ist weg." Sie stillt sitzend in der Stillecke.
Diskussion: *Hamamelis* (*virginiana*) bzw. Virginische Zaubernuss ist eine Heilpflanze mit entzündungshemmender Wirkung, die zur Behandlung von Hämorrhoiden und Venenerkrankungen eingesetzt wird. Charakteristische Hinweise für das homöopathische Mittel sind druckempfindliche, schwarz- oder dunkelbläuliche Hämorrhoiden mit Neigung zur Entzündung. In Wärme verschlimmern sich die Beschwerden. Die Anwendung von *Hamamelis* in Form von Globuli bei Venenerkrankungen der Schwangeren gilt als bewährt.

Kasuistik: Stechende Schmerzen beim Stuhlgang, Hämorrhoiden

Vorgeschichte: Zweitgebärende mit Spontangeburt eines Mädchens (Gewicht 3530 g, Länge 50 cm) in der SSW 39 + 4.
Symptomatik: Die Patientin hat große, knotige, sehr schmerzhafte Hämorrhoiden. Sie kann kaum sitzen, wenn sie steht, spürt sie keine Schmerzen. Die Schmerzen sind von stechender Qualität. Die Patientin gibt eine Intensität von VAS 6-7 an. Sie sagt: „Beim Stuhlgang sticht es und es kommt blutiger Stuhl heraus. Durch kalte Umschläge wird es besser, doch die Wärme verschlechtert. Beim ersten Kind war der Knoten viel kleiner. Ich esse gern salziges Fleisch etc., Kuchen muss ich nicht haben." Die Patientin ist sehr ernst und leicht depressiv.

Repertorisation (Synthesis Edition 9.1)
Rektum - Obstipation - begleitet von:
- Hämorrhoiden
- Rücken; Schmerz im: Aesc.

Verschreibung: 11:30 Uhr *Ignatia* C200, einmalige Gabe von 5 Globuli.
Verlauf: 12:30 Uhr: Die Patientin schläft. 13:30 Uhr: VAS 3-4.
13:30 Uhr: Sie sagt: „Homöopathie hat mir geholfen. Kalte Dusche war angenehm, stechender Schmerz ist verschwunden." Sie stillt sitzend in der Stillecke.
Anruf der Patientin nach 7 Tagen: „Ich spüre keine Schmerzen beim Sitzen, der Stuhl ist nicht mehr blutig, die Hämorrhoiden sind kleiner geworden und ich fühle mich wohl."

Kasuistik: Starke, schneidende Schmerzen im Darm, Hämorrhoiden

Vorgeschichte: Erstgebärende mit Spontangeburt in SSW 40. Hämorrhoiden seit 3 Jahren, verursacht durch die sitzende Tätigkeit im Beruf.

Symptomatik: Die Patientin kommt um 20:00 Uhr in die Stillecke und sagt: „Ich habe seit gestern keinen Stuhl und meine Hämorrhoiden tun sehr weh. Den Schmerz im Rücken kann ich nicht ertragen, es drückt und ich habe das Gefühl, als würde mein Kreuz brechen, und muss mich setzen." Sie gibt VAS 9 an. Sie stillt das Baby trotz Beschwerden. Ihre Rückenschmerzen sind von drückender Qualität. Sie spürt eine unangenehme Kälte im Rücken, Wärme verträgt sie aber nicht. Während sie das Baby stillt, sagt sie: „Ich spüre im Darm starke, schneidende Schmerzen, wie wenn ganz winzige Splitter drinnen wären." Die Hämorrhoiden sind laut Patientin hart und rot. Auffallend sind auch ihre leicht geschwollenen Füße.

Repertorisation (Synthesis Edition 9.1)

Rektum - Obstipation:

- begleitet von
  - Hämorrhoiden

Rücken - Schmerz

Verschreibung: 20:15 Uhr
Aesculus C30, einmalig 5 Globuli.

Verlauf: 21:00 Uhr: Die Patientin spürt eine deutliche Besserung. Sie sagt: „Ich habe keine Kopfschmerzen und mein Rücken tut nicht weh."
22:00 Uhr: Sie schläft mit dem Baby.
23:00 Uhr: Sie stillt das Baby.
23:30 Uhr: Sie hatte Stuhl.
0:00 Uhr: Sie schläft mit dem Baby.
2:00 Uhr: Die Mutter stillt und sagt: „Ich fühle mich gut, alles weg." Das Gefühl von Splittern im Darm ist verschwunden.
3.00 Uhr: Sie schläft mit dem Baby.
4:00 Uhr: Sie stillt und lächelt.
6:00 Uhr: Die Mutter kommt mit dem Baby ins Kinderzimmer und möchte sich duschen. Die Schwellung der Füße ist verschwunden. Die Patientin ist symptomfrei (VAS 0).

Diskussion: *Aesculus* (Rosskastanie) ist ein wichtiges Mittel bei Hämorrhoiden, schwachen Venen und Krampfadern. *Aesculus* hilft auch gut bei akuten Kreuzschmerzen, Kopfschmerzen und Verstopfung. Kälte verbessert die Situation, Wärme und Gehen verschlimmern den Zustand. In der Homöopathie wird *Aesculus* vor allem dann eingesetzt, wenn bei Venenerkrankungen eine venöse Stauung im Beckenbereich vorliegt, die zu Hämorrhoiden führt und auch schmerzende, geschwollene Beine verursacht. In der Schwangerschaft kommen oft Wirbelsäulenbeschwerden im Bereich der Lendenwirbelsäule mit Verschlechterung im Stehen vor, die gern mit *Aesculus*-Globuli behandelt werden. Bei Unverträglichkeit von *Aesculus* wird *Myrrhis odorata* zur Hämorrhoiden-Behandlung verabreicht. Dieses Mittel wirkt entzündungs- und stauungshemmend auf das Gewebe und ist daher bei Hämorrhoiden hilfreich.

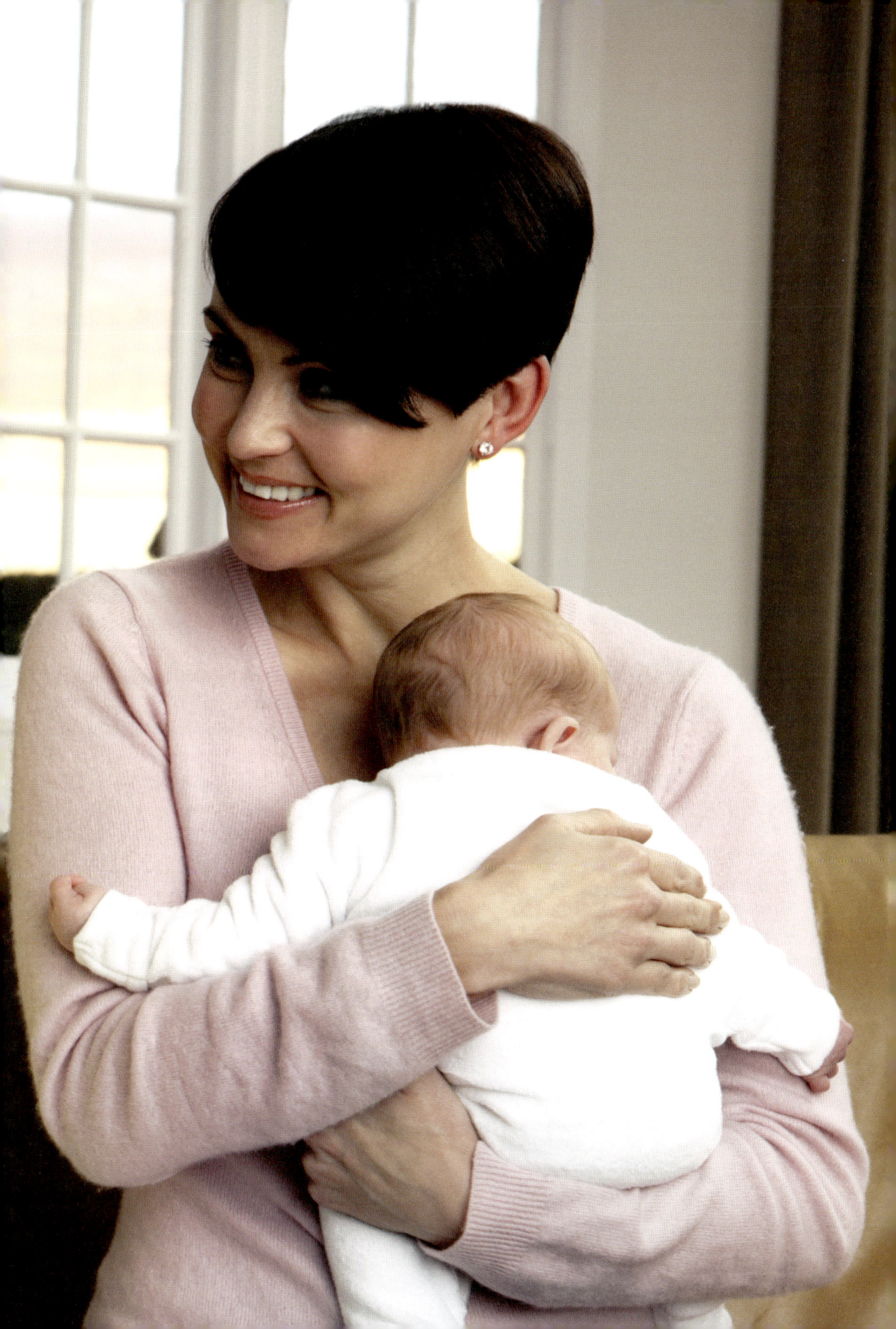

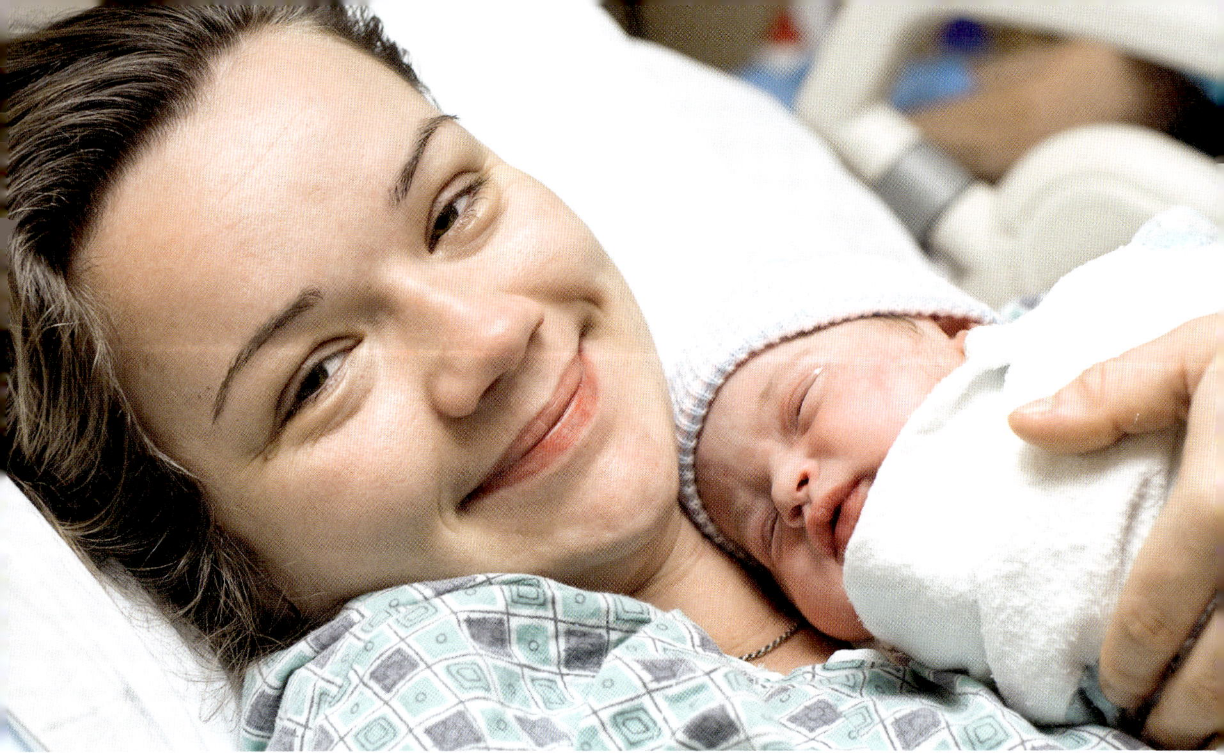

Nachwehen

Die Erfahrungen zeigen, dass man auch bei Nachwehen das Simile verabreichen muss, um den Schmerz erfolgreich zu behandeln. Eine homöopathische Prophylaxe kann nicht empfohlen werden, weil sie wirkungslos ist. Erst wenn Symptome auftreten, kann das passende Arzneimittel nach der Simile-Regel gefunden werden. Nach der Geburt des ersten Kindes treten selten starke Nachwehen auf. Diese kommen meistens bei Mehrgebärenden vor.

Die häufigsten indizierten Arzneien

Cuprum: → Die Patientin ist unflexibel, hat Krämpfe und starke, unerträgliche Nachwehen während des Stillens und lange danach. Oft ist sie auch außer Atem und empfindet eine große Erschöpfung (durch das Stillen in der Nacht). Sie hat auch Furcht vor dem Versagen (Mütter haben oft ein schlechtes Gewissen, wenn das Stillen nicht so funktioniert, wie sie es sich vorstellen). Die Krämpfe beginnen in den Zehen, erstrecken sich bis zum Magen und Bauch und werden begleitet von Übelkeit (metallischer Geschmack im Mund mit vermehrter Speichelbildung) und Durchfall mit krampfartigen Schmerzen. In der Regel handelt es sich um Mehrgebärende! Diese Patienten haben großes Verlangen nach kaltem Wasser und spüren nach dem Trinken Erleichterung. Eine einzige Gabe (5 Globuli) von *Cuprum* C30 lässt alle Krämpfe verschwinden.

Arnica:	→	Die Patientin spürt starke, ziehende Schmerzen, besonders beim Stillen, dabei liegt sie gern und braucht Ruhe. Sie hat einen heißen Kopf, kalten Körper und das Gefühl von Quetschung, Wundheit und Zerschlagenheit. Das Bett erscheint ihr zu hart. Eine einmalige Gabe von 5 Globuli *Arnica* C30 wirkt Wunder, wenn diese Symptome vorhanden sind.
Chamomilla:	→	Die Patientin ist verzweifelt, spürt unerträgliche Nachwehen und schreit, wenn das Kind saugt. Jede Bewegung verstärkt den Schmerz. Sie ist reizbar und will nicht stillen. Sie hat zu dunkle und sehr starke Lochien. Die Kinder bekommen oft Koliken durch den Ärger und Zorn der Mutter. Die Milchbildung geht zurück. Die einmalige Gabe von 5 Globuli *Chamomilla* C30 verringert ihren Zorn und ermutigt sie, das Baby doch zu stillen.
Coffea:	→	Die Patientin spürt starke, ziehende Nachwehen während des Stillens. Sie ist überreizt, hellwach, schlaflos (nachts) und sehr schmerzempfindlich. Ihr Körper fühlt sich kalt und steif an. Wärme und Hinlegen tun gut, Kaffee und Kälte bringen eine Verschlechterung.
Ferrum:	→	Schwache Frauen mit hochrotem Gesicht. Sie haben Nachwehen wie Geburtswehen mit Koagelabgang!
Belladonna:	→	Die Nachwehen beginnen plötzlich. Diese kolikartigen Schmerzen verschlechtern sich nachmittags und abends, durch Stillen und beim Hinlegen. Die Patientin hat das Gefühl, als würde Beckeninhalt durch die Vulva herausgepresst. Ihr Kopf ist heiß, die Extremitäten kalt. Solche Patientinnen sitzen aufrecht beim Stillen, denn so geht es ihnen besser. Sie brauchen Ruhe.
Bellis perennis:	→	Das sogenannte *Arnica* des Uterus, hilft bei Nachwehen, Gebärmutterblutungen, Blutergüssen und Quetschungen, die durch Verletzungen entstanden sind.
Nux vomica:	→	Diese Patientinnen sind reizbar, haben einen Stuhldrang und spüren die Nachwehen sehr stark. Sie fallen in Ohnmacht vor Schmerz. Wärme verbessert die Situation.
Sulphur:	→	Hitzig! Durstig! Die Fußsohlen sind brennend heiß. Der Schmerz zieht vom Kreuz zum Schambein und in die Oberschenkel. Schmerzen im Uterus.
Kalium carbonicum:	→	Stechende, einschießende Schmerzen, die vom Rücken in das Gesäß oder in die Oberschenkel ziehen.
Pulsatilla:	→	Sanfte, weinerliche, anhängliche Patientin mit Verschlimmerung gegen Abend. Durstlos.

Sepia:	→	Völlegefühl im Anus (wie ein Ball), Schmerzen vor allem im Rücken, stechende Schmerzen in der Vagina (nach oben) und Prolapsgefühl.
Magnesium carbonicum:	→	Hilft, wenn Patientinnen in der Schwangerschaft *Magnesium* einnehmen und im Wochenbett absetzen. Sie spüren regelmäßig starke, unerträgliche Nachwehen während und extrem stark nach dem Stillen.

Kasuistik: Erwartungsangst und Krämpfe

Vorgeschichte: Zweitgebärende mit Spontangeburt in SSW 40 + 0.
Symptomatik: Die Patientin hat Nachwehen und periphere Krämpfe. Um 22:00 Uhr ist sie ruhelos und spürt beim Stillen sowie danach heftige Krämpfe im Uterus und auch in den Zehen am rechten Fuß. Sie gibt eine Beschwerdestärke von VAS 8-10 an.

Repertorisation (Synthesis Edition 9.1)

Gemüt - Beschwerden durch:
- Erwartungsspannung

Furcht
- Versagen, Misserfolg; vor dem
  - Prüfungen; bei

Wahnideen:
- Fallen
  - er würde
- verloren, sie sei

Beschäftigung (= Ablenkung):
- amel.

Allgemeines - Anstrengung:
- körperliche
  - amel.

Geistige Anstrengung; agg.

Extremitäten - Krämpfe:
- Zehen
  - Entbindung; während

Verschreibung: *Cuprum* C30 einmalig 5 Globuli.
Verlauf: 22:10 Uhr: deutliche Besserung laut Patientin.
Ein Tag später: Sie hat noch leichte Nachwehen beim Stillen (VAS 4), der Zehenkrampf ist verschwunden.
2 Tage später: Die Patientin ist beschwerdefrei (VAS 0).

Diskussion: *Cuprum* brauchen wenig flexible Patienten, die ihre Emotionen durch bestimmte Regeln, Kontrolle sowie gesteigerte Leistung unterdrücken, und entsprechend auf der körperlichen Ebene stark verspannte und verkrampfte Reaktionen zeigen. Die heftigen Beschwerden treten plötzlich auf, um genauso plötzlich wieder zu verschwinden. Krämpfe, Atemnot und Erschöpfung sind die Hauptanwendungsgebiete.

Kasuistik: Nachwehen

Vorgeschichte: Zweitgebärende mit Sectio.
Symptomatik: Um 20:00 Uhr hat die Patientin hat starke Nachwehen von ziehender Schmerzqualität, besonders beim Stillen. Sie hat einen heißen Kopf, ihr Körper ist allerdings kalt.
Verschreibung: *Arnica* C30, einmalig 5 Globuli.
Verlauf: 21:00 Uhr: Laut Patientin deutliche Besserung.
Ein Tag später: Sie ist beschwerdefrei und stillt das Baby.
Diskussion: *Arnica* beseitigt Hitze im Kopf und Gesicht und hilft bei großer Schwäche und Erschöpfung, welche die Patientinnen oft nach einer Sectio empfinden. Auch bei Folgen von Überanstrengung und Übermüdung. *Arnica*-Patienten sind überempfindlich gegen Schmerzen. Sie erleben eine Verschlimmerung durch Berührung und Bewegung und eine Besserung durch Liegen und Ruhe.

Kasuistik: Ärger, Zorn und Nachwehen

Vorgeschichte:
37-jährige Zweitgebärende mit Sectio.
Symptomatik: Die Patientin hat unerträgliche Nachwehen. Sie ist verzweifelt und schreit laut, wenn das Kind saugt. Sie ist sehr reizbar und will nicht anlegen.
Verschreibung: *Chamomilla* C30, einmalig 5 Globuli.
Verlauf: Nach 15 Minuten schreit die Patientin nicht mehr beim Stillen, sie wirkt ruhiger und entspannter. Ein Tag später: Sie hat gar keine Schmerzen mehr.
Diskussion: Geschätzt wird die Kamille (*Chamomilla*) wegen ihrer beruhigenden und entzündungshemmenden Wirkung. In der Volksmedizin gilt sie als Allheilmittel. Der Kranke ist ungeduldig und gereizt, wütend und gleichzeitig verzweifelt sowie ständig unzufrieden, egal was man tut. Kinder schreien laut, sind schlaflos, unruhig und wissen nicht, was sie wollen. Sie beruhigen sich erst, wenn sie herumgetragen werden. Eine Wange ist blass, eine rot. Bei Stillkindern entstehen oft Koliken nach Ärger und Zorn der Mutter. Durch Ärger und Zorn der Mutter (Milch geht zurück) wird die Brust hart, gespannt, empfindlich und beim Stillen bestehen unerträgliche Nachwehen.

Kasuistik: Reizbar, schlaflos und Nachwehen

Vorgeschichte: Spontangeburt aus Steißlage in SSW 38 + 1.
Symptomatik: Die Patientin hat starke, ziehende Nachwehen während des Stillens. Sie ist kälteempfindlich, redet viel, ist hellwach und kann einfach nicht schlafen.

Repertorisation (Synthesis Edition 9.1)

Allgemeines - Reizbarkeit, körperliche:
- übermäßig

Schlaf - Schlaflosigkeit:
- Gedanken
  - Gedankenandrang; durch (Einschlafen - schwierig - Erwachen - 3 / GM - Gedanken - Gedankenandrang - Schlaflosigkeit)

Verschreibung: 22:00 Uhr
Coffea C30, einmalig 5 Globuli.
Verlauf: Nach 30 Minuten ist noch keine Besserung aufgetreten.

Repertorisation (Synthesis Edition 9.1)

Weibliche Genitalien - Schmerz:
- Uterus
  - zusammenschnürend, zusammenziehend

Verschreibung: 22:30 Uhr
Bellis perennis C30, 5 Globuli.
Verlauf: 23:30 Uhr: Nach 1 Stunde ist eine deutliche Besserung aufgetreten.
Ein Tag später: 8:00 Uhr: Nachwehen nur während des Stillens vorhanden.
Eine Stunde später: 9:00 Uhr: Ansaugschmerz ist unerträglich. Am liebsten möchte sie Abstillen, den das Stillen verursacht starke Nachwehen.
Verschreibung: Rathania D4, 3 x täglich 5 Globuli + Lasertherapie.
Verlauf: Ein Tag später: Leichte Besserung. Am nächsten Tag: Der Patientin geht es wieder sehr gut. Sie stillt ihr Baby ohne Probleme.
Diskussion: Coffea zeigte keine Wirkung, daher musste der aktuelle Krankheitszustand aufgezeichnet und ein zweites homöopathisches Mittel gewählt werden, das genau darauf passte. Manchmal lässt eine Kranke ihre Beschwerden nicht zur deutlichen Wahrnehmung kommen. *Bellis perennis* hilft oft bei starken Nachwehen und macht sie erträglicher, doch Rathania erleichtert unerträgliche Ansaugschmerzen beim Stillen.

Kasuistik: Intensive Nachwehen und Kreuzschmerzen

Vorgeschichte: Erstgebärende mit Spontangeburt in SSW 38 + 3.
Symptomatik: Die Patientin hat starke Nachwehen und stechende Kreuzschmerzen.
Verschreibung: *Bellis perennis* C30, einmalig 5 Globuli.
Verlauf: Nach einer Stunde ist eine deutliche Besserung eingetreten.

Ein Tag später: Abends leichte Nachwehen und leichte Kreuzschmerzen.
2 Tage später: Laut Patientin keine Nachwehen mehr, leichte Kreuzschmerzen nur im Liegen.
Tage später: Mutter und Kind werden entlassen.

Kasuistik: Starke Nachwehen

Vorgeschichte: Zweitgebärende mit Spontangeburt.
Symptomatik: Die Patientin spürt starke Nachwehen.
Verschreibung: *Bellis perennis* C30, einmalig 5 Globuli. Sie hat vorher 3 x Parkemed (Mefenaminsäure) erhalten.
Verlauf:
16:00 Uhr: Nach 1 Stunde deutliche Besserung laut Patientin.
18:20 Uhr: Sie spürt leichte Nachwehen, die Schmerzen werden immer leichter.

Kasuistik: Wundschmerz, dann Kopfschmerzen

Vorgeschichte: Drittgebärende mit Geburt nach Sectio (Beckenendlage) in SSW 38+6.
Symptomatik: Am 1. Tag p.p. (9:00 Uhr) klagt die Patientin über starke Schmerzen an der Sectio-Wunde und gibt VAS 9-10 an.
Verschreibung: *Bellis perennis* C30, einmalig 5 Globuli.
Verlauf: 9:30 Uhr: Leichte Besserung laut Patientin.
17:00 Uhr: Sie braucht keine Schmerzmittel mehr.
Ein Tag später: Die Patientin ist beschwerdefrei.
17:30 Uhr: Die Patientin hat starke Kopfschmerzen bekommen, ihr ist schwindelig, sie spürt extrem drückende Schmerzen beim Gehen, Bücken, Denken und Lesen. Ihr Gesicht ist auffallend gerötet, stark kongestioniert und heiß. Sie gibt VAS 7-8 an.
Verschreibung: *Arnica* C30, einmalig 5 Globuli
Verlauf: Ein Tag später: Laut Patientin keine Beschwerden mehr.
2 Tage später: Mutter und Kind werden entlassen (VAS 0).
Diskussion: *Arnica* ist ein wichtiges Wochenbettmittel. Kopfschmerzen nach einer Operation (Sectio) sowie Wundschmerz werden durch eine *Arnica*-Gabe deutlich verringert. *Arnica* hat starken Einfluss auf das Blut und besonders die Blutgefäße, indem es die Durchblutung verbessert. *Arnica*-Patienten geben immer wieder an, sich „wie zerschlagen“ zu fühlen. Auch drückende Kopfschmerzen und Schwindel beim Bewegen des Kopfes, der sich beim Bücken verschlimmert, sprechen für *Arnica*. Es reduziert Angst, lindert Schmerzen und verhindert übermäßige Blutung.

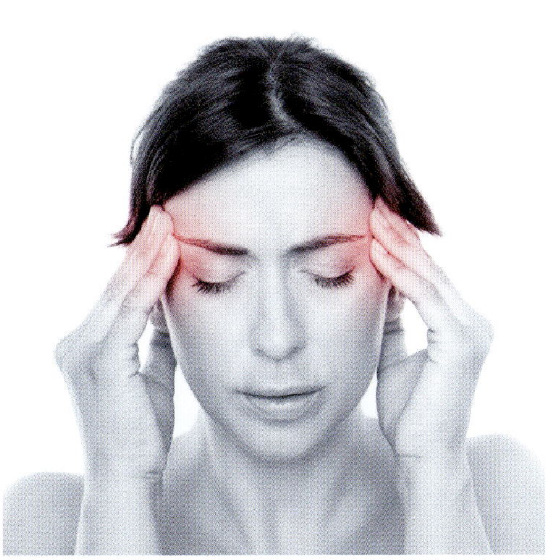

Kasuistik: Nachwehen

Vorgeschichte: Spontangeburt in SSW 38+1.
Symptomatik: Die Patientin hat starke Nachwehen.
Verschreibung: 7:30 Uhr: *Bellis perennis* C30, einmalig 5 Globuli.
Verlauf: 8.30 Uhr: Laut Patientin deutliche Besserung.
Zwischen den Stillzeiten sind keine Nachwehen vorhanden.

Kasuistik: Reizbarkeit und Nachwehen

Vorgeschichte: Geburt mit Sectio (Beckenendlage) in SSW 37.
Symptomatik: Um 20:00 Uhr berichtet die Patientin spontan über unerträgliche Kreuzschmerzen, starke Blähungen und starke Nachwehen. Die Sectio-Wunde ist schmerzhaft. Sie ist reizbar, hat Schnupfen und Beinödeme.
Verschreibung: 20:00 Uhr: *Nux vomica* C30, einmalig 5 Globuli
Verlauf: 22:00 Uhr: Deutliche Besserung laut Patientin, die Kreuzschmerzen sind verschwunden. Die Sectio-Wunde schmerzt nur links. Nachwehen sind kaum spürbar.
Verlauf: Nach 2 ½ Stunden: Deutliche Besserung laut Patientin.
2:30 Uhr: Sie hat Halsweh und einen Quark- bzw. Topfenwickel erhalten.
8:30 Uhr: Der Patientin geht es wieder sehr gut und sie ist sehr dankbar.
Diskussion: *Nux vomica* heilte die Reizbarkeit und stabilisierte das allgemeine Wohlbefinden der Patientin innerhalb kurzer Zeit.

Kasuistik: Extreme Reizbarkeit und Nachwehen

Vorgeschichte: Zweitgebärende mit Spontangeburt, hat bereits abgestillt.
Symptomatik: 2 Tage p.p. hat die Patientin starke Nachwehen und Kreuzschmerzen. Sie ist extrem reizbar.
Verschreibung: *Chamomilla* C30, einmalig 5 Globuli.
Verlauf: Einen Tag später ist die Patientin beschwerdefrei.
Diskussion: Die Patientin war extrem reizbar, daher war *Chamomilla* das passende Arzneimittel und nicht *Bellis*. Zu *Bellis* gehört ein starkes Abwärtsdrängen in der Gebärmutter, mit Kreuzschmerzen, besonders nach Anstrengung. *Bellis* wird eher gegen Erysipel (z.B. der Mammae), Mastitis, Gebärmutterblutungen, Blutergüsse und Quetschungen, die durch Verletzungen entstanden sind, empfohlen. *Chamomilla* will weder angesprochen noch berührt werden, nach Ärger oder Zorn. Der Patient ist überempfindlich gegen Schmerz bzw. „ganz verzweifelt“ vor Schmerz. Die Schmerzen sind unerträglich und nicht auszuhalten. Warum also erhielt die Patientin *Chamomilla* und nicht *Bellis perennis*? Das Typische bei ihr war die Reizbarkeit und Ungeduld, die Verzweiflung einer sehr empfindlichen Mutter mit schlechtem Gewissen, ihr Baby nicht zu stillen.

Kasuistik: Nachwehen, Krämpfe

Vorgeschichte: Zweitgebärende mit Spontangeburt.

Symptomatik: 2 Tage p.p. (8:00 Uhr) kommt die Patientin ins Kinderzimmer, um bei der Morgenpflege des Kindes mitzumachen. Da sie einen starken Schnupfen hat, erhält sie von mir einen Mundschutz. Plötzlich bricht sie die Morgenpflege ab, setzt sich nieder und berichtet: „Dieser Schnupfen ist so lästig und die Nachwehen sind so stark, mir ist so kalt und ich muss mich leider setzen. (Sie hat vorher gestillt.) In der Nacht habe ich kaum geschlafen, das Baby wollte ständig saugen, hatte aber auch lästige Blähungen, die sich nach dem Aufstoßen beruhigten. Ich trinke den Stilltee, Milch mag ich aber nicht." Die Patientin hat in der Schwangerschaft *Magnesium* genommen und im Wochenbett abgesetzt. Ich empfehle ihr Homöopathie sowie sich niederzulegen und zu entspannen.

Verschreibung: 8:30 Uhr: *Magnesium carbonicum* C30, einmalig 5 Globuli.

Verlauf: 9:30 Uhr: Die Patientin schläft.

10:30 Uhr: Sie ist munter, legt das Baby an und sagt: „Die Krämpfe haben nachgelassen."

14:30 Uhr: Sie sitzt auf dem Gang und ruft mir zu: „Die Krämpfe sind wirklich weg. Ich fühle mich gut."

Am nächsten Tag: Die Mutter hatte keine Nachwehen mehr, weder vor, während noch nach dem Stillen.

Diskussion: Die Praxis zeigt, dass Mütter, die in der Schwangerschaft *Magnesium* genommen haben, öfter an Krämpfen (Nachwehen) leiden. *Magnesium carbonicum* beseitigte starke Nachwehen und unterstützte ihre Abwehrkräfte.

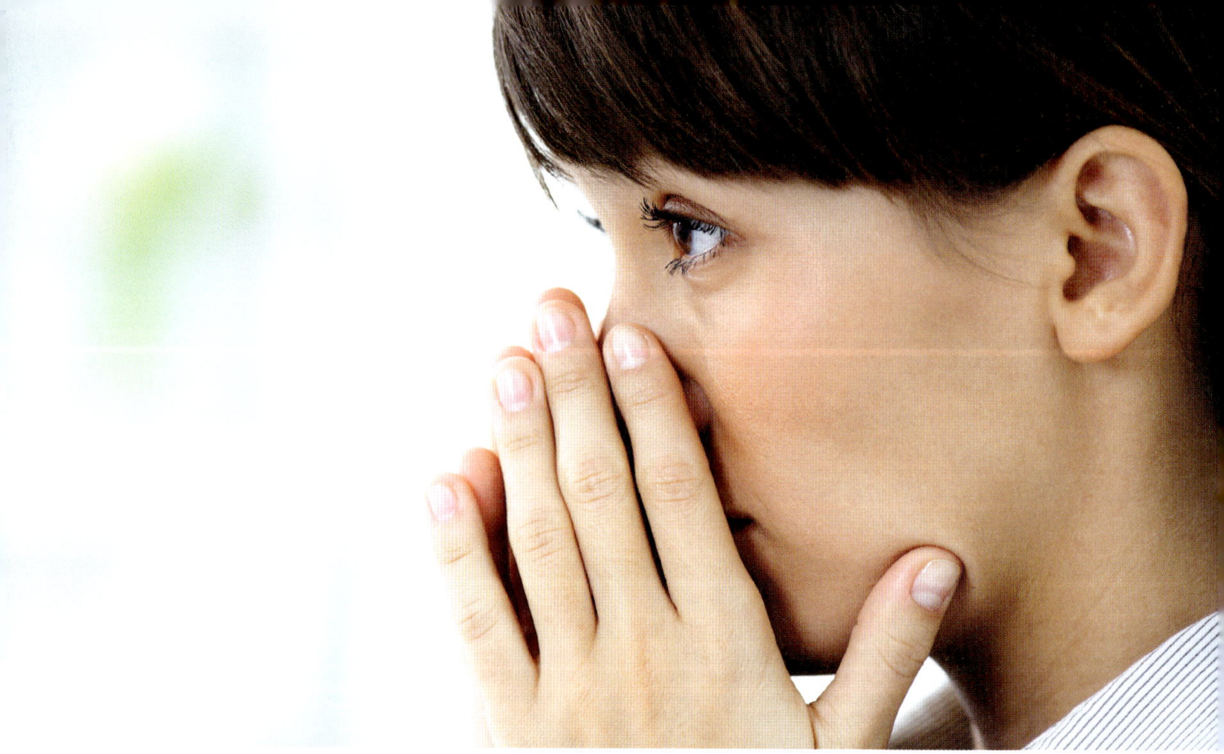

Panikattacken

Ein sanfter homöopathischer Aspekt
der Panikattacken:
Die Angst steigt,
der Wind weht,
Herzklopfen,
es hört nicht auf...
Der Homöopath zählt:
ein Globulus, zwei, drei,
vier, fünf,
Mund auf
zergehen lassen.
Stille.
Vom Schmerz befreit
verschwand die Angst
plötzlich mit dem Wind
so, wie sie kam.

Jela V.

Die Angststörung (Ängste, Panikattacken) beginnt meist schleichend gegen Mitternacht als Folge eines Kaiserschnitts, starker Schmerzen oder der hormonellen Umstellung. Die betroffene Mutter befürchtet immer, dass etwas Schlimmes passieren könnte, worauf sie keinen Einfluss hat. (Sie gibt ihr Baby dann in der Regel ab). Sie hat ambivalente Gefühle gegenüber dem Kind. Sie ist reizbar, angespannt, nervös und ruhelos, hat Herzrasen, ihr ist schwindelig und sie hat Schlafprobleme. Sie erlebt ihre Sorgen als unkontrollierbar und empfindet sich – auch den Ärzten und dem Pflegepersonal gegenüber – als ausgeliefert.

Die häufigste indizierte Arznei

Aconitum: → Bei Furcht vor dem Tod. Die Patientin traut sich nicht einzuschlafen. Die einmalige Gabe von *Aconitum* C30 (5 Globuli) kann alle Beschwerden beseitigen.

Kasuistik: Große Angst nachts mit Schlaflosigkeit

Vorgeschichte: 24-jährige Erstgebärende nach In-vitro-Fertilisation (IVF) mit Sectio wegen Dystrophie des Kindes und zu wenig Fruchtwasser bei Plazentainsuffizienz in SSW 35 + 3.

Symptomatik: Die Patientin sitzt in der Stillecke und füttert das Baby. Mir fällt auf, dass sie sich immer wieder an den Beinen kratzt. Ich fange empathisch mit einer homöopathischen Anamnese an. Die Patientin beginnt spontan zu erzählen: „Ich habe seit 3 Monaten panische Angst, besonders in der Dämmerung. Das Baby ist so klein und meine Angst wird immer größer. Jetzt spüre ich im Gesicht große Hitze und bald ist es wieder weg, wie ein Wind. Sehen Sie das nicht? Ich spür' es aber. Es juckt und ich kratze am ganzen Körper, dann kommt eine kurze Erleichterung. Mein Gatte arbeitet in der Nacht und lässt mich jede Nacht allein zu Hause. Ich leide auch oft an Schlaflosigkeit und bin sehr durstig." Charakteristisch ist der nadelstichartige Juckreiz am ganzen Körper. . Ihre Füße sind ganz zerkratzt und leicht blutig vom Kratzen, gerötet und heiß. Sie leidet an Schlaflosigkeit und ist immer sehr durstig. Der ganze Körper ist heiß, durch Kälte wird es besser. Die Patientin sagt: „Ich könnte mich im Schnee wälzen." Der Ehemann arbeitet nachts und sie hat Angst, allein zu Hause zu bleiben.

Verschreibung: 14:00 Uhr: *Aconitum* C30, einmalig 5 Globuli.

Verlauf: 15:00 Uhr: Die Patientin spürt eine deutliche Besserung. Sie sagt: „Das erste Mal nach 3 Monaten spüre ich eine leichte, angenehme Kälte in den Handflächen und an den Fußsohlen. Ich habe keine Angst und der Juckreiz ist weg." Sie kratzt sich nicht mehr.

18:00 Uhr: Die Patientin ist beschwerdefrei.

Ein Tag später um 8:00 Uhr lacht sie und sagt: „Es geht mir gut, muss mich nimmer kratzen." Abends kommt laut Patientin ein leichter Juckreiz zurück, doch am nächsten Tag sind die Beschwerden abgeklungen.

Diskussion: Wenn die alten Symptome zurückkommen, ist keine Wiederholung notwendig, denn die Heilung ist im Gange.

Kasuistik: Quälende Angst vor dem Tod

Vorgeschichte: 38-jährige Erstgebärende mit Wunsch-Sectio bei vorzeitigem Blasensprung in SSW 35. Die Patientin hat eine Hypertonie, die sie mit Medikamenten behandelt.
Symptomatik: 2 Tage p.p. ist die Patientin blass, ihr ist schwindelig und sie muss sich setzen. Sie hat ein schlechtes Blutbild. Nachts hat sie Kreuzschmerzen beim Liegen.
Verschreibung: *China* C30, einmalig 5 Globuli.
Verlauf: Nach fast 2 Stunden deutliche Besserung laut Patientin. Die Kreuzschmerzen sind weg. Die Patientin nimmt ihre Blutdruckmedikamente und bekommt danach starke Kopfschmerzen.
Verschreibung: *Arnica* C30, einmalig 5 Globuli.
Verlauf: Nach 15 Minuten fühlt sich die Patientin besser. Ihr Blutdruck ist unverändert.
Abends hat sie einen hohen Blutdruck, eine Anamnese ist unmöglich, denn die Patientin will nicht reden. Sie sagt nur kurz: „Ich werde gleich ohnmächtig!" Sie wird sofort im Aufwachzimmer behandelt und bekommt Infusionen (nur zur Schmerzbehandlung). Patientin hatte sehr starke Schmerzen.
Symptomatik: 2 Tage später (20:00 Uhr) erfolgt eine ausführliche Anamnese. Die Patientin wirft die Decke weg, erträgt die Wärme und Berührung nicht. Ihr Gesicht ist abwechselnd blass und rot. Sie hat eine trockene, heiße Haut. Sie traut sich nicht einzuschlafen. Sie hat Angst vor dem Tod und meint, dass sie bestimmt sterben würde, wenn sie einschläft. Sie hat sehr heiße Fußsohlen, ist durstig und schwach.

Repertorisation (Synthesis Edition 9.1)

Gemüt - Wahnideen:
- sterben (Tod-Vorahnung)
  - gleich sterben, man würde gleich (Krankheit - unheilbare Krankheit; er habe eine / stirbt, er / Gemüt - Tod - Vorahnung des (eigenen) Todes)
    - Einschlafen sterben; sie werde beim

Furcht:
- Tod; vor dem

Tod:
- Vorahnung des Todes

Weinen

Allgemeines - Ohnmacht:
- Gesicht
  - blassem; mit

Verschreibung:
Aconitum C30, einmalig 5 Globuli.
Verlauf: Nach 30 Minuten kommt die Patientin und sagt: „Es geht mir schon besser und ich werde versuchen zu schlafen."
22:00 Uhr: Sie schläft.
5:30 Uhr: Sie ist ausgeschlafen, pumpt ab und möchte das Baby füttern. Sie fühlt sich wohl und ist sehr dankbar.
2 Tage später: Die Patientin hat Besuch von ihrer Schwester. Sie ist beschwerdefrei.

Nach 3 Wochen Anruf der Schwester: Die Patientin hat wieder Angstzustände. Sie traut sich nicht auf die Straße und weint viel.
Verschreibung: Ich empfehle die erneute Gabe von 5 Globuli *Aconitum* C30.
Verlauf: Anruf nach einer Woche: Der Patientin geht es wieder gut, sie stillt das Baby erfolgreich.

Diskussion: *Aconitum* heilt quälende Angst vor dem Tod sowie Beschwerden infolge eines Schrecks oder von Schrecken. Die Patienten werfen sich im Bett von einer Seite zur anderen. Sie entwickeln eine quälende Angst vor dem Tod und sagen ihre eigene genaue Todesstunde voraus. Sie trauen sich nicht einzuschlafen. Ihr Gesicht ist rot und blass. Sie sind hellwach.

Kasuistik: Todesangst

Vorgeschichte: Erstgebärende mit Sectio.
Symptomatik: Um 23:00 Uhr ist die Patientin blass, ihr ist schwindelig, sie hat panische Angst vor dem Tod und traut sich nicht einzuschlafen. Sie gibt ihr Baby ab.

Repertorisation (Synthesis Edition 9.1)

Gemüt - Furcht:
- Tod, vor dem

Vorahnungen

Verschreibung: *Aconitum* C30, einmalig 5 Globuli.

Verlauf: Nach einer Stunde fühlt die Patientin eine deutliche Besserung. Die Angst ist weg und sie ist sehr dankbar. Sie sagt es auch: „Ich bin so glücklich, die Angst ist weg und ich werde versuchen zu schlafen.“ 5:30 Uhr: Sie hat gut geschlafen und will das Baby stillen.
Diskussion: Innerhalb einer Stunde wurde die Patientin von ihrer Angst befreit und war wieder glücklich. Bei der Morgenbeschprechung wunderten sich die Ärzte, wie schnell die Homöopathie half.

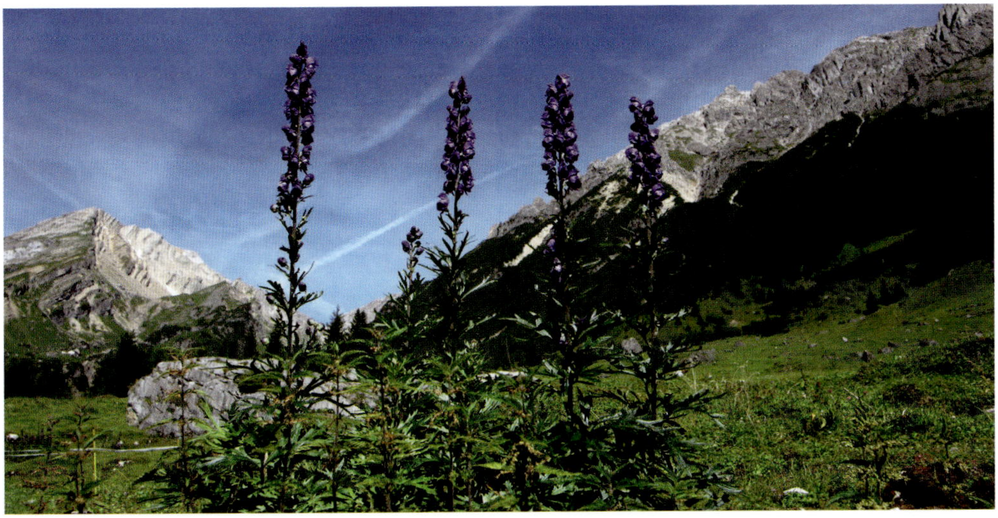

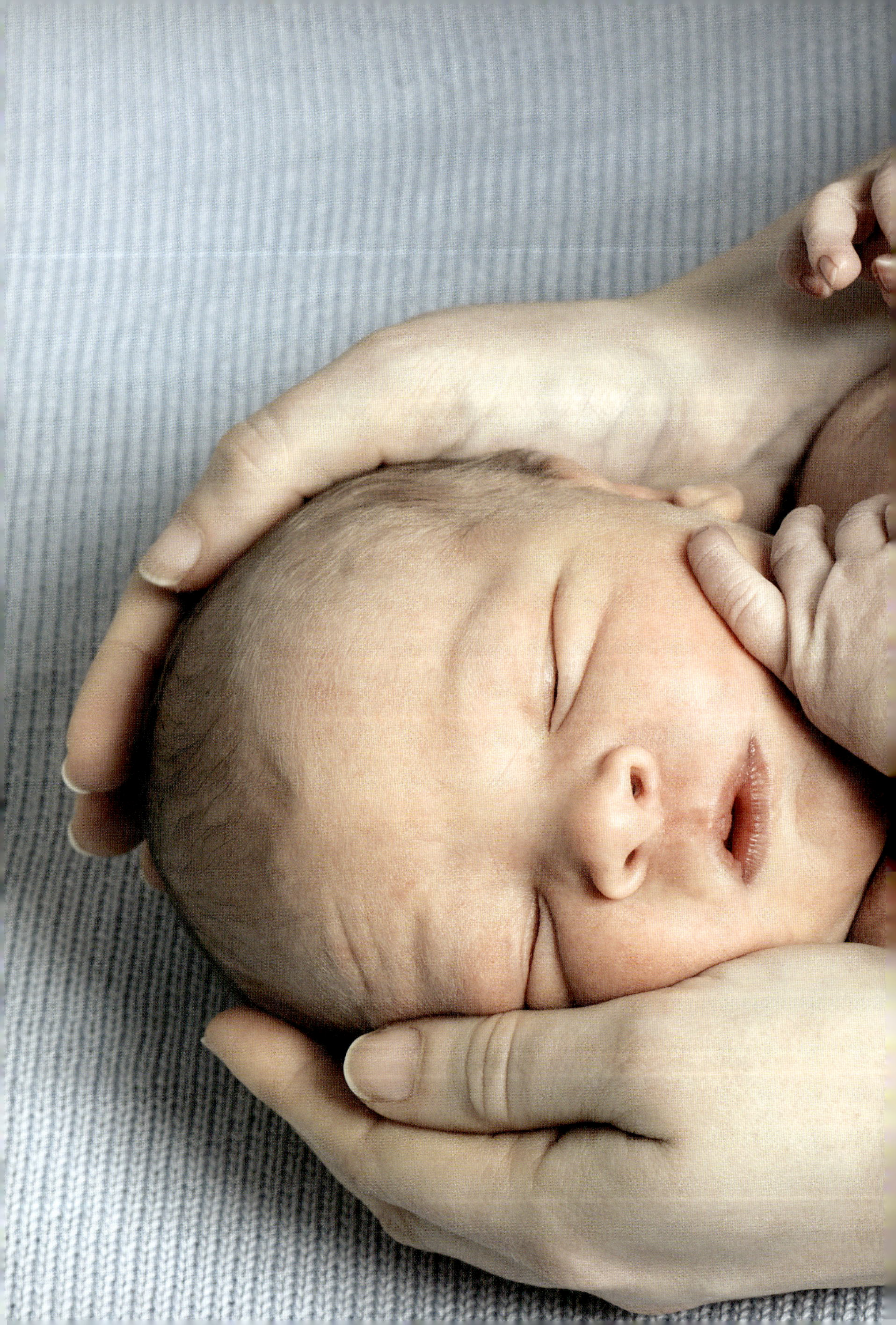

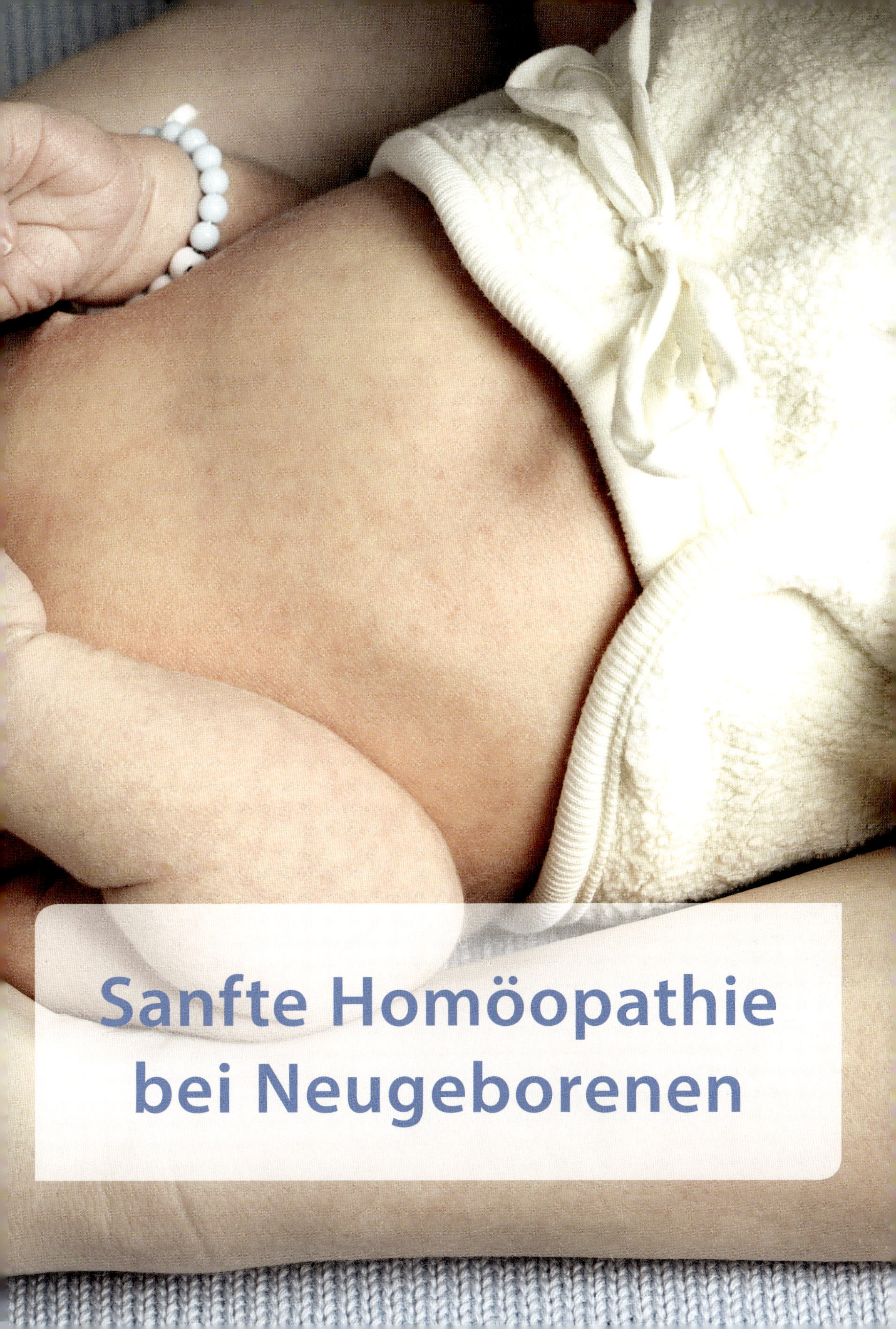

Sanfte Homöopathie bei Neugeborenen

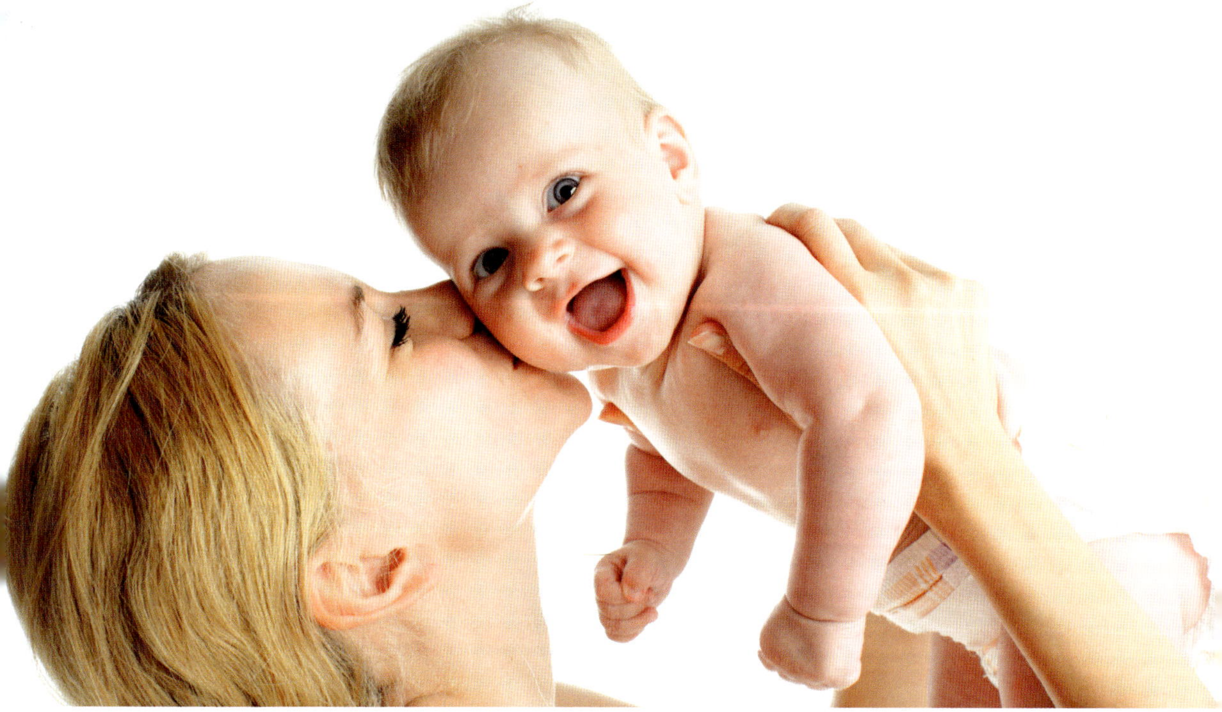

Sanfte Homöopathie bei Neugeborenen

Wenn Babys krank werden, verspricht die Homöopathie sanfte Heilung. Wie funktioniert das? Durch die Homöopathie werden Selbstheilungskräfte des Körpers aktiviert und das Immunsystem wird unterstützt. Für Verletzungen, Fieber, Entzündungen, Bauchweh, Blähungen, Hautausschläge, Konjunktivitis, Schnupfen und viele andere Beschwerden bei Neugeborenen findet man wirksame Mittel, die ohne Nebenwirkungen die Ausheilung der Krankheit fördern. Und dies ohne Unterdrückung der Symptome. Neugeborene können keine eigenen subjektiven Angaben zu ihren Beschwerden machen. Die Arzneifindung ist daher von der genauen Beobachtung des Homöopathen und den Angaben der Mutter abhängig. Sehr wichtig ist dabei der äußere Aspekt.

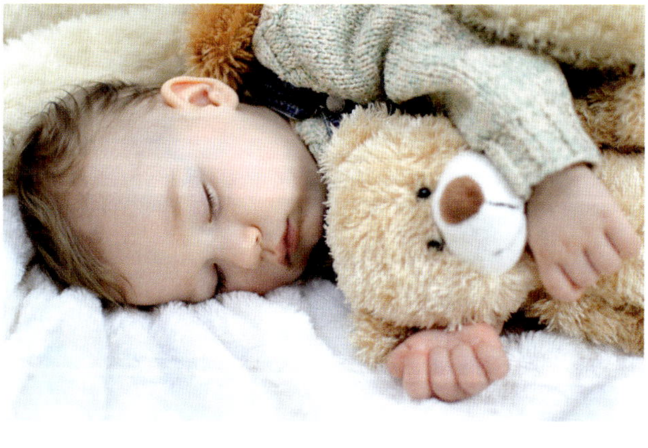

Haut:	→	Wie sieht die Hautfarbe des Kindes aus? Ist es rot oder blass? Hat es vielleicht einen roten Kopf, aber blasse Extremitäten? Hat es eine rote Wange und eine blasse? Ist die Verfärbung der Haut lokal oder am ganzen Körper verteilt? Ist die Haut trocken, schuppig, heiß, kalt oder feucht. Schwitzt das Baby, schwitzt es mehr am Kopf als an den Füßen? Ist der Kopf heiß und der Körper kalt? Bleiben die Beschwerden gleich oder dehnen sie sich aus?
Gemüt:	→	Was sehe ich gemütsmäßig an dem Kind? (Aber Vorsicht vor falschen Interpretationen!) Wirkt es zornig, apathisch, schreckhaft, reizbar? Erträgt es keine Geräusche und zuckt davon zusammen? Verträgt es kein Licht, keine Berührung? Ist es quengelig und weinerlich?
Explizite Auslöser (Ätiologie) finden:	→	Die Beschwerden können beispielsweise durch eine schnelle Geburt, Kälte, einen Schock, die Narkose, Vakuumextraktion, Sectio, Medikamente oder Blutverlust ausgelöst werden.
Besserung bzw. Verschlechterung erkennen:	→	Wann tritt sie ein? Zu welcher Tageszeit? Vor dem Stuhlgang, danach? Wie tritt sie ein? Plötzlich, rasch oder allmählich? Wo? Im Bett, beim Bad etc.? Verbessert oder verschlechtert Wärme, Nähe oder Trinken das Befinden des Babys? Welchen Einfluss haben Geräusche, Berührungen, das Wetter etc.?
Auf den Appetit und die Ausscheidungen des Neugeborenen achten:	→	Hat das Baby Hunger? Viel oder wenig Durst? Zeigt es ein gutes Trinkverhalten? Leidet es unter Bauchschmerzen, Blähungen, Durchfall oder Verstopfung? Wie ist der Harn, seine Menge und Art (riecht er anders als sonst)?
Die Atmung beobachten:	→	Ist die Koordination beim Saugen, Schlucken und Atmen erschwert (durch Sekret oder Fruchtwasser). Ist die Atmung schwach oder ganz angehalten (manche Babys vergessen zu Atmen).
Zuletzt den Allgemeinzustand des Neugeborenen prüfen:	→	Wie ist sein Schlaf? Tief und fest oder leicht? Schreckt es oft im Schlaf auf? Ist seine Temperatur nach dem Schlafen verändert? Schwitzt es am Kopf, Nacken oder am ganzen Körper? *Belladonna* beispielsweise hat immer extrem kalte Hände und Füße.
Neben der Homöopathie auch an wirksame allgemeine Maßnahmen denken:	→	So gilt beispielsweise bei Durstfieber des Säuglings im Hochsommer: Flüssigkeitszufuhr und nur leicht zudecken.

Hier zwei Kasuistiken mit eher allgemeiner Symptomatik als Einstieg in die Neugeborenen-Homöopathie:

Kasuistik: Blässe, Fieber und Obstipation

Vorgeschichte: Geburt in der SSW 41 + 5.
Symptomatik: Um 19:00 Uhr fiebert das Kind, ist blass, schreit sehr viel und hat keinen Stuhl.

Repertorisation (Synthesis Edition 9.1)

Fieber - Periodisch:
- Tag

Allgemeines - Anämie:
Obstipation
- agg.

Kopf - Schmerz:
- begleitet von - Obstipation

Verschreibung:
China C30, einmalig 5 Globuli.

Verlauf: 20:00 Uhr: Das Kind hat eine Temperatur von 37,8°C, seine Hautfarbe ist rosig.
21:00 Uhr: Es trinkt nun 1 Stunde nach der Globuli-Gabe wesentlich besser.
5:30 Uhr: Temperatur 37,2°C.
Tag der Entlassung: Alles in Ordnung.

Kasuistik: Trinkfaules, blasses Baby

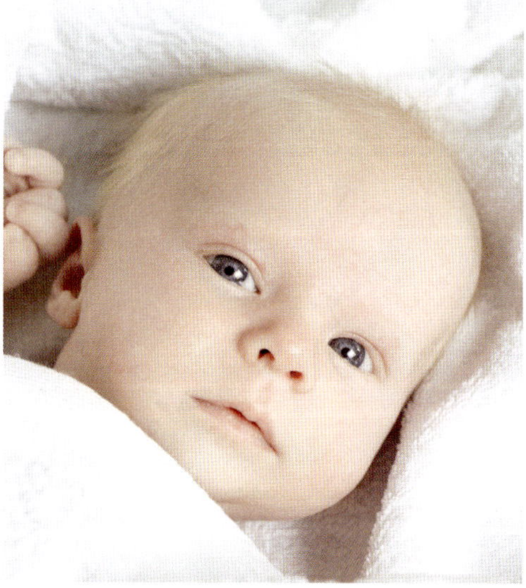

Vorgeschichte: Spontangeburt aus Steißlage in SSW 40 + 4.
Symptomatik: Das Kind ist trinkfaul, und blass.
Verschreibung: 19:30 Uhr: *China* C30, einmalig 5 Globuli.
Verlauf: 21:30 Uhr: Das Kind wird aktiver beim Trinken (25 ml), die Hautfarbe ist rosig.
23:00 Uhr: Die Mutter stillt das Kind.
Ein Tag später: Das Kind wird gestillt, trinkt sehr brav. Es hat schöne rosige Haut.
Diskussion: Innerhalb von 2 Stunden zeigte das Baby optimales Trinkverhalten, es wird ausschließlich gestillt und gedeiht sehr gut.

Neugeborenenexanthem

In den ersten Lebenstagen ist dies ein relativ häufiges Erscheinungsbild. Die Haut ist dann mit einigen wenigen oder vielen gelben Pickelchen übersät, die entweder im Gesicht, am Bauch oder über den ganzen Rücken verteilt sind. Ursache der meist harmlosen Neugeborenenexantheme ist eine hormonelle Umstellung, hauptsächlich dafür verantwortlich ist das Wegfallen des Schwangerschaftshormons (HCG, humanes Choriongonadotropin). Manchmal tritt das Exanthem erst nach einigen Wochen auf und kann dann ein erstes Anzeichen für eine Neurodermitis sein. Babys mit sehr starkem Ausschlag am ganzen Körper sind manchmal sehr unruhig, gereizt, erbrechen und zeigen oft Trinkschwäche. Mit der richtigen homöopathischen Wahl kann man in wenigen Stunden eine völlige Genesung beobachten.

Die häufigsten indizierten Arzneien

Durch das Wegfallen des Schwangerschaftshormons entstehen bei etwa der Hälfte der Neugeborenen in den ersten Lebenstagen harmlose, vorübergehende Hautausschläge (vor allem im Gesicht, an Rumpf, Extremitäten und Gesäß). Dieser Ausschlag verschwindet von selbst und es ist keine Therapie notwendig. Doch manche Babys sind dadurch unruhig, schlaflos, trinkfaul und entwickeln eitrige Pickel am ganzen Körper. 10 Minuten nach der Gabe der passenden 5 Globuli kann man regelrecht beobachten, wie sich der Ausschlag im Gesicht deutlich zurückzieht. Die Mütter freuen sich und staunen.

Sanguinaria:	→	Trinkschwäche, Ausschlag im Gesicht und am ganzen Körper. Nach einmaliger Gabe von 5 Globuli *Sanguinaria* C30 beginnt das Baby, besser zu trinken und der Ausschlag geht zurück.
Calendula:	→	Starkes Neugeborenenexanthem. Meistens ist auch eine Nabelrötung vorhanden. *Calendula* wirkt antiseptisch und beugt Infektionen vor. Die einmalige Gabe von 5 Globuli *Calendula* C30 lässt den Ausschlag verschwinden, gleichzeitig heilt die gefährliche Nabelrötung völlig aus.
Phosphorus:	→	Man gibt *Phosphorus* C30, 1 x 5 Globuli, wenn das Baby einen ausgeprägten Ausschlag, ein rotes Gesicht, eine gelb-rote Farbe und einen heißen Körper hat.
Belladonna:	→	Unruhiges Baby, verklebte, trockene Augen, Nabelrötung und Exanthem am ganzen Körper mit eitrigen Punkten. Einmalige Gabe von 5 Globuli *Belladonna* C30.

Kasuistik: Hautausschlag und Trinkschwäche

Vorgeschichte: Spontangeburt in SSW 38+0.
Symptomatik: Das Kind hat ein fleckiges Exanthem am ganzen Körper und ein gerötetes Gesicht mit großer Hitze. Es ist schlecht aufgelegt und schwer zu beruhigen. Es erbricht und zeigt eine deutliche Trinkschwäche.
Verschreibung: Am 1. Tag p.p. um 8:30 Uhr: *Sanguinaria* D12, 2 x 3 Globuli.
Verlauf: 14:00 Uhr: Das Exanthem am ganzen Körper ist deutlich zurückgegangen, besonders am Kopf und am Bauch. Das Kind ist aktiv beim Trinken.
Ein Tag später 17:00 Uhr: Das Exanthem ist deutlich zurückgegangen. Das Kind wird gestillt.
Zwei Tage später: Das Exanthem ist fast weg. Die Mutter ist sehr dankbar und wird mit dem Kind entlassen.
Diskussion: Das heiße, gerötete Gesicht des Kindes mit deutlichem Ausschlag, das leichte Erbrechen und die Trinkschwäche brachten mich auf das Mittel der Wahl. Da keine andere Potenz vorhanden war, erhielt das Kind die D12-Potenz. Eine C-Potenz hätte die Heilung rascher gebracht.

Kasuistik: Neugeborenenexanthem am ganzen Körper

Vorgeschichte: Spontangeburt (Geburtsgewicht 3904 g) mit Nabelschnurumschlingung in SSW 40 + 1.
Blutgruppe der Mutter 0 positiv, des Kindes A positiv.
Symptomatik: 4 Stunden p.p. um 16:30 Uhr BiliCheck (das transkutane System zur Bilirubinbestimmung): 2,7 mg/l.
Ein Tag p.p. 8:00 Uhr: konjugiertes Bilirubin 3,5 mg/l. 20:00 Uhr: Bilirubin kapillar. (aus Kapillarblut, Ferse) 8,8 mg/l, konjugiertes Bilirubin 12,8 mg/l.
Zwei Tage p.p.: konjugiertes Bilirubin 10 mg/l, Bilirubin kapillar (Ferse) 10,4 mg/l.
Verschreibung: 2 Tage p.p.: *Solidago* D12, 2 x täglich 2 Globuli. 15:00 Uhr; *Phosphorus* C30, 1 x 3 Globuli.
Diskussion: Durch die Nabelschnurumschlingung war das Baby sehr gestaut im Gesicht und hatte eine gelb-rote Farbe. Es bekam eine Neugeborenengelbsucht. Der Bilirubinwert stieg wegen der Blutgruppenunverträglichkeit zwischen Mutter und Kind an. Daher erhielt es Homöopathie.

Kasuistik: Neugeborenenexanthem am ganzen Körper

Vorgeschichte:
Spontangeburt mit SSW 37+4 aus Schädellage.Weiblich, 2800 g, 50 cm; Apgar: 9/10/10
Symptomatik: 2 Tage p.p. (9:00 Uhr) hat das Kind ein starkes Neugeborenenexanthem am ganzen Körper, ein rotes Gesicht und der Körper ist heiß.
Verschreibung: *Calendula* C30, einmal 3 Globuli.
Verlauf: 16:00 Uhr: Das Exanthem ist deutlich zurückgegangen, besonders im Gesicht.
Ein Tag später: 8:30 Uhr: Das Exanthem im Gesicht ist laut Mutter fast weg. Abends wird das Kind voll gestillt. Einen

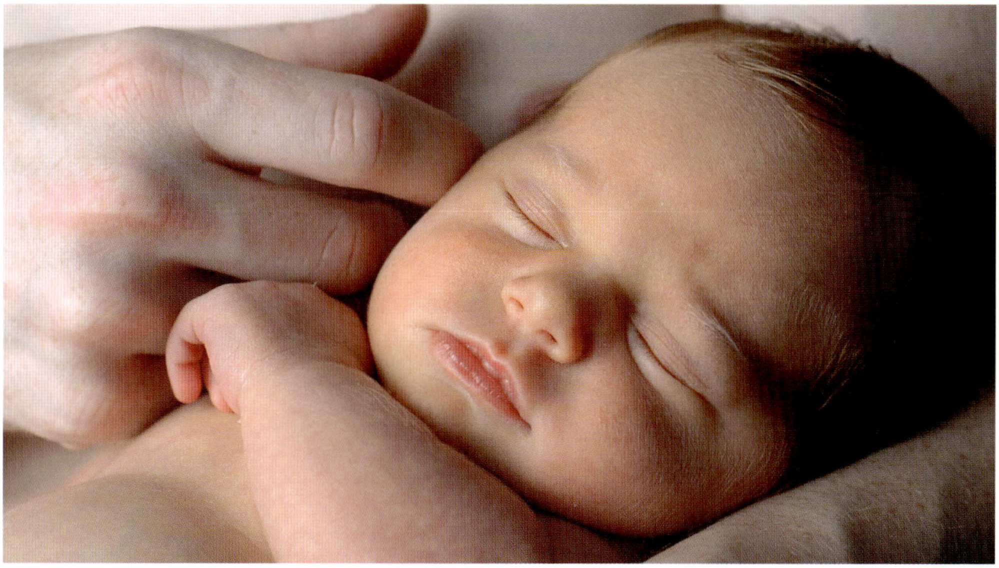

Tag später wird die Mutter mit dem Kind entlassen.

Diskussion: Man konnte bei diesem Kind genau beobachten, dass die Heilung nach der Heringschen Regel (siehe S. 87) verlief: 1. von innen nach außen, 2. von oben nach unten (Hautausschläge) und 3. in umgekehrter Reihenfolge des Auftretens der Symptome. Durch Einnahme der passenden homöopathischen Arznei verschwand das äußere Übel (ohne Zutun irgendeines äußerlich angewendeten Mittels). Das homöopathische Mittel bewirkte eine Veränderung zur Heilung und die Genesung des ganzen Organismus.

Kasuistik: Hautausschlag und nächtliche Ruhelosigkeit

Vorgeschichte:
Spontangeburt als zweites Kind in SSW 40+0.

Symptomatik: Um 3:30 Uhr ist das Baby sehr unruhig. Es hat ein Neugeborenenexanthem im Gesicht, am Hals und am ganzen Körper sowie trockene Haut.

Verschreibung: *Calendula* C30, einmalige Gabe von 5 Globuli.

Verlauf: 4:10 Uhr; Deutliche Besserung.
2 Tage p.p.: Das Kind ist unauffällig, das Exanthem im Gesicht und am Bauch ist weg.
3 Tage p.p. 7:30 Uhr: Es hat ein Exanthem am Rücken und ein leichtes Exanthem am Unterschenkel.
15:00 Uhr: Derselbe Zustand wie zuvor, das Kind trinkt an der Brust und schläft danach unauffällig.

Diskussion: *Calendula* wirkt antiseptisch und beugt Infektionen vor. Die Heilung erfolgte im Gesicht und am Hals, ohne dass äußere Mittel angewendet wurden. Dies zeigt, dass der Ausschlag durch die Globuli-Gabe langsam verschwand und das Baby war nicht mehr unruhig und wurde ausschließlich gestillt.

Kasuistik: Verklebte Augen und Nabelrötung

Vorgeschichte: Spontangeburt in der SSW 40 + 6 aus der vorderen Hinterhauptslage. Mädchen mit einem Geburtsgewicht von 3816 g, einer Körperlänge von 54 cm, einem Kopfumfang von 38 cm, einem Apgar von 10/10/10, einem NA-pH (pH-Wert des Nabelschnurblutes) von 7,24 und einem BE (Base Excess bzw. Basenüberschuss) von 10,0 mmol.
Symptomatik: 2 Tage p.p. (9:00 Uhr) ist das Baby sehr unruhig, extrem heiß und ganz rot im Gesicht. Die Mutter ist verzweifelt, kann es nicht beruhigen. Daher ist das Stillen fast unmöglich. Beide Augen des Kindes sind leicht verklebt und trocken. Der Nabel weist eine deutliche Rötung auf. Am ganzen Körper ist ein Neugeborenenexanthem – teilweise mit eitrigen Punkten – stark verbreitet. Die Körpertemperatur beträgt 37,5°C.

Repertorisation (Synthesis Edition 9.1)

Haut - Hautausschläge:
- Exanthem
  - flüchtiges

Auge - Trockenheit

Verschreibung:
Belladonna C30 einmalig 5 Globuli.
Verlauf: 9:15 Uhr: Das Kind ist ruhig, nimmt die Brust von selbst, saugt gute 20 Minuten und schläft ein.
10:00 Uhr: Das Kind schläft.
11:00 Uhr: Die Mutter stillt es selbständig.
17:00 Uhr: Die Augen des Kindes sind nicht mehr verklebt. Seine Temperatur liegt bei 37°C. Die Rötung am Nabel ist deutlich zurückgegangen. Der Ausschlag am Körper ist noch leicht vorhanden. Die Mutter stillt das Baby ohne Probleme.
Ein Tag später 8:00 Uhr: Die Rötung am Nabel ist völlig weg. Die Augen sind symptomfrei. Der Ausschlag ist völlig verschwunden, das Baby hat eine schöne, rosige Haut und wird ausschließlich gestillt.
Diskussion: Am Tag nach der Anwendung von *Belladonna* war das Baby völlig von allen Symptomen befreit und wurde ausschließlich gestillt. Die extreme Unruhe, die Ausschläge am ganzen Körper und die Nabelrötung sind äußere Symptome einer inneren miasmatischen Krankheit des Kindes. *Belladonna*, als das richtige Simile, half diese Krankheit zu heilen.

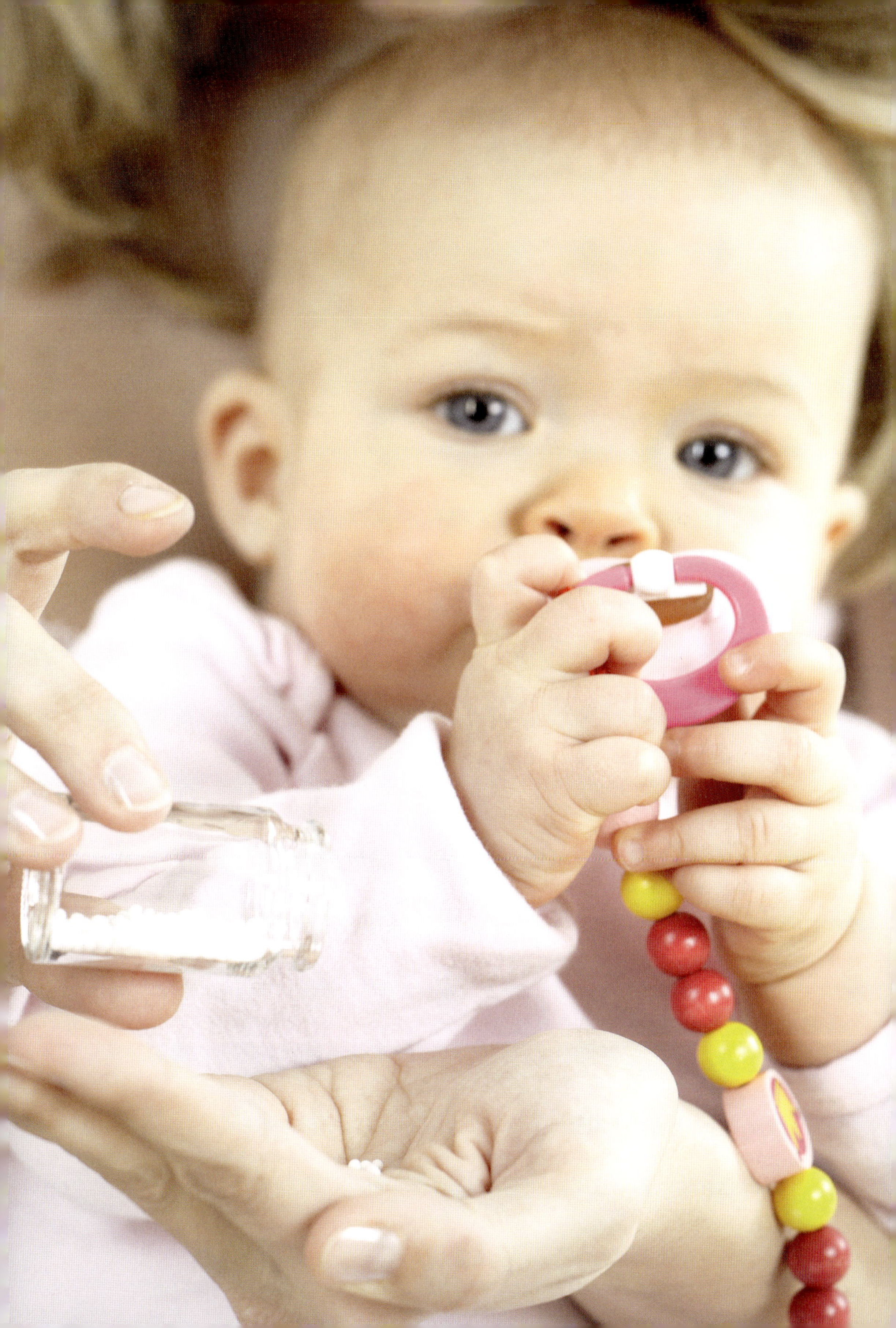

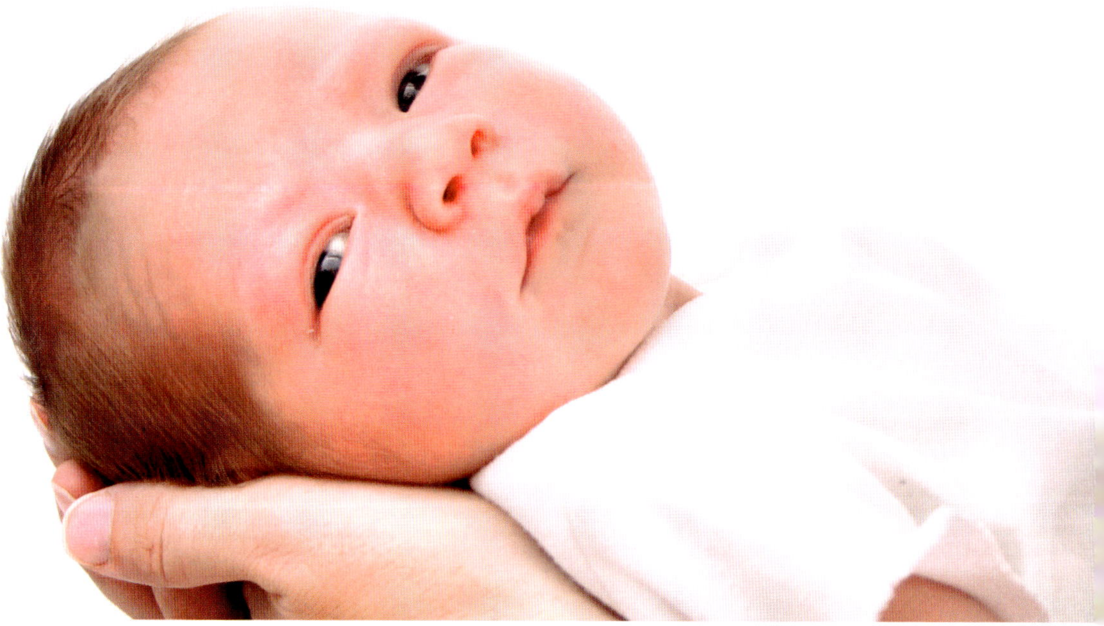

Neugeborenenasphyxie und Geburtstrauma

Es gibt eine blaue und eine blasse Asphyxie. Die blaue Asphyxie entsteht durch die Geburt (Stauungszyanose) und ist meistens harmlos. Die blasse Asphyxie dagegen kann sehr gefährlich sein, da die inneren Organe mit betroffen sein könnten. Bei der blassen Asphyxie zeigt das Baby eine extreme Blässe am ganzen Körper.

Die häufigsten indizierten Arzneien

Bei der blauen Asphyxie ist die Haut durch Sauerstoffmangel im Blut blau verfärbt, die Herzfrequenz fällt ab und das Baby ringt nach Luft. Die Muskulatur ist schlaff. Ein pränataler Nikotinkonsum der Mutter erhöht die Gefahr für einen Sauerstoffmangel des Kindes. Der Zustand bessert sich oft durch Sauerstoffgabe oder Stimulierung der Atmung durch leichte Reibung am Rücken und an den Fußsohlen. Bei reifen Kindern hilft eine milde Hypothermie, Oberkörperhochlagerung und Vitamin-K-Gabe. Eine blasse Asphyxie weist auf eine Kreislaufschwäche hin, etwa bei Frühgeborenen mit ungenügender Lungenreifung. Manchmal iste eine Intubation und künstliche Beatmung unentbehrlich. Doch Homöopathie kann in diesen Fällen dazu beitragen, die Lage rasch zu stabilisieren, manchmal durch eine einzige Gabe von 5 Globuli der richtig gewählten Arznei.

Cuprum: → Immer wenn man einen schlechten BE (Basenüberschuss) hat und mit einer Hirnblutung bzw. Krampfanfälligkeit des Neugeborenen rechnen muss. Einmalige Gabe von 5 Globuli reicht aus.

Aconitum: → Bei bläulicher Haut! Bei Harnverhaltung! Wenn man davon ausgehen kann, dass das Kind einen Geburtsschock erlitten hat!

Arnica: → Nach langer, schmerzhafter Geburt. Bei einem Kephalhämatom. Bei Beschwerden durch Schlag, Stoß oder Quetschung.

Opium: → Das Gesicht ist rötlich, geschwollen, aufgedunsen. Das Kind ist schlaff. Wenn *Aconitum* nicht rasch hilft.

Antimonium tartaricum: → Das Kind ist blass und keucht, es zeigt Nasenflügeln, eine rasselnde Atmung und ein starkes Einziehen des Brustkorbes. Sehr schlechte Sauerstoffsättigung!

Laurocerasus: → Cyanosis neonatorum! Das Gesicht ist blau, das Kind keucht heftig. Es hat eine kalte, feuchte Haut und zeigt Zuckungen der Gesichtsmuskulatur.

Nux vomica: → Das Kind würgt, erbricht, friert und ist schlaflos.

China: → Das Kind ist blass, erbricht, ist trinkfaul und jammert.

Chamomilla: → Das Kind ist reizbar, weint und lässt sich nicht beruhigen

Kasuistik: Abfall der arteriellen Sauerstoffsättigung (SaO_2 bzw. SpO_2) und Nabelrötung

Vorgeschichte: Geburt durch Not-Sectio (gegen 18:20 Uhr) in der SSW 39 + 5, das Fruchtwasser ist missfarbig, das Kind hat ein Systolikum.

Symptomatik: Am 1. Tag p.p. wird um 10:35 Uhr eine Pulsoxymeter-Kontrolle (POM) als Überwachung beim Saugen an der Brust durchgeführt. Die arterielle Sauerstoffsättigung beträgt kurz 69/130 (SpO_2 in % / Pulsfrequenz), dann 99/133. Danach werden innerhalb von 12 Stunden viermal Abfälle der arteriellen Sauerstoffsättigung auf 75/130 und dann ein Wert von 99/130 gemessen.

Verschreibung: 10:35 Uhr: *Arnica* C30, 2 Globuli + 2 Rescue-Tropfen auf die Fontanelle.

Verlauf: 20:30 Uhr: Kind ist reizbar, weint, trinkt viel und sein Gesicht wird schnell rot.

Verschreibung: *Chamomilla* C30, einmalig 4 Globuli.

Verlauf: In der Nacht ist die POM von 20:45-6:00 Uhr normal. Das Kind wird von 5:00-6:00 Uhr gestillt.

6:30 Uhr: Die POM zeigt eine arterielle Sauerstoffsättigung von 87/94, dann von 99/120.

Am folgenden Tag ergeben sich folgende POM-Werte: um 13:20 Uhr 87/113 während des Stillens, um 13:30 Uhr 93/141, danach 99/137 und um 22:00 Uhr 100/125 während des Stillens.
2 ½ Tage p.p.: Die POM-Werte sind stabil.
7:40 Uhr: Der Nabel ist gerötet.
Verschreibung: *Calendula* C30, 3 Globuli.
Verlauf: 9:00 Uhr: Leichte Besserung, die Rötung ist blasser und Kind wird gestillt.
18:00 Uhr: Es wird voll gestillt.
3 Tage p.p.: Die Rötung am Nabel ist fast weg.
Diskussion: Die Symptome der Krankheit kamen hintereinander, so dass eine bestimmte Arzneimittelwahl unvermeidlich war. Dadurch wurde auch das Finden einer zweiten, besser passenden homöopathischen Arznei erleichtert. Die Nabelrötung ist, wie auch in diesem Fall, kein äußeres Übel (als das sie von der Medizin seit jeher angesehen und behandelt wird, z.B. mit Baneocin-Puder [Zink, Bacitracin, Neomycin]), sondern hat ihre Quelle in einem inneren Leiden und kann ohne innere Ursache, ohne Mitwirkung des ganzen Organismus, niemals vorkommen. Alle Teile des Organismus hängen stark zusammen, sind innig miteinander verbunden und bilden ein unteilbares Ganzes. Jede äußere Behandlung solcher Lokalsymptome schafft diese nur von der Oberfläche des Körpers weg, ohne die innere miasmatische Krankheit geheilt zu haben. Das Lokalsymptom ist aber nur ein Teil der Gesamtkrankheit. Es wird von der organischen Lebenskraft an eine äußere Stelle des Körpers verlegt, um das innere Leiden zum Schweigen zu bringen.

Kasuistik: Kind jammert und zeigt Trinkschwäche

Vorgeschichte:
Geburt nach Re-Sectio in SSW 34 + 3.
Symptomatik: Das Kind jammert tagsüber und erbricht. Die arterielle Sauerstoffsättigung bei der POM-Kontrolle ergibt 95/160. Es wirkt schwach und muss zum Trinken motiviert werden.
Verschreibung: 20:00 Uhr: *China* C30, einmalig 5 Globuli.
Verlauf: 20:30 Uhr: Das Kind trinkt brav von der Flasche und wirkt aktiv.
22:00 Uhr: POM-Wert 95/164.
6:25 Uhr: POM-Wert 98/155, das Kind erbricht und jammert nicht mehr.
1 Tag p.p.: Es trinkt gut.
3 Tage p.p.: Bili kap. (Bilirubin aus Kapillarblut) 10,7 mg/l.
Am Tag der Entlassung: Bili kap. 9,7 mg/l.
Diskussion: *China* als das richtige Simile beseitigte in kurzer Zeit die Schwäche und die Leiden des Kindes und gab ihm neue Kraft. Es reichten die starken, besonders charakteristischen Symptome seiner Krankheit (z.B. das Jammern), um das richtige Simile zu wählen, das sie durch seine Symptomen-Ähnlichkeit verdeckt und auslöscht.

Kasuistik: Kind ist zittrig, ikterisch und trinkfaul

Vorgeschichte: Spontangeburt in SSW 39+2.
Symptomatik: Das Kind ist zittrig, leicht ikterisch, trinkfaul und sehr unruhig. Sein Blutzucker beträgt 40 mg/dl, sein konjugiertes Bilirubin 9 mg/l und sein CRP < 8 mg/l.

Repertorisation (Synthesis Edition 9.1)

Haut - Farbe:
- gelb (= Gelbsucht - Ikterus)

Verschreibung:
China C30, einmalig 5 Globuli.

Verlauf: Halbe Stunde nach der Verordnung: Das Kind zittert nicht mehr und trinkt 15 ml.
Ein Tag später: Es wird gestillt, Mutter und Kind werden entlassen.
Diskussion: *China* stabilisierte innerhalb von 30 Minuten den Zustand des Kindes. Es begann gut zu trinken, wurde ausschließlich gestillt und zeigte keine auffälligen Symptome mehr. *China* hat sich sehr bewährt bei ikterischen Kindern mit Trinkschwäche.

Kasuistik: Geburtstrauma (Kind jammert)

Vorgeschichte: Spontangeburt, Fruchtwasser missfarbig, vaginaler Abstrich positiv für Streptokokken. Die Geburt dauerte lang.
Symptomatik: 18:00 Uhr: Das Kind ist rosig und jammert. Es wirkt verschreckt. Sein POM-Wert beträgt 99/108.

Repertorisation (Synthesis Edition 9.1)

Haut - Farbe:
- gelb
  - Neugeborenen; bei

Gemüt - Furcht:
- Schreck

Verschreibung: *Aconitum* C30, 2 Globuli.
Verlauf: 18:55 Uhr: Das Kind jammert leise vor sich hin. POM-Wert 96/105.
20:00 Uhr: POM-Wert 97/117, es jammert nicht.
Am nächsten Tag: Das Kind ist unauffällig. CPR < 8 mg/l.
Ein Tag später: Es wird gestillt und ist unauffällig.
Ein Tag später: Mutter und Kind werden entlassen
Diskussion: Die wenigen Symptome sind sehr charakteristisch, daher erfolgte eine rasche Heilung. *Aconitum* heilt im Akutfall bei großer Angst, Schock und Schreck. Wieso war das Kind verschreckt und ängstlich? Die Geburt hatte lange gedauert. Seine Symptome wurden durch das physiologische Geburtstrauma verursacht.

Kasuistik: Kind zeigt Ängste und Ruhelosigkeit

Vorgeschichte: Geburt als zweites Kind nach Sectio. Es wurde bei dem Kind zweimal blutig-braunes Fruchtwasser abgesaugt.
Symptomatik: 4 Stunden p.p. würgt das Kind und seine Hautfarbe am ganzen Körper, besonders im Gesicht, ist extrem rot. Es liegt angespannt mit ängstlichem Gesichtsausdruck in seinem Bettchen. Seine Augen sind weit offen.
Verschreibung: *Aconitum* C30, einmalig 5 Globuli.
Verlauf: Nach 10 Stunden ist das Kind beschwerdefrei und wird gestillt.
Diskussion: Viele Babys, vor allem Sectio-Babys sind geschockt, weil sie einfach zu schnell aus dem Bauch herausgezogen werden. Sie schlucken oft Fruchtwasser und werden deshalb nicht selten in eine andere Abteilung verlegt und von der Mutter getrennt. *Aconitum* heilt große Ängstlichkeit und Ruhelosigkeit nach einem heftigen Schreck und Schock.

Kasuistik: Wenn das Baby erbricht

Vorgeschichte: Spontangeburt in SSW 40+1 aus Schädellage. Enbindungsposition: Wassergeburt! Fruchtwasser klar.
Symptomatik: 8 Stunden post partum: Das Baby würgt, erbricht, ist blass und zeigt einen deutlichen SaO_2 Abfall; POM: 86/88/124 um 7:30 Uhr. Ich habe das Baby abgesaugt (ca. 12ml. blutiges Sekret).Um 07:35 Uhr POM: 91/139. Kind erbricht weiterhin, ist schlaflos, friert, braucht viel Wärme. (Das Baby in den Inkubator gelegt und absolute Ruhe, Körpertemperatur; 36,2° C)
Verschreibung: 8:00 Uhr: *Nux vomica* C30, einmalig 5 Globuli
Verlauf: Um 8:00 Uhr schläft das Baby ein. Um 9:00 Uhr erbricht das Baby nicht, wird rosig POM: 96/128, klinisch stabil. Das Baby wird zur Mutter gebracht, saugt gut an der Brust. Die Hautfarbe ist rosig.
Ein Tag später:
Das Baby ist unauffällig, wird gestillt.
Ein Tag später: Das Baby ist unauffällig, wird voll gestillt.
Ein Tag später: Das Baby wird mit der Mutter entlassen.
Diskussion: *Nux vomica* (=Brechnuss) stabilisierte die beschriebenen auffälligen Symptome des Kindes innerhalb von einer Stunde. Die Brechnuss - der Stressmanager - bringt das Magen-Darm-System ins Gleichgewicht, egal ob die Beschwerden von zu viel Stress oder vom Verschlucken des blutigen Fruchtwassers verursacht werden.

Kasuistik: Kind mit Kopfverletzung

Vorgeschichte: Geburt mittels Sectio, SSW 39+1 wegen zu wenig Fruchtwasser.
Symptomatik: 1 Tag p.p. zeigt das Kind Hämatome und eine Risswunde am Kopf durch einen kleinen Schnitt während der Sectio.
Verschreibung: *Arnica* C30, einmalig 3 Globuli.
Verlauf: Die Hämatome und die Risswunde haben sich gebessert.

Kasuistik: Kind mit Kopfgeschwulst

Vorgeschichte: Geburt mittels Vakuumextraktion.
Symptomatik: Das Kind hat eine Schwellung am Kopf (Vakuummarke) und ist unruhig.
Verschreibung: *Arnica* C30, einmalig 3 Globuli.
Verlauf: Nach einer Stunde schläft das Kind. Die Schwellung ist deutlich zurückgegangen, es wirkt zufrieden, zeigt jedoch einen beginnenden Ikterus.
3. Tag p.p.: Das Kind wird gestillt. Um 8:00 Uhr beträgt das Bilirubin aus Kapillarblut (Bili kap.) 12,9 mg/l, um 16:00 Uhr 13,8 mg/l.
Verschreibung: *Solidago* D12, zweimal täglich 2 Globuli. *Phosphorus* C30, einmal 2 Globuli, wurde 30 Minuten später gegeben, also um 8:30. *Solidago* D12 gibt man um 8:00 Uhr und 20:00 Uhr, wenn die Babys bestrahlt werden.
Verlauf: Ein Tag später: Bili kap. 12,5 mg/l. 1:00 Uhr: Das Baby hat einen Hautausschlag am Gesäß (die Mutter hat Mandarinen gegessen); Therapie mit Inotyol-Salbe (Ichthammolum, *Hamamelis*, Zinkoxid, Titandioxid). Bili kap. 14,6 mg/l. Laut Kinderarzt erhält das Kind eine Phototherapie.
Diskussion: Die Phototherapie wurde zu früh begonnen. Denn bei *Phosphorus*-Gabe steigt der Bilirubin-Wert manchmal kurzfristig oder einen Tag lang an und sinkt dann sukzessiv wieder ab.

Kasuistik: Kind mit extrem roten Fußsohlen

Vorgeschichte: Spontangeburt in SSW 41.
Symptomatik: Der Mutter ist sehr schwindelig. Das Kind hat rote Handflächen und Fußsohlen. Sein Körper ist blass, aber das Gesicht rot. Laut Kinderarzt bekommt das Baby im Inkubator 3 Liter Sauerstoff. Sein POM-Wert beträgt 86/135, dann 83/134.
Verschreibung: 16:30 Uhr: *China* C30, einmalig 5 Globuli.
Verlauf: 17:30 Uhr: Die Rötung im Gesicht ist zurückgegangen und an den Handflächen intensiver geworden. Der Körper ist rosig. POM 93/122 (mit Sauerstoff im Inkubator).
17:45 Uhr: POM 96/139.
18:15 Uhr: POM 98/136, laut Kinderarzt wird der Sauerstoff im Inkubator abgedreht.

18:20 Uhr: Das Kind wird abgesaugt, dabei werden 3 ml Muttermilch pipettiert. Es ist rosig.
Zwei Tage später ist es unauffällig.

Diskussion: *China* stabilisierte den Allgemeinzustand des Kindes, so dass die Krankheitssymptome rasch und rezidivfrei geheilt wurden.

Kasuistik: Schreckhaftes Kind mit erhöhtem Entzündungsparameter und Systolikum

Vorgeschichte: Geburt in SSW 39+0 nach IVF-Schwangerschaft und sekundärer Sectio wegen pathologischem Kardiotokogramm (CTG) und Geburtsstillstand. Geburtsgewicht 3600 g, Körperlänge 50 cm. Apgar 9/10/10.

Symptomatik: Das Baby ist blass-gelb und hat weit offene, große Augen. Seit 2 Tagen erschreckt es leicht und hat rote Fußsohlen. Der Kinderarzt diagnostiziert ein Systolikum. Um 11:00 Uhr liegt das CRP bei 20 mg/l.

Verschreibung: *Aconitum* C30, einmalig 5 Globuli.

Verlauf: 11:10 Uhr: Das Kind wirkt entspannt, macht die Augen zu und schläft ein.
12:10 Uhr: Es schläft. Seine Hautfarbe ist rosig. Es liegt entspannt.
16:00 Uhr: CRP 18 mg/l. Das Kind trinkt gut. Bei der Kontrolle des Kinderarztes ist das Systolikum nach wie vor vorhanden.
22:00 Uhr: CRP 28 mg/l.
Ein Tag später, 10:00 Uhr: CRP 19 mg/l, der Kinderarzt verschreibt Augmentin (Antibiotikum mit Amoxicillin und Clavulansäure) oral, 3 x täglich.
3 Tage später, 8:00 Uhr: CRP < 8 mg/l.
4. Tag p.p.: Das Kind wird mit der Mutter entlassen. Die Mutter gibt ihm zu Hause weiter Augmentin.

Diskussion: *Aconitum* hilft immer nach großem Schock, Schreck und Ärger. Der Entzündungsparameter ist zunächst deutlich zurückgegangen, dann aber abends gestiegen, doch am nächsten Tag ist eine deutliche Besserung eingetreten. Dieser Verlauf mit Besserung des Zustands, heftiger Verschlimmerung, dann wieder Besserung ist in der Homöopathie gut bekannt. Die Prognose ist dann gut, der Heilungsverlauf wird aber langsam sein. Die Ursache: Der Patient ist schwer krank, der Organismus ist aber noch stark genug, um eine Selbstheilung in Gange zu setzen.

Kasuistik: Kind mit erhöhtem Entzündungsparameter

Vorgeschichte:
Geburt nach Vakuumextraktion in SSW 41 + 0 aus Schädellage. Missfarbiges, grünes Fruchtwasser. Plazentainsuffizienz. Apgar: 8/10/10.

Symptomatik: Am 2. Tag p.p. ist das Baby am ganzen Körper eher blass. Es trinkt mäßig, schläft viel und will nicht an der Brust saugen. Um 8:20 Uhr: CRP 12 mg/l, um 18:00 Uhr: 21 mg/l. In Absprache mit dem

Kinderarzt Homöopathie verordnet. Die Mutter ist weinerlich, sehr auf das Stillen konzentriert und hat große Angst, dass das Baby auf eine andere Station verlegt wird.
Verschreibung: 18:00 Uhr: *China* C30, einmalige Gabe von 5 Globuli.
Verlauf: 22:00 Uhr: CRP 15 mg/l. Das Baby beginnt an der Brust zu saugen. Die Mutter ist sehr glücklich, dass es bei ihr bleiben darf.
Ein Tag später 8:00 Uhr: CRP 13 mg/l.
Ein Tag später 8:00 Uhr: CRP 8 mg/l. Die Mutter kann das Baby ohne Probleme stillen. Die Blässe des Kindes ist völlig verschwunden.
Ein Tag später: Die Mutter stillt das Baby voll, beide werden nach Hause entlassen.
Diskussion: Dank der Homöopathie und dem richtigen Simile blieb das Baby bei der Mutter und musste nicht verlegt werden. Innerhalb von 4 Stunden sank der CRP-Entzündungsparameter signifikant. Wenn die Besserung erfolgt, ist keine Wiederholung der Arzneimittel erforderlich, denn die Heilung ist im Gange.

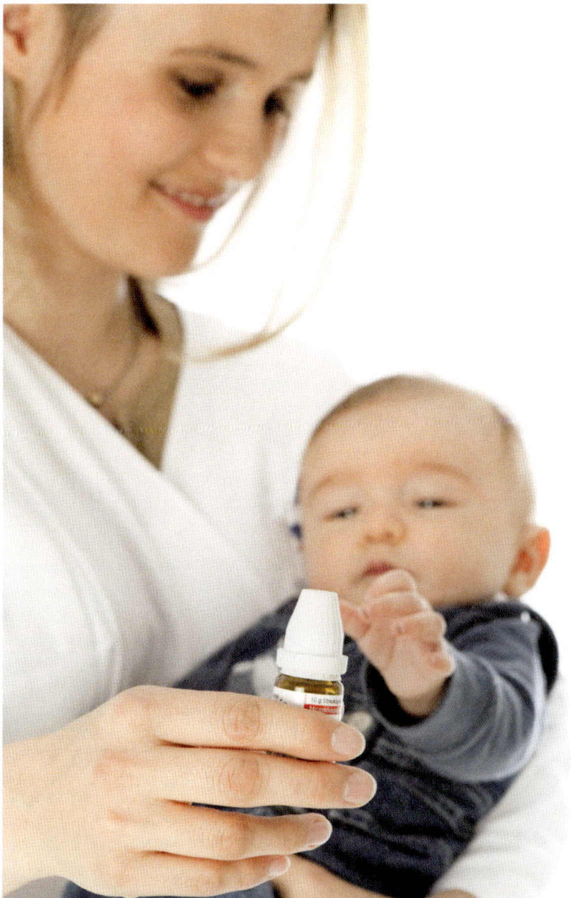

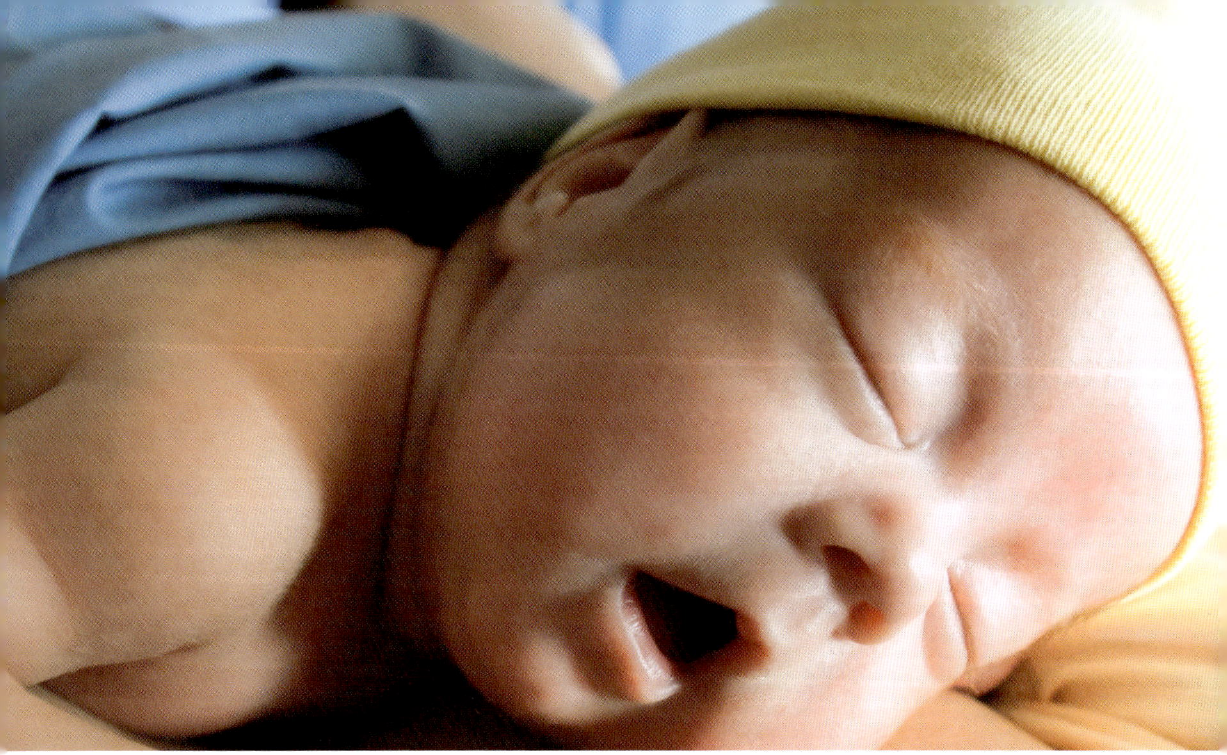

Behinderte Nasenatmung des Neugeborenen

Babys haben oft eine verstopfte Nase und daher eine erschwerte Atmung. Sie sind aber beim Stillen auf die Nasenatmung angewiesen. Das Trinken kann durch eine verstopfte Nase fast unmöglich sein.

Die häufigsten indizierten Arzneien

Babys haben häufig nach der Geburt einen ganz gewöhnlichen Schnupfen. Sie können aber sehr darunter leiden, schlafen schlecht und haben Probleme bei der Atmung. Das richtig gewählte homöopathische Mittel lindert rasch ihre Beschwerden.

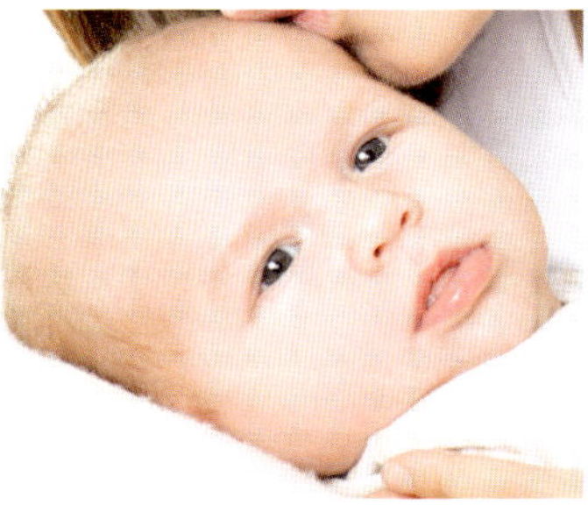

Sambucus nigra: → Verstopfte Nase bei Säuglingen und Trinkstörungen durch Schnupfen. Trockener Schnupfen bei Babys. Heiserkeit mit Husten, das Kind schwitzt nur, wenn es wach ist. *Sambucus* D12 (5 Globuli) wird 2 x täglich für 3 Tage gegeben. Manchmal hilft schon eine einzige Gabe und die Babys beginnen, besser an der Brust zu trinken.

Nux vomica: → Das Kind ist ungeduldig, gereizt, zornig, blass. Es hat ein Kältegefühl, eine Erkältung, einen Stockschnupfen oder Durchfall. Einmalige Gabe C30, 5 Globuli.

Dulcamara: → Erkältungen, Blasenentzündungen, Nebenhöhlenentzündungen. Auch Erkältungen durch Temperaturwechsel (Klimaanlage). Wärme hilft.

Kasuistik: Kind mit trockenem Schnupfen und Trinkstörung

Vorgeschichte: Drittes Kind nach Spontangeburt in SSW 38 + 2.
Symptomatik: Am 1. Tag p.p. hat das Kind eine behinderte Nasenatmung. Es schwitzt, während es wach ist.
Verschreibung: 20:00 Uhr: *Sambucus nigra* D12, 2 x täglich 2 Globuli für 3 Tage.
Verlauf: 20:30 Uhr: Laut Mutter ist das Kind beschwerdefrei, es wird angelegt und saugt gut an der Brust.
3:00 Uhr: Es ist beschwerdefrei.
3 Tage p.p.: Das Kind ist beschwerdefrei. Mutter und Kind wurden nach Hause entlassen.
Diskussion: *Sambucus nigra*, der Schwarze Holunder, wird erfolgreich sowohl bei trockenem Schnupfen als auch bei verstopfter Nase und Trinkstörungen durch Schnupfen angewendet. In diesem Fall wurde das Neugeborene in 30 Minuten symptomfrei. *Sambucus nigra* lässt die Schleimhäute der oberen Luftwege abschwellen.

Kasuistik: Nasenatmung erschwert

Vorgeschichte: VE (Vacuumextraction)
Symptomatik: 10:00 Uhr Das Baby hat eine behinderte Nasenatmung, daher ist das Stillen erschwert.

Repertorisation: (Synthesis Edition 9,1)

Nase - Schnupfen:
- Kindern, bei
  - Neugeborenen: bei Nux-v., Samb.

Verschreibung:*Sambucus* D12, einmalig 3 Globuli
Verlauf: 10:30 Uhr Es ist eine leichte Besserung eingetreten und das Kind saugt gut an der Brust.
17:00 Uhr: Die Nasenatmung hat sich deutlich gebessert.
3 Tage später: Mutter und Kind wurden entlassen. Das Baby wird ausschließlich gestillt.

Kasuistik: Kind mit erschwerter Atmung bei Stockschnupfen

Vorgeschichte: Spontangeburt in SSW 39.
Symptomatik: Das Baby hat eine geschwollene Nasenschleimhaut und eine erschwerte Atmung. Das Saugen an der Brust ist deutlich erschwert.

Repertorisation (Synthesis Edition 9.1)

Nase - Schmerz
Schniefen: Nux-v., Samb.
- Neugeborenen; bei (Verstopfung - Kindern): Nux-v., Samb.

Schnupfen:
- Kindern
  - Neugeborenen, bei: Nux-v.

Verschreibung:
Nux vomica D6, 2 x 2 Globuli. Außerdem eine Nasenreinigung mit Muttermilch durchgeführt.
Verlauf: Abends ist eine Besserung eingetreten.
Diskussion: *Nux vomica* ermöglichte wieder eine freie Atmung durch die Nase und erleichterte das Saugen des Kindes an der Brust.

Kasuistik: Behinderte Nasenatmung und erschwertes Trinken

Vorgeschichte: Spontangeburt in SSW 40 + 4 aus Schädellage.
Symptomatik: 20:00 Uhr: Das Baby hat eine behinderte Nasenatmung, daher ist das Stillen und Trinken erschwert.

Repertorisation (Synthesis Edition 9.1)

Nase - Schmerz: Lyc., Nux-v., Samb

Verschreibung: 20:00 Uhr
Sambucus D12, einmal 3 Globuli. Außerdem wurde über dem Bett ein „feuchtes Zelt" aufgebaut.
Verlauf: 4:00 Uhr: Es ist eine leichte Besserung eingetreten.
Ein Tag später: Die Nasenatmung des Kindes ist unauffällig.

Kasuistik: „Schreikind" mit verstopfter Nase

Vorgeschichte: Spontangeburt.
Symptomatik: Um 9:00 Uhr hat das Baby eine verstopfte Nase, dadurch ist das Stillen erschwert.

Repertorisation (Synthesis Edition 9.1)

Nase - Verstopfung

Verschreibung: 9:00 Uhr:
Sambucus nigra D12, einmalig 5 Globuli.

Verlauf: 9:30 Uhr: Es ist eine Besserung eingetreten und das Kind wurde in den Inkubator gelegt (mit 50 % Luftfeuchtigkeit).
Ein Tag später: Die Nasenatmung ist besser geworden.
Diskussion: Das feuchte Zelt erleichtert die Nasenatmung erfahrungsgemäß erst nach 3-4 Tagen. Durch zusätzliche Gabe von *Sambucus* ist die Nasenatmung oft

schon nach 30 Minuten erleichtert und dadurch das optimale Stillen möglich.
In unserem Krankenhaus wird neben der Homöopathie für Neugeborene auch die Kraniosakraltherapie erfolgreich angeboten. Diese alternativmedizinische Behandlungsform wird von entsprechend ausgebildeten Fachkräften durchgeführt. Bei Säuglingen und Kleinkindern hat sich die Therapie bewährt, vornehmlich bei Neugeborenen, die mittels Sectio geboren wurden, und bei Kindern nach Vakuumgeburt (mit Schädelasymmetrie). Sie ist außerdem bei Babys mit Schlafstörungen oder Blähungen sowie bei sogenannten Spuck- und Schreikindern hilfreich. Bei Babys mit Schiefhals und bei schielenden Kindern wird sie eingesetzt, um einen optimalen Abbau von emotionalem Stress und dessen Folgeerscheinungen zu erreichen.

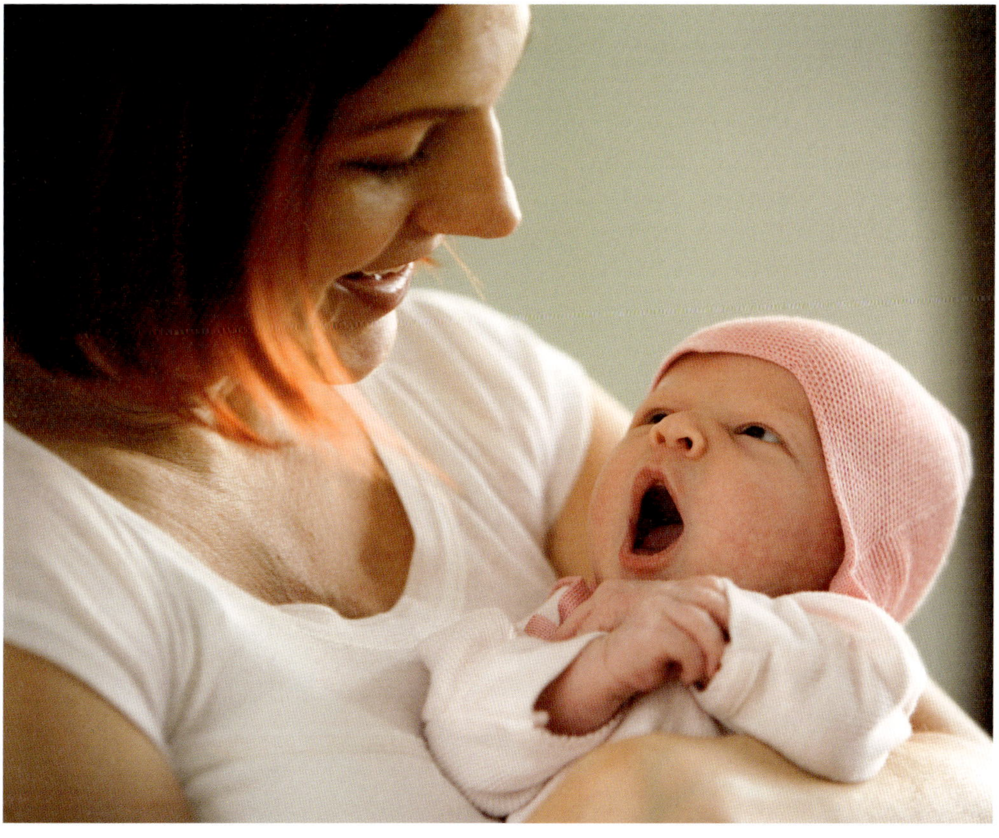

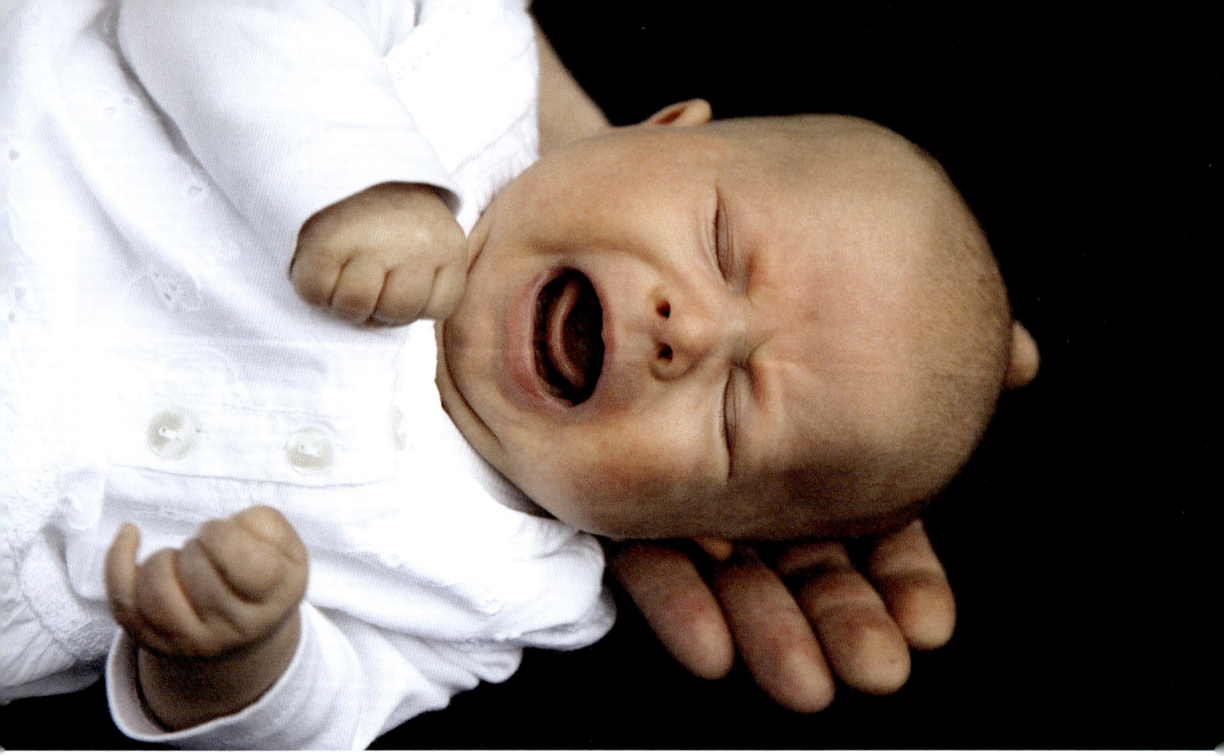

Blähungen, Bauchschmerzen, Unruhe, Gereiztheit beim Kind

Wenn Babys beim Trinken oder Saugen schreien, dabei viel Luft schlucken und wenn die Luft dabei im Magen bleibt, spricht man von Blähungen. Das Baby fühlt sich nicht wohl. Besonders in den ersten 24 Stunden nach der Entbindung, wenn die Babys ununterbrochen saugen, schlucken sie viel Luft und benötigen oft „Bäuerchen", um beruhigt zu werden. Viele Babys haben damit wiederum gar keine Probleme.

Die häufigsten indizierten Arzneien

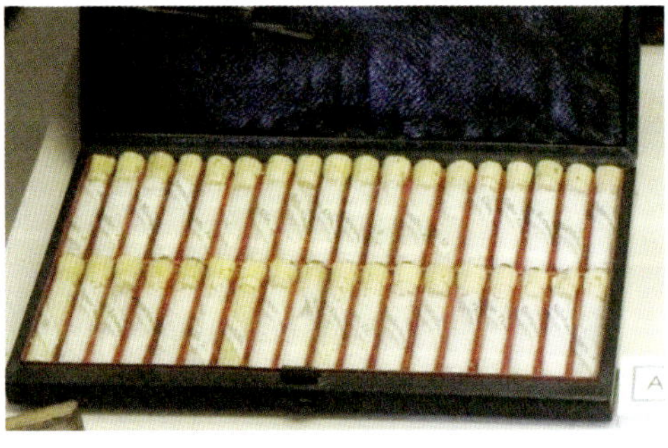

Bauchweh und Blähungen kommen bei Babys häufig vor. Es gibt viele Gründe dafür. Meistens liegt es an verschluckter Luft beim Stillen oder an einer Nahrungsumstellung (z.B. auf Anfangsmilch). Solche Beschwerden können mit Homöopathie erfolgreich behandelt werden.

Colocynthis:	→	Das Baby ist zornig, gereizt, zieht die Beine ein und lässt sich nicht beruhigen. Essen verschlimmert die Beschwerden. Es liebt Wärme, festen Druck und will auf dem Bauch liegen. Die einmalige Gabe von 5 Globuli *Colocynthis* C30 hilft erfahrungsgemäß sehr gut, doch für die Babys zu Hause empfehlen wir *Colocynthis* D12, 2 x täglich bei Bedarf.
Chamomilla:	→	Das Kind ist ängstlich, reizbar, ruhelos, kann nicht einschlafen und beruhigt sich durch Getragenwerden. *Chamomilla* C30, einmalig 5 Globuli.
Lycopodium:	→	Das Baby streckt sich schreiend (im Harn ist Ziegelmehlsediment vorhanden). Sein Hunger ist groß, doch schon nach wenigen Schlucken ist es satt. *Lycopodium* C30 (5 Globuli) hilft in diesem Fall rasch.

Kasuistik: Durchfall und Erbrechen

Vorgeschichte: Drittes Kind nach Spontangeburt in SSW 37 + 3 aus Steißlage. Die Mutter hat abgestillt.
Symptomatik: Am 2. Tag p.p. um 20:00 Uhr erbricht das Kind und hat dünnen Stuhlgang. Es hat außerdem Blähungen und kalte Füße und streckt sich schreiend. Im Harn findet sich Ziegelsteinsediment. Um 22:30 Uhr hat das Kind Durchfall und erbricht. Seine Körpertemperatur beträgt 37°C. Es wird einmal abgesaugt.

Repertorisation (Synthesis Edition 9.1)

Magen - Brechreiz

Verschreibung:
Lycopodium C30, einmal 3 Globuli.
Verlauf: 23:00 Uhr: Das Kind trinkt 30 ml und erbricht nicht.
23:30 Uhr: Es schläft.
1:00 Uhr: Das Kind ist wach, sein Stuhl ist normal und grünlich.
1:30 Uhr: Es schläft.
4:50 Uhr: Es hat 45 ml pasteurisierte Frauenmilch getrunken und erbricht nicht. Sein Stuhl ist in Ordnung.
Tagsüber wurde seine Ernährung auf Anfangsmilch umgestellt. Es wird 3-4-stündlich gefüttert.
Ein Tag später: Das Kind ist unauffällig, Kind und Mutter werden entlassen.
Diskussion: Das Baby hatte oft großen Hunger. Es war unruhig, hatte Blähungen, kalte Füße, Ziegelmehlsediment (bei saurem Harn vorkommende gelbrote amorphe Körnchen aus Heminatriumurat) im Harn und streckte sich schreiend. 30 Minuten nach der Gabe von *Lycopodium* C30 hat das Baby nicht mehr erbrochen und war symptomfrei. Das schwache, stille Wesen wirkte munter und lebhaft.

Kasuistik: Blähungen, krampfartig nach dem Essen

Vorgeschichte: Geburt nach primärer Sectio wegen tiefem Sitz der Plazenta mit aktueller Blutung in der SSW 38 + 4 aus Schädellage. Das Mädchen hatte ein Geburtsgewicht von 2702 g, eine Körperlänge von 48 cm und einen Kopfumfang von 32 cm. Sein Apgar lag bei 9/9/9.

Symptomatik: Das Baby ist 14 Tage alt, es wird gestillt und mit der Flasche gefüttert. Um 20:00 Uhr schreit es zornig, lässt sich kaum beruhigen und zieht die Beine an. Die Mutter ist verzweifelt. Das Kind hat ein rotes Gesicht und eine trockene, heiße Haut. Es hat beim Wickeln Stuhl abgesetzt, der Bauch ist in Ordnung. Es schreit weiter und will ständig essen. Seine starken Blähungen werden durch das Essen verschlimmert.

Repertorisation (Synthesis Edition 9.1)

Abdomen - Beschwerden, des Zusammenkrümmen; amel.
Schmerz:

- Beugen
  - hinten, nach
    - amel. - krampfartig
  - vorne, nach
    - amel.
  - Druck
    - amel
    - Kleidung; der - amel.
- Liegen
  - Abdomen; auf dem
    - amel.
  - amel.
  - Rücken; auf dem
    - amel.
  - Seite; auf der
    - amel.
    - linken; auf der - amel.

Verschreibung: 20:00 Uhr: *Colocynthis* D12, einmalige Gabe von 5 Globuli.

Verlauf: 20:00 Uhr: Die Mutter nimmt das Baby mit ins Zimmer.
21:00 Uhr: Das Kind saugt an der Brust.
21:15 Uhr: Das Kind wirkt ruhig.
22:00 Uhr: Es ist unauffällig.
23:00 Uhr: Es schläft.
23:30 Uhr: Die Mutter pumpt ab, lacht und sagt: „Endlich schläft das Baby."
1:00 Uhr: Das Baby schläft friedlich.
2:00 Uhr: Mutter und Baby schlafen friedlich.
3:00 Uhr: Die Mutter stillt und füttert ihre Muttermilch.
4:00 Uhr, 5:00 Uhr, 6:00 Uhr: Das Kind ist unauffällig.

Diskussion: *Colocynthis*-Babys leiden unter klassischen Magenkoliken. Sie zeigen dies durch Zusammenkrümmen, Anziehen der Beine und Zorn, dem wieder Schmerzen folgen. Die Schmerzen sind bohrend, ziehend, krampfartig und treten nach dem Essen auf.

Kasuistik: Bauchschmerzen

Vorgeschichte: Geburt nach Not-Sectio aus Steißlage in SSW 40 + 0.

Symptomatik: Das Kind hat nach jeder Still- und Flaschenmahlzeit Blähungen

und Bauchweh. Es erhält die Brust sowie Muttermilch und pasteurisierte Frauenmilch aus der Flasche. Seit 3 Tagen wird es mit Anfangsmilch gefüttert.
Bei dem Kind wird Daktarin Gel (Miconazol), 3-4 x täglich, gegen Mundsoor angewendet.
Verschreibung: 15:10 Uhr: *Chamomilla* D30, 3 x 3 Globuli. Am Vormittag hat das Kind einmal eine leichte Bauchmassage und ein Darmrohr erhalten und dabei viel Luft abgesetzt.
Verlauf: 15:40 Uhr: Das Kind hatte nach der Mahlzeit nur kurz leichtes Bauchweh und ist schnell eingeschlafen.
Diskussion: Die Erfahrung zeigt, dass viele Mütter Bauchweh mit Hungergefühl und starkem Saugbedürfnis verwechseln. Viele Babys schlucken Luft während des Stillens. Daher kommen die Blähungen. Oft genügt es deshalb, wenn man der Mutter das Auslösen eines richtigen Bäuerchens zeigt. Dann lösen sich die Probleme rasch und das Baby wird zufriedener.

Kasuistik: Unruhiges, zittriges Kind (Tabakkonsum der Mutter)

Vorgeschichte:
Spontangeburt in SSW 37. Die Mutter hatte in der Schwangerschaft ca. 20 Zigaretten pro Tag geraucht. Der Junge hatte ein Geburtsgewicht von 2300 g, eine Körperlänge von 48 cm und einen Apgar von 8./9/9
Symptomatik: 2 Tage p.p. ist das Baby um 14:00 Uhr sehr unruhig, zittrig, hektisch und schwer zu beruhigen. Seine Haut ist trocken und verschrumpelt.
Verschreibung: 14:10 Uhr: *Tabacum* C30, einmalige Gabe.
Verlauf: 14:25 Uhr: Das Kind hat sich nach 15 Minuten beruhigt und ist nicht mehr zittrig.
14:45 Uhr: Die Mutter stillt das Baby, gibt es ab und geht oft rauchen. Sie braucht frische Luft.
Um 13:00 Uhr hat die Mutter 5 Globuli *Tabacum* C30 bekommen. Sie sagt: „Ich möchte gern mit dem Rauchen aufhören, es funktioniert aber nicht." Sie ist schlank, hat trockene Haut und ein blassgelbliches Gesicht mit gelben Zähnen (typisches Symptom bei Rauchern und bei Kaffeetrinkern!!!)
1 Tag später um 8:00 Uhr: Das Kind ist unauffällig. Die Mutter sagt: „Ich muss nicht mehr so oft an die frische Luft und rauche seit gestern viel weniger. Welche Kügelchen habe ich bekommen?"
5. Tag p.p.: Mutter und Kind werden entlassen. Das Baby ist unauffällig. Die Mutter raucht nach eigenen Angaben weniger und hat vor, ganz mit dem Rauchen aufzuhören.
Diskussion: *Tabacum*, die Tabakpflanze, wird als erstes Mittel bei unruhigen, zittrigen Kindern eingesetzt, wenn die Mutter in der Schwangerschaft geraucht hat. Die Kinder sehen alt aus, mit verrunzelter Stirn und blasser, trockener Haut. Sie sind schwer zu beruhigen, schreien laut und geben manchmal nach dem Stillen Ruhe. Die meisten Mütter stillen ab, weil sie viel Zeit für sich (zum Rauchen) benötigen. *Tabacum* ist bewährt zur Raucherentwöhnung, bei Schwindel, Kreislaufbeschwerden und Übelkeit auf Reisen.

Kasuistik: Extrem gereiztes Kind

Vorgeschichte: Spontangeburt in SSW 39 + 4 aus Schädellage. Die Mutter hatte einen Schwangeschaftsdiabetes mit Diätbehandlung und eine Schilddrüsenunterfunktion. Das Kind hatte ein Geburtsgewicht von 3220 g und eine Körperlänge von 52 cm.
Symptomatik: Am 3. Tag p.p. ist das Kind extrem gereizt, weint an der Brust, verlangt zu trinken, will es dann doch nicht und hat starke Blähungen während des Anlegens. Eine Wange ist rot, die andere blass. Das Kind hat 7 % an Gewicht abgenommen. Sein Blutzucker ist instabil: Um 8:00 Uhr hat es nüchtern einen Blutzucker von 35 mg/dl, um 9:00 Uhr nach dem Trinken von 53 mg/dl und um 15:00 Uhr nach der Stillpause von 46 mg/dl.

Repertorisation (Synthesis Edition 9.1)

Gesicht - Farbe:

- rot
  - eine Seite

Magen - Auftreibung:
Beschwerden des Magens

Verschreibung: 16:30 Uhr:
Chamomilla C30, einmalig 5 Globuli.
Verlauf: 22:00 Uhr: Das Kind weint an der Brust, obwohl die Mutter viel Muttermilch hat. Es schließt den Mund nur ganz locker um die Brustwarze, was kein wirksames Saugmuster ergibt.
22:30 Uhr: Die Mutter pumpt ab und füttert das Baby mit der Flasche.
23:00 Uhr: Laut Mutter sind keine Blähungen mehr vorhanden.
4. Tag p.p. 3:30 Uhr: Die Mutter pumpt ihre Milch ab und füttert das Baby mit der Flasche.
6:00 Uhr: Die Mutter sagt: „Das Baby beginnt gut an der Brust zu saugen."
8:00 Uhr: Der Blutzucker ist stabil (65 mg/dl). Das Baby hat leicht an Gewicht zugenommen.
8:30 Uhr: Die Mutter stillt erfolgreich, das Kind ist rosig und unauffällig.
9:30 Uhr: Die Mutter wird mit dem Kind entlassen, es wird voll gestillt.
Diskussion: 6 ½ Stunden nach der Gabe von *Chamomilla* wurde das Kind aktiver beim Trinken, die Blähungen verschwanden und es wurde symptomfrei. *Chamomilla*, die Echte Kamille, wird beim Säugling vorwiegend wegen Blähungskoliken verwendet. Das Baby ist ängstlich, reizbar und unruhig, wird leicht zornig und kann nicht einschlafen. Nur ständiges Herumtragen mit leichtem Druck und entsprechender Wärme helfen. Das Gesicht ist oft einseitig gerötet, die andere Wange wirkt blass. Der Stuhl ist grün und schleimig und riecht sauer.
In der Homöopathie wird *Chamomilla* in erster Linie wegen seiner Wirkung auf das Nervensystem verwendet, vor allem bei Säuglingen und kleinen Kindern, aber auch in der Schwangerschaft. *Chamomilla*-Kinder sind launisch, ruhelos, werfen sich herum und schreien ständig. Sie wollen weder angesehen noch angesprochen oder berührt werden (z.B. zahnende Kinder). Ein solches Kind macht sich steif, wirft sich nach hinten und hält den Atem an. Diese Kinder scheinen nicht zu wissen, was sie wollen, sie beruhigen sich – vielleicht – durch Getragenwerden.
Die sanfte Babymassage hat bei Blähungen des Säuglings eine große Bedeutung,

denn sie führt zur Linderung der Bauchschmerzen. Die Babys haben ein Bedürfnis nach sanfter Berührung. Sie fühlen sich dann wohl und entspannt. Die Verdauung wird dadurch positiv beeinflusst, ein geregelter Schlafrhythmus wird gefördert, die verspannten Muskeln werden locker. Durch die sanfte Babymassage wird die Bindung zwischen Mutter und Kind noch gestärkt.

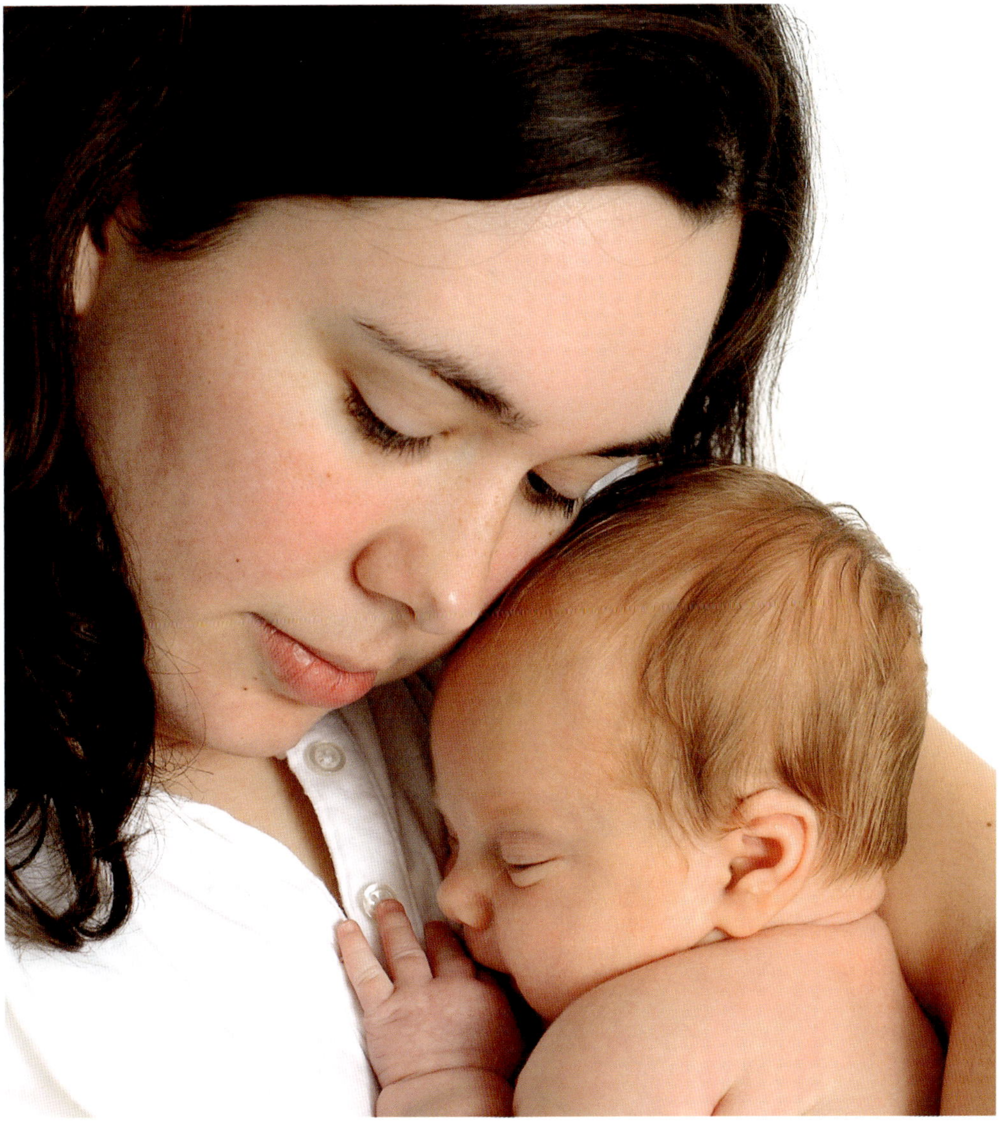

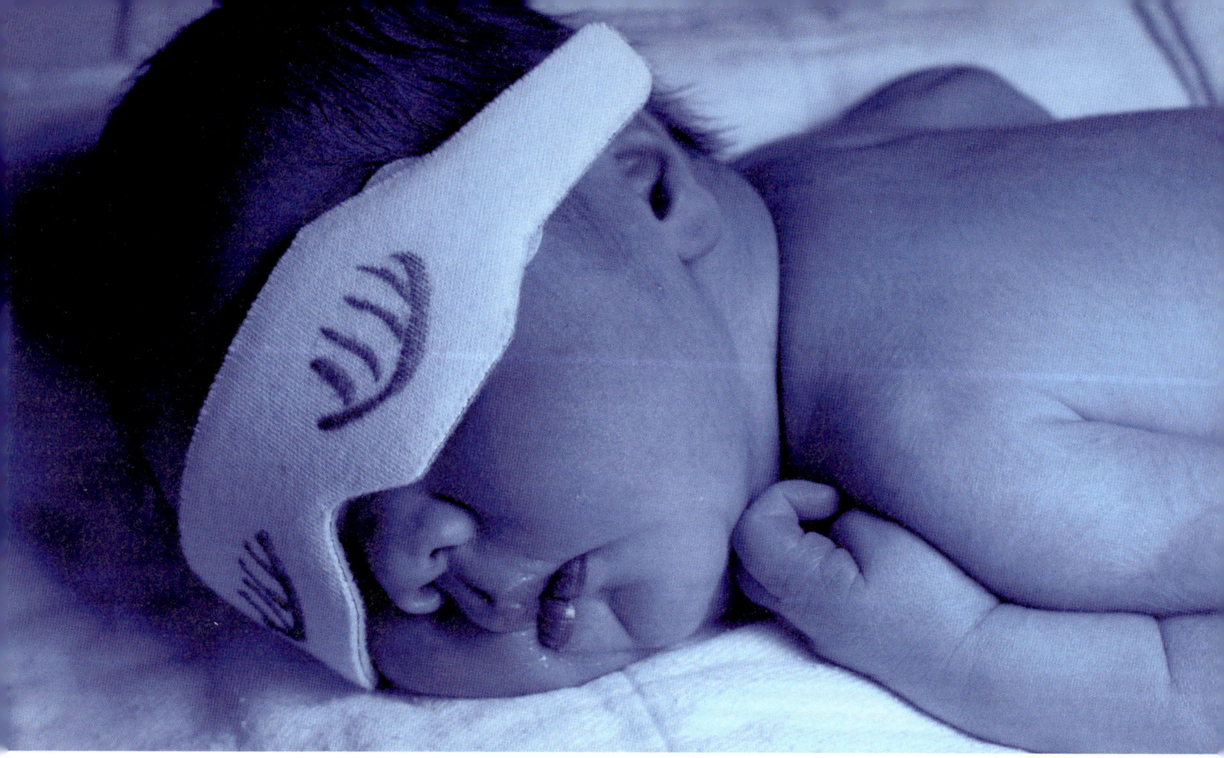

Neugeborenenikterus (Neugeborenengelbsucht)

Mehr als die Hälfte der reifen, gesunden Neugeborenen entwickelt in den ersten Lebenstagen eine mehr oder weniger stark ausgeprägte physiologische Gelbsucht (Ikterus). Dabei wird Bilirubin, das Abbauprodukt des roten Blutfarbstoffes Hämoglobin, vermehrt in die Haut eingelagert. Am 5. Tag nach der Geburt erreicht diese Einlagerung ihr Maximum und geht dann wieder zurück. Dieser Vorgang ist völlig harmlos. Die physiologische Gelbsucht ist ungefährlich und verschwindet von selbst. Die Neugeborenengelbsucht kann durch ein Kephalhämatom oder eine Geburtsgeschwulst (Caput succedaneum) begünstigt werden. Bei einer Blutgruppenunverträglichkeit zwischen Mutter und Kind kann der verstärkte Zerfall von Erythrozyten (Hämolyse) zu erhöhten Bilirubin-Werten führen.

Die häufigsten indizierten Arzneien

Bei der physiologischen Gelbsucht ist keine Therapie notwendig. Eine pathologische Gelbsucht kann man gut mit Homöopathie behandeln. *China*, *Phosphorus* und *Solidago* sind geprüfte Lebermittel, die auch zur Therapie der noch unreifen Leber bei Neugeborenen geeignet sind und erfolgreich bei Neugeborenengelbsucht angewendet wurden. Bei plötzlichem Ikterus half auch *Aconitum*, sodass die Babys nicht verlegt werden mussten und bei der Mutter bleiben konnten.

China: → Blasse Kinder (nach Blutverlust der Mutter fragen) sowie Frühgeburt und unreife Leber. Trinkschwäche. Einmalig *China* C30, 5 Globuli.

Phosphorus: → Das Baby hat ein rotes Gesicht, eine heiße Haut und ist sehr durstig. Einmalige Gabe von 5 Globuli.

Solidago: → Bei unreifer Leber *Solidago* D12, 2 x täglich 5 Globuli (um 8:00 Uhr und um 20:00 Uhr). Wenn die Babys mit Blaulicht bestrahlt werden.

Chelidonium: → Wichtiges Lebermittel. *Lycopodium* ist komplementär: *Lycopodium*-Kinder sehen alt aus, legen die Stirn in Falten. Frühgeburten.

Natrium sulfuricum: → Verletzungsarznei! Wenn andere Mittel nicht helfen.

Arnica: → Präventiv nach einer schwierigen Geburt, bei der das Kind erheblich gequetscht wurde.

Aconitum: → Plötzliches Auftreten des Ikterus, auch bei Rhesus- oder AB0-Inkompatibilität.

Kasuistik: Ikterus, Kiefersperre

Vorgeschichte: Geburt nach Wunsch-Sectio. **Symptomatik:** Das Kind ist rot im Gesicht und am ganzen Körper, außerdem ikterisch. (Ein Ikterus ist an den Skleren des Kindes bei einem Bilirubin von etwa 2 mg/dl erkennbar. Doch erfahrene Hebamme erkennen die Gelbfärbung der Haut, auch bei stark geröteter Haut.) Es saugt nicht an der Brust, trinkt aber gut von der Pipette. Es hat eine Kiefersperre.

Repertorisation (Synthesis Edition 9.1)

Magen - Appetit:

- vermehrt

Verschreibung:
Phosphorus C30, einmalig 3 Globuli.
Verlauf: Das Kind wird aktiver
1 Tag später: Es trinkt seine Flasche zügig aus und wirkt aktiv.

Am 7. Tag, dem Tag der Entlassung: Konjugiertes Bilirubin 14,4 mg/l (in Ordnung). Das Kind trinkt brav. Die Mutter pumpt ab.
Diskussion: *Phosphorus* war das Mittel der Wahl, weil das Baby extrem rot am ganzen Körper war und eine Kiefersperre hatte. Wegen der Kiefersperre konnte es nicht an der Brust saugen. Das Kind war ikterisch.
Wenn Babys eine Kiefersperre haben, helfen – je nach Symptomatik – auch andere Mittel. Da wir damit im Wochenbett sehr oft konfrontiert werden, habe ich das Problem der Kiefersperre für die Hebammen und Kinderschwestern einmal separat repertorisiert.

Kiefersperre Repertorisation (Synthesis Edition 9.1)

Gesicht - Kälte

- Wangen
- Kieferspere (Zusammengebissen): Bell., Hyp., Nux-v.,Phos., Op., Stry.
  - Neugeborennen; bei: Ambr., Ang., Camph., Merc.

Kasuistik: Kiefersperre

Vorgeschichte: Erstes Kind einer 37-jährigen Mutter. Wegen eines pathologischen CTG, Geburt mittels Vakuumextraktion vom Beckenausgang in SSW 39 + 2 aus Schädellage. Junge mit einem Geburtsgewicht von 3416 g, einer Körperlänge von 52 cm und einem Kopfumfang von 34 cm. Apgar 9/10/10, pH-Wert des arteriellen Nabelschnurblutes (NApH) 7,38 und Basenüberschuss (BE, Base Excess) -3,0.

Symptomatik: 36 Stunden p.p. ist der Kopf des Kindes sehr heiß. Es hat ein rotes Gesicht und extrem kalte Hände und Füße. Es ist reizbar, beim Anlegen saugt es an der eigenen Zunge, sein Mund ist angespannt. Um 20:30 Uhr saugt das Baby nicht an der Brust und auch nicht an der Flasche. Es kriegt den Mund schwer auf und hat eine deutliche Kiefersperre. Mit Saughütchen saugt es nur kurz und schläft ein.

Verschreibung: 20:35 Uhr: *Belladonna* C30, einmalige Gabe von 5 Globuli.

Verlauf: 21:20 Uhr: Das Baby saugt mit Saughütchen an der Brust, sein Mund ist viel entspannter. Es ist eine deutliche Besserung eingetreten.

21:30 Uhr: Das Baby saugt brav an der Brust (mit Saughütchen).

21:40 Uhr, 22:00 Uhr: Es schläft.

22:08 Uhr: Es beginnt an der eigenen Faust zu saugen und saugt dann laut Mutter kräftig an der Brust.

23:00 Uhr: Es hat laut Mutter gute 8 Minuten an der Brust gesaugt und schläft ein.

0.00 Uhr: Das Kind schläft.

1:00 Uhr: Es wird gestillt.

2:00 Uhr: Es schläft.

3:00 Uhr: Es wird von der Mutter angelegt.

4:00 Uhr: Es saugt kurz an der Brust.

5:00 Uhr: Es wird an die Brust gelegt.

6:00 Uhr: Laut Mutter saugt das Baby seit einer Stunde immer wieder an der Brust. Sein Kiefer ist entspannt.

Ein Tag später: Das Baby ist beschwerdefrei und wird ausschließlich gestillt.

Ein Tag später: Mutter und Kind werden entlassen. Das Baby wird voll gestillt und ist symptomfrei.

Diskussion: *Belladonna*-Babys haben extrem kalte Hände und Füße, einen heißen Kopf und sind reizbar, insbesondere durch zu viele Umgebungsreize (grelles Licht, Lärm). Sie empfinden eine Verbesserung durch Wärme, Zudecken und Einhüllen.

Kasuistik: Ikterus, Blässe und Erbrechen

Vorgeschichte:
Geburt nach Sectio in SSW 35. Die Mutter hat die Blutgruppe AB negativ, das Kind ist im Direkten Coombs-Test (DCT) positiv (Nachweis der Belastung von Erythrozyten mit Immunglobulinen und/oder Komplement).

Symptomatik: 8 Tage p.p. ist das Kind blass, ikterisch und erbricht. Konjugiertes Bilirubin 1,7 mg/l.

Verschreibung: 18:50 Uhr: *China* C30, einmalig 5 Globuli.

Verlauf: Nach 3 Stunden hört das Kind auf zu erbrechen. Konjugiertes Bilirubin 1,6 mg/l.

Nach 8 Stunden ist es aktiv und saugt gut an der Brust.
2 Tage später 22:00 Uhr: Konjugiertes Bilirubin 8,2 mg/l. Das Kind ist aktiv und wird gestillt. Daraufhin erfolgt die Entlassung.
Diskussion: Die Heilung geschah durch eine dynamische Umstimmung: Der Arzneireiz war stärker als der Krankheitsreiz. „Dynamisch" bedeutet weder mechanisch noch materiell, auch nicht chemisch, sondern unsichtbar, unkörperlich. Der Patient wird so wiederhergestellt, dass kein Zeichen von Krankheit, kein Krankheitssymptom, mehr vorhanden ist.

Kasuistik: Schreckhaftes, ängstliches Kind mit Ikterus

Vorgeschichte: Erstes Kind mit Spontangeburt in SSW 37 + 5.
Symptomatik: Das Kind ist ikterisch, ängstlich, hat ein extrem rotes Gesicht und trinkt hastig. Das konjugierte Bilirubin ging über 13 mg/l hinaus.
Verschreibung: *Phosphorus* C30, einmalig 5 Globuli.
Verlauf: 3. Tag p.p.: Konjugiertes Bilirubin 12,6 mg/l. Mutter und Kind werden entlassen.
Diskussion: *Phosphorus*-Babys sind sehr schreckhaft, lebhaft, zeigen einen ängstlichen Gesichtsausdruck, trinken übermäßig viel und sind sehr erschöpft.

Kasuistik: Ikterus und Gesichtsrötung

Vorgeschichte:
Spontangeburt in SSW 39.
Symptomatik: Am 1. Tag p.p. ist das Kind ikterisch und hat ein rotes Gesicht. Um 9:00 Uhr liegt das konjugierte Bilirubin bei 4,0 mg/l, um 17:00 Uhr bei 5,0 mg/l.
Verschreibung: 2 Tage p.p. 10:00 Uhr: *Phosphorus* C30, einmalig 5 Globuli.
Verlauf: 17:00 Uhr: Konjugiertes Bilirubin 11,3 mg/l.
22:00 Uhr: Bilirubin im Kapillarblut (Bili kap.) 8,0 mg/l.
3 Tage p.p. 8:00 Uhr: Konjugiertes Bilirubin 10,5 mg/l. Die Mutter stillt voll.
4 Tage p.p. 8:00 Uhr: Bili kapillar. 10,8 mg/l. Mutter und Kind werden entlassen.

Kasuistik: Ikterus, Röte am ganzen Körper

Vorgeschichte: Spontangeburt (Geburtsgewicht 2460 g) in SSW 35. Das Fruchtwasser ist missfarbig. Die Mutter hat die Blutgruppe 0 positiv, das Kind A positiv. Der Direkte Coombs-Test (DCT) beim Kind ist positiv.
Symptomatik:
Das Kind ist rot am ganzen Körper und ikterisch. 4 Stunden p.p. hat es ein konjugiertes Bilirubin von 3,4 mg/l, 10 Stunden p.p. von 5,7mg/l.

Verschreibung: 1 Tag später 8:00 Uhr: *Phosphorus* C30, einmal 2 Globuli. *Solidago* D12, 2 x täglich 2 Globuli.
Verlauf: 8:00 Uhr: Konjugiertes Bilirubin 12,4 mg/l, Gewicht noch 2334 g.
17:00 Uhr: Konjugiertes Bilirubin 9,1 mg/l.
2 Tage p.p.: 9:00 Uhr: Bili kapillar. 13,2 mg/l, 13:00 Uhr: 13 mg/l.
3 Tage p.p.: 9:00 Uhr: Bili kapillar. 12,5 mg/l, 17:00 Uhr 12,8 mg/l, Gewicht 2342 g.
7 Tage p.p.: 8:35 Uhr: Bili kapillar. 15,7 mg/l, Gewicht 2455 g.
8 Tage p.p.: 8:00 Uhr: Bili kapillar. 11 mg/l, Gewicht 2500 g. Um 10:00 Uhr werden Mutter und Kind entlassen.
Diskussion: Trotz Blutgruppenunverträglichkeit und positivem Coombs-Test ließ sich die Gelbsucht mit Homöopathie stabilisieren und eine Trennung von Mutter und Kind vermeiden.

Kasuistik: Ikterus, Blässe

Vorgeschichte: Geburt mittels Vakuumextraktion. Die Mutter verlor viel Blut nach der Entbindung.
Symptomatik: Das Kind ist eher blass und ikterisch. Um 8:00 Uhr hat es ein konjugiertes Bilirubin von 1,7 mg/l und um 10:30 Uhr ein Bili kapillar. von 13,7 mg/l.
Verschreibung: 10:30Uhr: *China* C30, einmalig 5 Globuli.
Verlauf: 1 Tag später: 8:00 Uhr: Das Kind ist sehr ikterisch. Konjugiertes Bilirubin 1,6 mg/l, Bili kapillar. 14,9 mg/l. Um 18:00 Uhr: Bili kapillar. 11,5mg/l
Am nächsten Tag: 8:00 Uhr: Bili kapillar. 10mg/l
Mutter und Kind werden entlassen. Am Tag der Entlassung war das Baby nicht mehr blass und nahm an Gewicht zu. Der Mutter wurde bei der Entlassung empfohlen, die Ambulanz des nahen Kinderspitals wegen einer Bilirubin-Kontrolle aufzusuchen, falls es Trinkprobleme gibt und/oder das Baby stundenlang schläft..
Diskussion: *China* verursacht manchmal eine sogenannte homöopathische Verschlimmerung, bei einem Neugeborenenikterus meistens am Tag nach der Gabe. Wenn also nach der Gabe von *China* eine merkliche Erhöhung des Bilirubins ohne die ursprünglichen Krankheitssymptomen auftritt, ist das erfahrungsgemäß ein sicheres Zeichen dafür, dass der Bilirubinwert danach wieder sinken wird. Sofern in diesem Moment keine vorzeitige Phototherapie verordnet wird, kann man beobachten, dass die Gelbsucht sukzessiv abklingen und es zu einer rezidivfreien Heilung kommen wird.

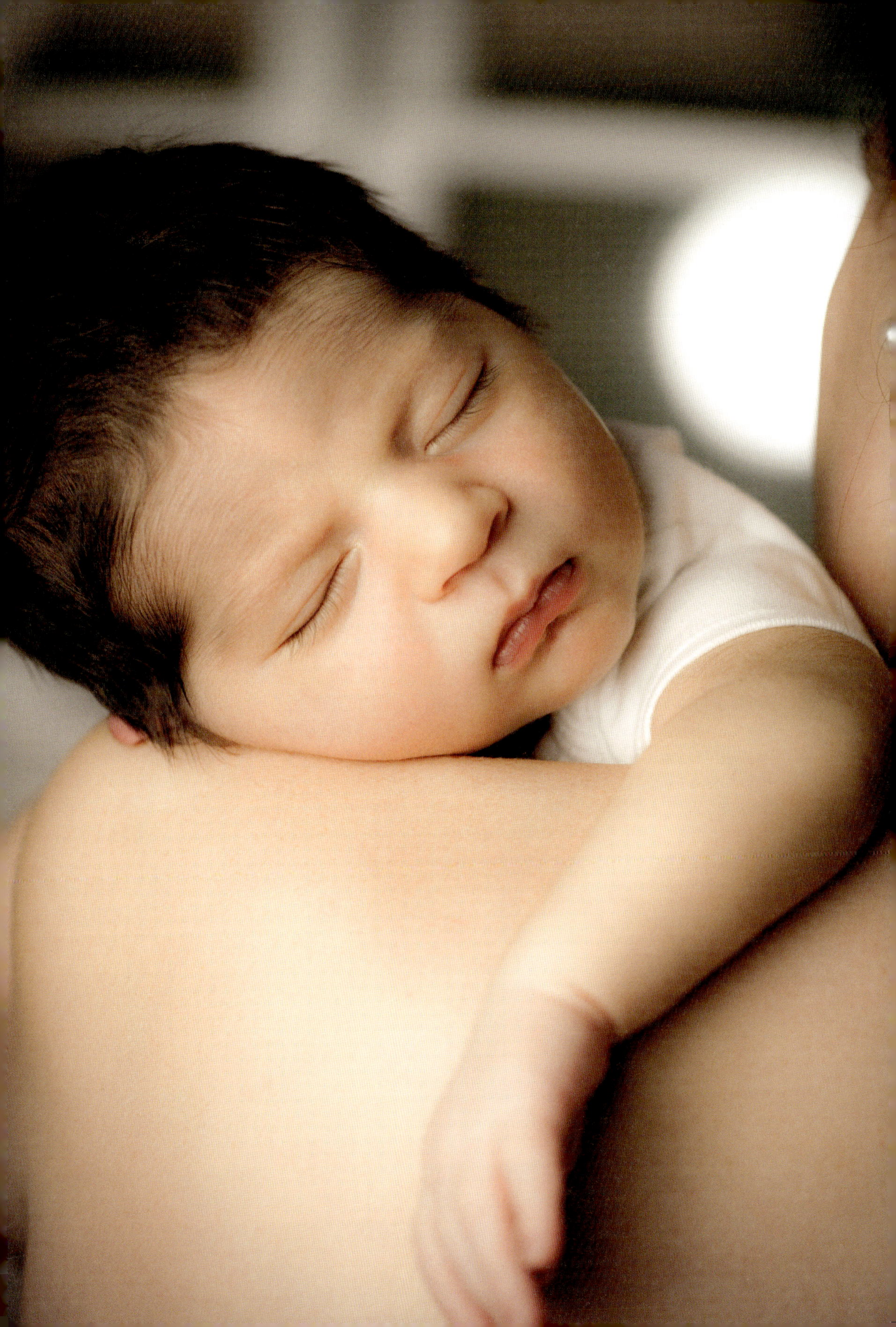

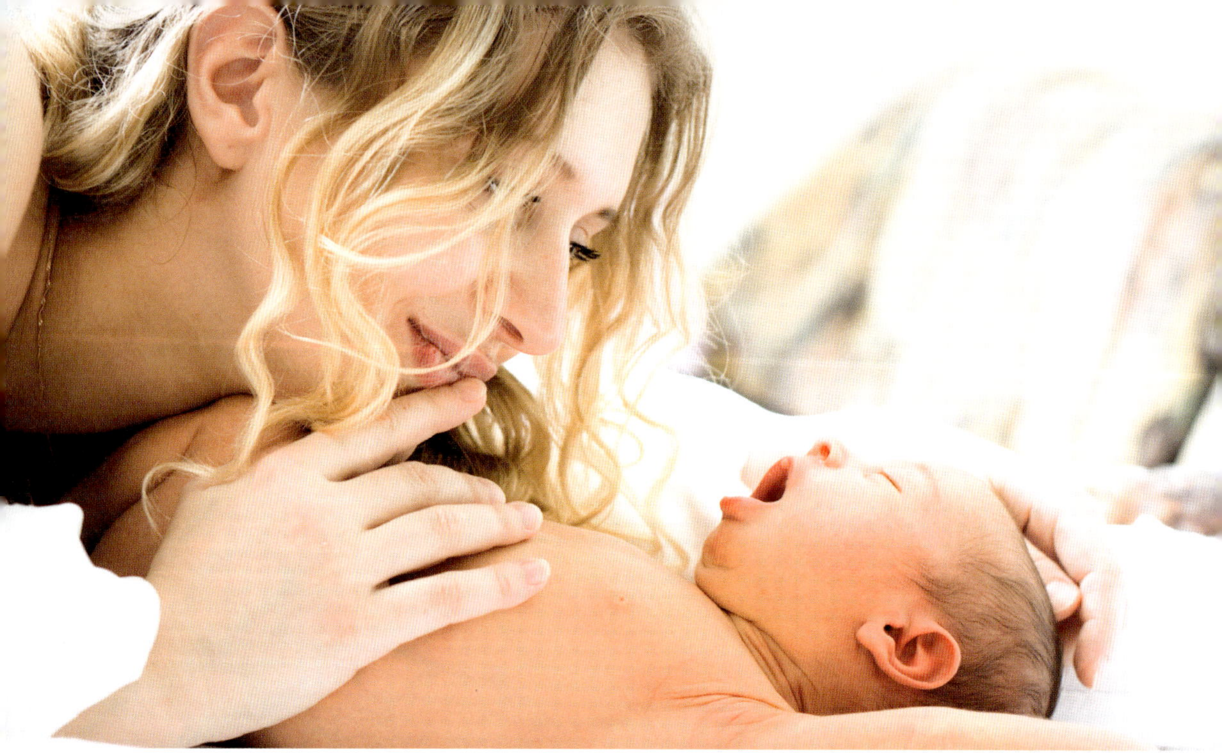

Soorinfektion (Candidose) beim Kind

Soor (Candidose) ist eine Pilzinfektion durch Hefepilze (Candida-Species), die beim Baby und auch bei der Mutter große Beschwerden verursachen kann. Stillende Frauen sind für Candidosen besonders empfänglich. Die Candida-Pilze ernähren sich von Kohlenhydraten, daher gilt die Laktose in der Muttermilch als idealer Nährboden für ihr Wachstum. Ein wesentlicher Risikofaktor für die Entwicklung einer Candidose bei Mutter und Kind sind Mamillenverletzungen im Wochenbett, die meistens durch falsche Stilltechnik verursacht werden. Aber auch anämische Mütter und Mütter mit Diabetes haben ein erhöhtes Risiko. Der tägliche Gebrauch eines Beruhigungssaugers (dieser sollte 20 Minuten lang ausgekocht werden) erhöht ebenfalls das Risiko beim Kind und der stillenden Mutter. Welches homöopathische Mittel hilft bei Soor?

Kasuistik: Soorinfektion

Vorgeschichte: Zweites Kind mit Geburt nach Sectio bei vorzeitigem Blasensprung und erhöhtem CRP der Mutter. Die Mutter hatte einen Schwangerschaftsdiabetes, der mit Diät behandelt wurde. Sie bekam dreimal Antibiotika.

Symptomatik: Am 4. Tag p.p. ist das Baby blass, es weist auf der Innenseite des Mundes und auf der Zunge dicke, weiße, cremige Beläge auf, schwitzt am Kopf und ist sehr gereizt. Im Windelbereich sind auch große gerötete, glänzende und leicht blutige Stellen vorhanden. (Es sah wirklich schlimm aus.) Das Baby ist sehr unruhig, verweigert die Brust, streckt den Kopf nach hinten, trinkt nur mäßig von der Flasche und nimmt rasch an Gewicht ab. Sein Stuhl ist dünn und riecht stark nach Antibiotika (die Mutter erhielt Antibiotika). Die Mutter berichtet: „Meine Brustwarzen sind so schmerzhaft während der ganzen Stillzeit und danach. Es brennt, sticht und juckt und sie sind schon offen. Das Baby schreit nur, nimmt seit heute Nacht die Brust nicht. Auch durch verbesserte Stillpositionen und korrekte Anlegetechnik wird es nicht besser. Ich bin schon ganz verzweifelt.“ Die Brustwarzen sind gerötet und glänzend, die Verletzung ist kaum zu sehen. Die Mutter pumpt die Milch ab und hat während des Abpumpens starke stechende Schmerzen in der Brust. Danach nimmt sie das Baby mit. Ich empfahl ihr kurze und häufige Stillmahlzeiten und eventuell zuerst an der weniger schmerzhaften Seite anzulegen. Ich wies die Mutter auch auf häufiges Waschen der Hände hin und dass sie ihre Brustwarzen nach jedem Stillen mit klarem, lauwarmem Wasser abspülen und an der Luft trocknen lassen soll, denn die Soorpilze gedeihen gut in Feuchtigkeit und Milch.

Repertorisation (Synthesis Edition 9.1)

Allgemeines - Abwärtsbewegung
- agg. (Bewegung-Abwärtsbewegung)

Brust - Schmerz
- Mammae
  - Stillen des Kindes
    - nach
    - Stillen des Kindes an der rechten Mamma; beim
- stechend

Verschreibung: 9:30 Uhr: Für das Kind *Borax* C30, einmalige Gabe von 5 Globuli. Die Mutter bekam auch 5 Globuli *Borax* C30.
Verlauf: 10:30 Uhr: Das Baby schläft. Die Mutter spürt eine Besserung und sagt: „Es brennt und juckt nicht.“
11:00 Uhr: Beim Baby ist eine deutliche Besserung im Bereich des Mundes und im Windelbereich eingetreten, die blutigen Stellen am Gesäß sind weg. Die Mutter stillt das Baby, die stechenden Schmerzen während des Stillens sind laut Aussage der Mutter weg.
13:00 Uhr: Mutter und Baby schlafen.
14:00 Uhr: Die Mutter stillt ihr Baby im Liegen.
15:00 Uhr: Mutter und Baby schlafen.
16:30 Uhr: Die Mutter stillt das Baby.
17:00 Uhr: Die Brustwarzen sind weder gerötet noch glänzend und laut Mutter schmerzfrei. Das Baby schläft.
18:00 Uhr: Das Baby ist munter, im Mund sieht man keine weißen Beläge mehr. Beim Wickeln sieht das Gesäß völlig normal aus. Das Baby und die Mutter konnten innerhalb von 8 ½ Stunden von allen unangenehmen körperlichen und psychischen Symptomen befreit werden!

Ein Tag später: Mutter und Baby sind symptomfrei.

Diskussion: In der täglichen Praxis stellen Mütter oft die Frage: „Wie unterscheide ich Mundsoor von Milchresten?" Man versucht einfach, den Belag mit einem sauberen Wattestäbchen wegzuwischen. Der weiße Belag bei Soor lässt sich nur schwer von der Schleimhaut lösen. Soor kann beim Baby entstehen, wenn die Mutter Antibiotika bekommt oder wenn sie an Diabetes leidet oder an den Mamillen verletzt ist. Soorpilze können sich in der Muttermilch halten, daher sollte die abgepumpte Milch nicht aufbewahrt und eingefroren werden. Einfrieren tötet die Soorpilze nicht. Eine solche Milch kann bei einem behandelten Baby einen Rückfall verursachen. *Borax* heilte innerhalb von 8 ½ Stunden die entzündeten Stellen im Mund und Windelbereich des Babys und gab ihm wieder Kraft, an der Brust zu trinken. Bei der Mutter nahm *Borax* die Ängste, Unruhe und alle Schmerzen weg.

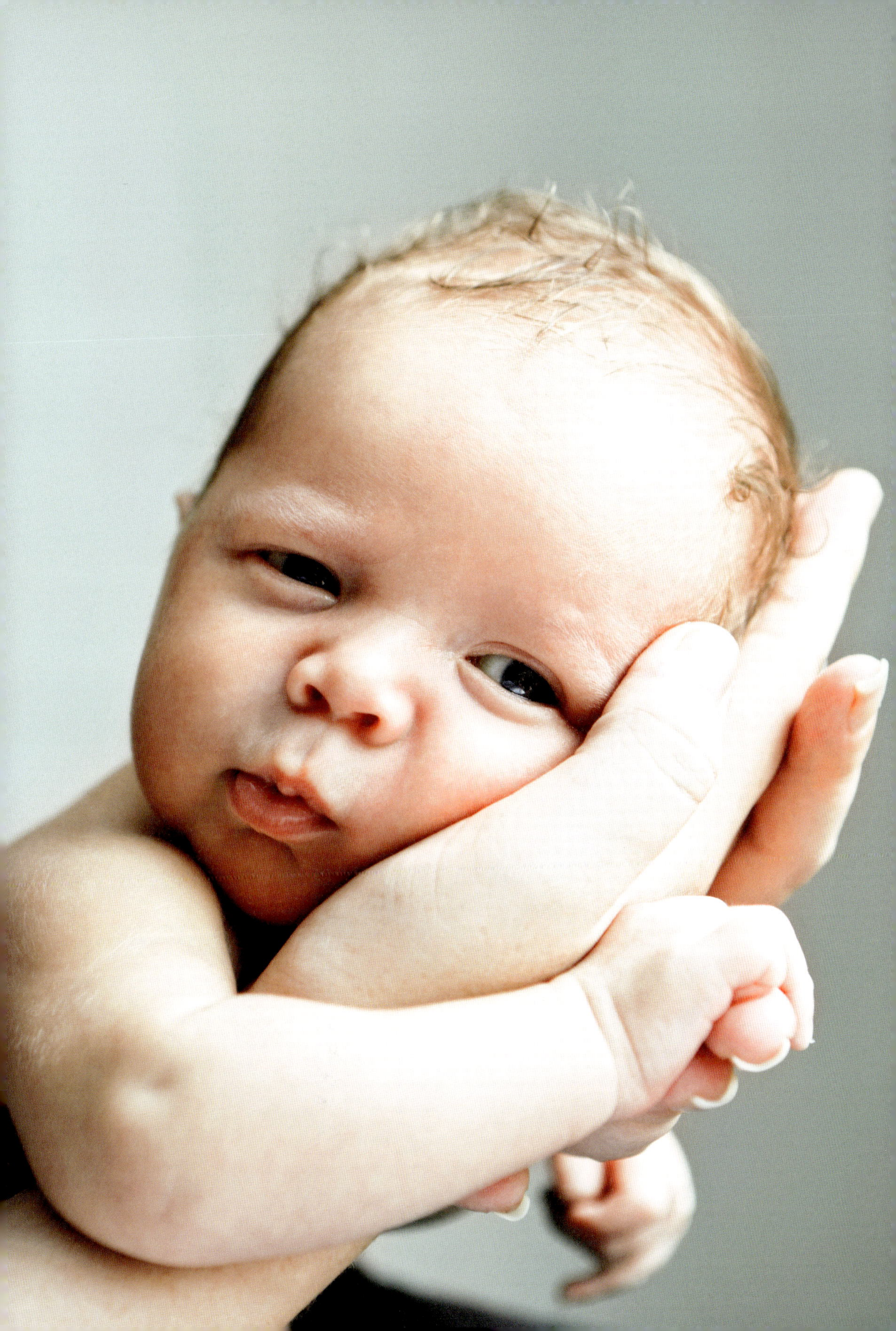

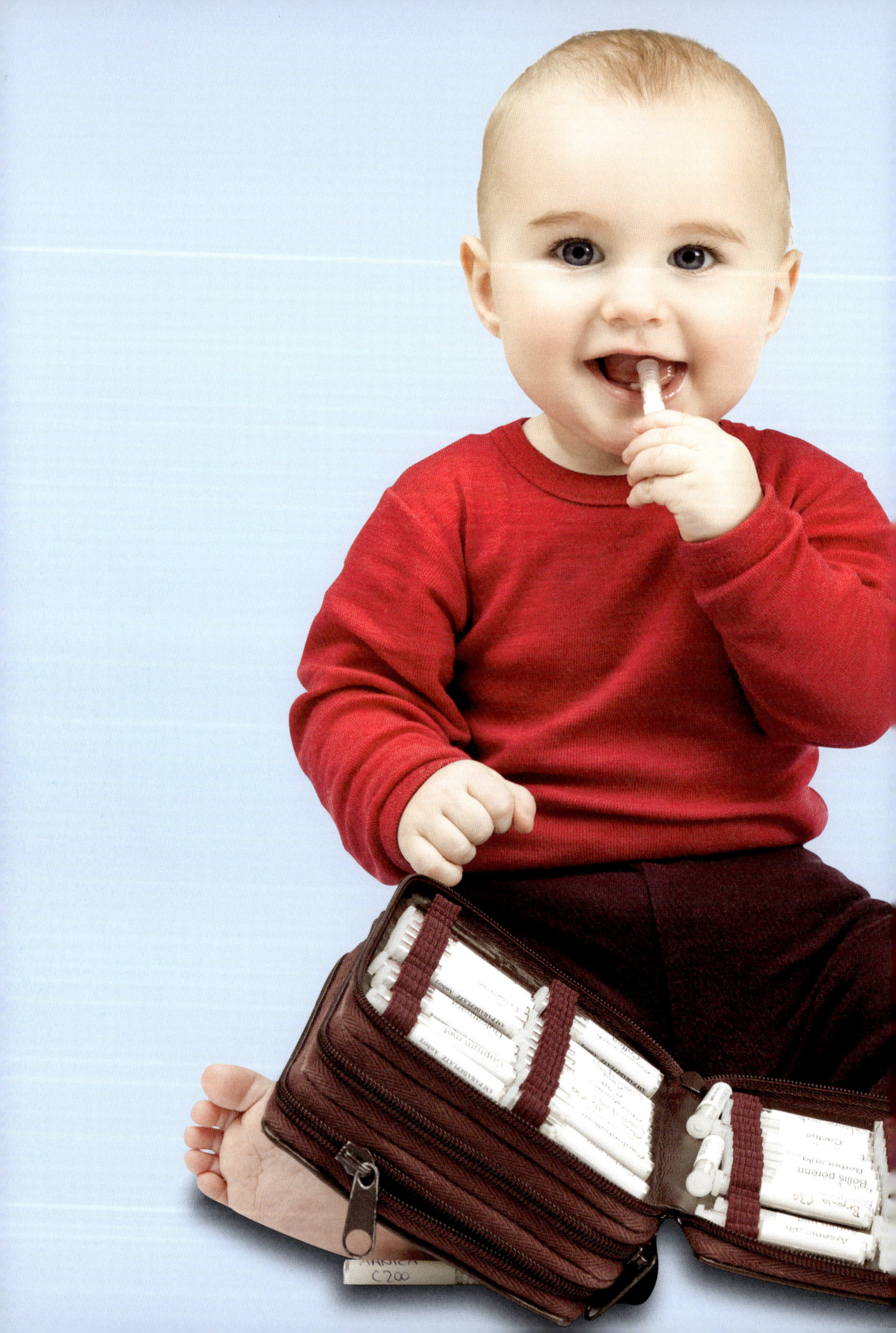
Cactus
Bellis perenn
C200

Arzneimittelbilder

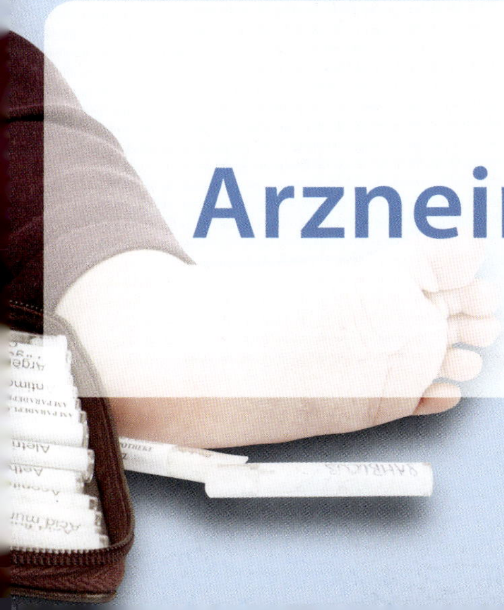

Alphabetischer Index der im Buch erwähnten Arzneimittel

Lateinische Bezeichnung	Kürzel	Deutsche Bezeichnung
Aconitum napellus	Acon.	Eisenhut
Aesculus hippocastanum	Aesc.	Rosskastanie
Apis mellifica	Apis.	Honigbiene
Arnica montana	Arn.	Bergwohlverleih
Belladonna	Bell.	Tollkirsche (Solanaceae)
Bellis perennis	Bell-p.	Gänseblümchen
Borax veneta	Bor.	Natriumborat
Bryonia alba	Bry.	Weiße Zaunrübe (Cucurbitaceae)
Calcium carbonicum	Calc.	Austernschalenkalk
Calcium phosphoricum	Calc-p..	Calciumphophat
Calendula officinalis	Calend.	Ringelblume
Chamomilla	Cham.	Echte Kamille
China officinalis	Chin.	Chinarindenbaum
Cimicifuga racemosa	Cimic.	Traubensilberkerze
Colocynthis	Coloc.	Koloquinte, Bittergurke
Croton tiglium	Crot-t.	Krotonölbaum
Cuprum metallicum	Cupr.	Kupfer
Dulcamara	Dulc.	Bittersüßer Nachtschatten
Hamamelis virginiana	Ham.	virginische Zaubernuss
Ignatia amara	Ign.	Ignatiusbohne (Loganiaceae)
Kalium carbonicum	Kali-carb.	Kaliumkarbonat (Alkalien)
Lachesis muta	Lach.	Buschmeisterschlange (Orphidia)
Lycopodium clavatum	Lyc.	Sporen des Keulen-Bärlapp
Magnesium carbonicum	Mag-c.	Magnesiumcarbonat
Nux vomica	Nux-v.	Brechnuss (Loganiaceae)
Paeonia officinalis	Paeon.	Pfingstrose
Phellandrium aquaticum	Phel.	Wasserfenchel

Phosphorus	Phos.	Gelber Phosphor
Pulsatilla pratensis	Puls.	Küchenschelle (Ranunculaceae)
Ratanhia peruviana	Rat.	Ratanhia
Sambucus nigra	Samb.	Schwarzer Holunder
Sanguinaria canadensis	Sang.	Kanadische Blutwurzel
Sepia	Sep.	Tintenfischtinte (Mollusca)
Silicea terra/Acidum silicicum	Sil.	Kieselsäure
Solidago virgaurea	Solid.	Goldrute
Staphysagria	Staph.	Rittersporn
Sulphur lotum	Sulph.	Sublimierter Schwefel
Tabacum	Tab.	Tabak

Homöopatische Arzneien – neue und alte Bezeichnungen

(nach Dr. Peitner KG Arzneimittel)

Alter Hauptname (jetzt Synonym)	Neuer Hauptname
Belladonna	Atropa belladonna
Chamomilla romana	Chamaemelum nobile
China	Cinchona pubescens
Dulcamara	Solanum dulcamara
Ignatia	Strychnos ignatii
Nux vomica	Strychnos nux vomica
Paeonia	Paeonia officinalis
Phellandrium aquaticum	Oenanthe aquatica
Ratanhia	Krameria triandra
Staphysagria	Delphinium Staphysagria
Tabacum	Nicotiana tabacum

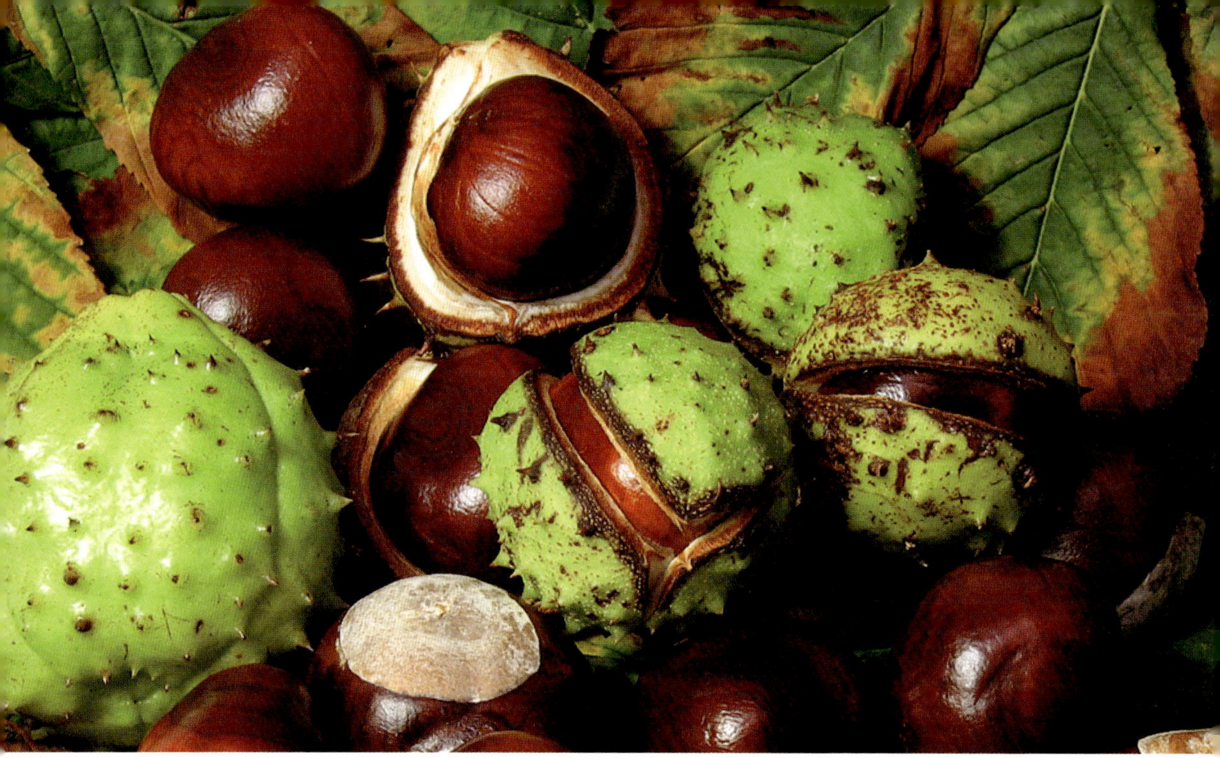

Arzneimittelbilder im Wochenbett und bei Neugeborenen

In diesem Teil findet man alle homöopathischen Arzneimittel, die im Wochenbett vorgekommen sind. Um sie leichter zu finden, sind sie alphabetisch dargestellt. Die auffallenden, sonderlichen Beschwerden reichen von Stillproblemen bei Mastitis, Wundheit der Mamillen, Blutverlust, Milchstau (hier können Sie beispielsweise das häufig angezeigte Mittel *Aconitum napellus* erfolgreich anwenden.) und zu wenig Milch, über Kreuzschmerzen, schmerzhafte Nachwehen und Beschwerden nach Kaiserschnitt bis zum Neugeborenenexanthem, Asphyxie, Trinkschwäche, Ikterus und Soor. Die Arzneimittelbilder der Materia Medica wurden ausführlich beschrieben, zeigen deutlich erkennbare, charakteristische Leitsymptome und relevante Anwendungsbereiche jedes Mittels um Erkrankungen, individuell bei Mutter und Kind, erfolgreich und rasch zu beseitigen. Warum sind diese Arzneimittel so wertvoll? In der Komplementären Medizin zeigten sie den natürlichen Prozess der Heilung (aktivierten Selbstheilungskräfte), nahmen die Angst und innere Anspannung der Patienten und den Glauben „niemand könne ihnen helfen" weg. Sie dürften nicht in der Welt der Konventionellen Medizin fehlen.

Aconitum napellus (Eisenhut)

Leitsymptome und häufigste Anwendungsbereiche: Milchstau, große Unruhe

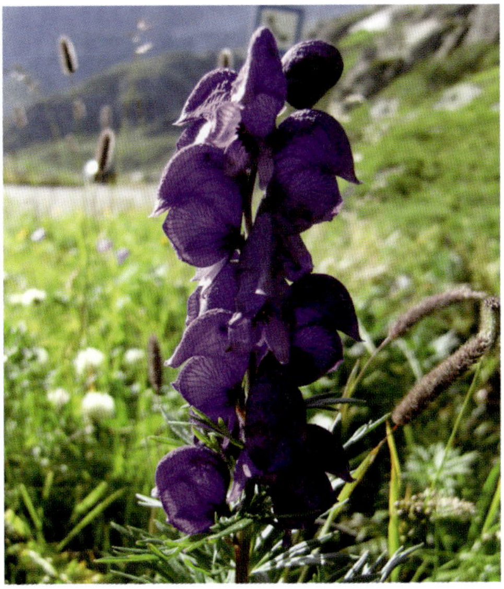

Die *Aconitum*-Patientin empfindet große Angst, bis hin zur Todesangst, und zeigt eine ausgeprägte Ruhelosigkeit. Sie wirft sich im Bett von einer Seite auf die andere. Sie gibt ihre eigene Todesstunde an. Ihre große Ruhelosigkeit und Angst machen sie fertig. Sie hat eine große Furcht vor allem Möglichen und gibt ihr Baby auf Station ab. In Folge von Angst und Schreck hat sie heftiges Herzklopfen mit trockener Hitze und arterieller Kongestion und ist überempfindlich gegen Licht und Geräusche. Die Patientin hat hohes Fieber mit Frieren, Schüttelfrost und trockener Hitze gefolgt von Schweiß, Erkältungen und akuten Entzündungen. Sie hat großen Durst auf kaltes Wasser. Ihre Schmerzen sind unerträglich in Folge der Erregung.Der geringste Luftzug stört sie, ganz besonders kalter, trockener (Nordost-) Wind. Ihre Beschwerden verschlimmern sich durch Berührung, warmes Wetter und in einem warmen Zimmer sowie abends und nachts. Sie empfindet eine Besserung, wenn sie schwitzt und bei Wasserlassen.Die Patientin ist schlaflos hat eine fiebriege Erregung mit trockener Hitze und Herzklopfen, angstvolle Träume sowie Angstanfälle mit Herzklopfen. Am Kopf spürt sie ein heftiges Hitzegefühl. Sie hat Stirnschmerzen bei Licht und Geräuschen sowie Kopfschmerzen wie bei einem Sonnenstich. Ihr Gesicht ist rot, heiß und aufgedunsen, aber totenblass beim Aufrichten. Sie empfindet Schmerzen und Kribbeln im Gesicht, mit einem Taubheitsgefühl im Gesicht und an den Lippen. Sie hat stechende Schmerzen in den Lippen und in der Wange (links). Ihre Augen sind lichtempfindlich, gerötet und entzündet, sie hat brennende, einschießende Augenschmerzen und eine starke Tränenbildung. Ihre Ohren sind extrem überempfindlich gegen Geräusche, sie hat ein Ohrensausen. Ihre geruchsempfindliche Nase ist entweder trocken oder sie hat einen starken Schnupfen. Hellrotes Nasenbluten kommt vor. Mund und Hals sind trocken und gerötet. Alles schmeckt bitter, außer Wasser. Ihr Durst ist heftig. Die Patientin neigt zu Ohnmacht, empfindet stechende Schmerzen im Herz und eine Atembeklemmung. Sie hat heftige, brennende Schmerzen im Magen mit Unruhe. Ihre Haut ist trocken und heiß. Sie empfindet ein Brennen mit Kältegefühl.

Brust:
Bei Milchstau bzw. Milcheinschuss ist *Aconitum* ein bewährtes Mittel. Wenn die Brust steinhart ist und die Milch zurückgestaut, hilft es in aller Regel.

Neugeborene:
Aconitum wird auch angewendet, wenn die Babys nach der Geburt eine Zyanose oder eine Atemnot haben und das Beruhigen unmöglich erscheint, sowie bei einem Neugeborenenikterus infolge eines Geburtsschocks.

Aesculus hippocastanum (Rosskastanie)

Leitsymptome und häufigste Anwendungsbereiche: Hämorrhoiden

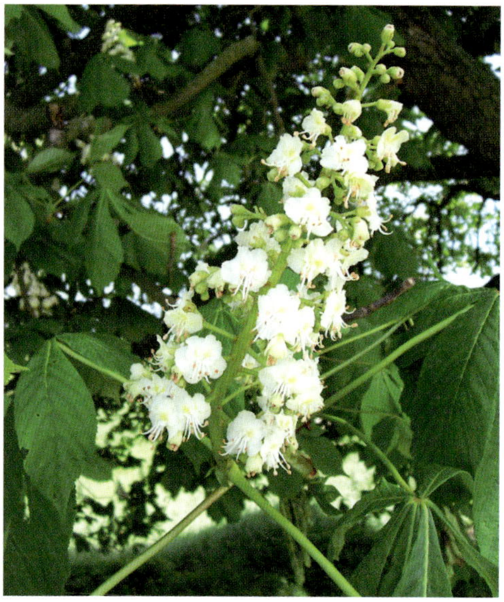

Die *Aesculus*-Patientin hat einen schmerzhaften Stuhlgang und blaurote, harte Knoten am After bzw. sehr empfndliche, aber nur selten blutende Hämorrhoiden mit drückendem, brennendem Schmerz. Sie hat ein trockenes, wundes, zusammenziehendes Gefühl, als ob im Rektum Splitter, Holzstückchen oder Kies wären. Sie hat außerdem einschießende, schneidende Rückenschmerzen, die sich bis in die Hüfte oder Beine erstrecken, sodass sie kaum gehen kann. Sitzen und Aufrichten sind sehr schmerzhaft und erschwert. Auch pochende Schmerzen in der Bauchgegend, die auf eine vergrößerte Gebärmutter hindeuten, sind ein wichtiges Symptom bei *Aesculus*.

Apis mellifica (Honigbiene)

Leitsymptome und häufigste Anwendungsbereiche: Ödematöse, erysipelartige Entzündung

Die *Apis*-Patientin hat Schmerzen, die sehr rasch beginnen und sie oft zum Schreien zwingen (Ansaugschmerz-Mamillen). Typische Zeichen sind ödematöse, erysipelartige Anschwellungen der Haut und des Unterhautgewebes mit stechenden Schmerzen und brennender Hitze. Es besteht ein ausgeprägtes Verlangen nach Abkühlung. Berührung und Druck sind unerträglich. Typisch ist auch eine ödematöse Entzündung der Schleimhäute. Bei Unverträglichkeit von Wärme kann *Apis* helfen, auch wenn keine Ödeme sichtbar sind. Die Schmerzqualität ist brennend und stechend. Bei Insektenallergie besonders zur Anwendung indiziert. Wenn Patienten keine Wärme vertragen und Abkühlung eine Verbesserung bringt, ist *Apis* das Mittel der Wahl. *Apis*-Patienten weisen eine nervöse Ruhelosigkeit und eine große Erschöpfung mit Zittrigkeit am ganzen Körper auf. Ihre Haut ist sehr empfindlich gegen Berührung. Es zeigt sich bei ihnen eine plötzliche Schwäche zunächst mit Frösteln dann mit Hitze: Sie sind traurig und ängstlich,sehnen sich nach dem Tod. Sie sind schnell aufgebracht und man kann ihnen nichts Recht machen. Sie können sich nicht konzertrieren und an nichts denken. Sie haben einen ruhelosen Schlaf und träumen durch die Luft zu springen. Sie leiden unter drückenden, klopfenden, bohrenden Kopfschmerzen mit Schwindel und haben ein Gefühl,als sei ihr Kopf zu groß. Ihre Augenlieder sind geschwollen,ihre Bindehaut ist hellrot und ebenfalls geschwollen. Ihre Nase ist verstopft,sie müssen häufig niesen. Sie haben eine ängstliche Atmung mit Atemnot und einen trockenen Hustenreiz, der durch das Gefühl eines zusammengeschnürten Halses entsteht. Mund und Zunge sind rot wie Feuer und sehr empfindlich, mit Bläschen auf der Zunge. Die Patienten haben einen bitteren Geschmack im Mund. Trotz der Trockenheit im Mund haben sie keinen Durst. Die Haut ist, wie bereits angedeutet, zunächst blassrot und ödematös und später blaurot, blasenbildend, heftig stechend,

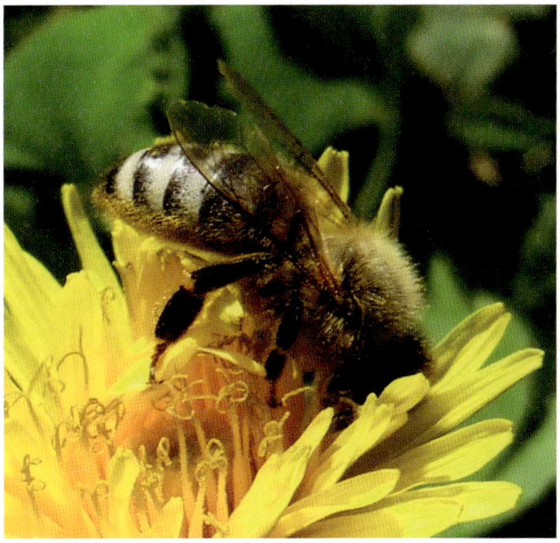

brennend und sehr empfindlich gegen Berührung. Im Wochenbett brauchen wir *Apis* am häufigsten bei Labienödemen durch Druck beim Pressen.

Verwendung bei Brustwarzenproblemen:
Das Mittel wird auch bei Brustwarzenproblemen verwendet, wenn die betroffene Hautstelle plötzlich hellrot, geschwollen, trocken und heiß ist, brennt und sticht. Jede Berührung tut weh. Lokale Kälte bessert, auch wenn die Kranke allgemein fröstelt.
Ein Vergleichsmittel zu *Apis* ist *Belladonna*. Bei *Belladonna* ist die Rötung mit dunkler Kongestion zum Kopf hin stärker und die Schwellung geringer als bei *Apis*. Wenn in der Symptomatik zwischen *Apis* und *Belladonna* kein Unterschied gefunden wird, werden beide im Wechsel gegeben.

Neugeborene:
Apis ist sehr bewährt bei Augenlider Schwellung (ödematös). Nervöse ruhelose Babys mit viel Energie.
Hydrozele.

Arnica montana (Bergwohlverleih)

Leitsymptome und häufigste Anwendungsbereiche: Trauma, Verletzungen

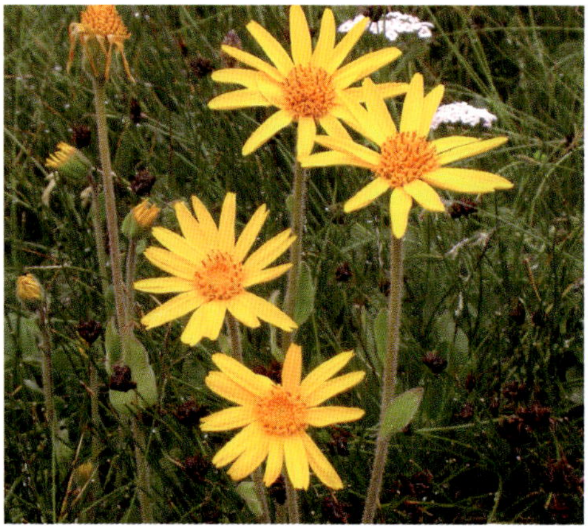

Die *Arnica*-Patientin ist sehr fleißig, überarbeitet sich ständig und gibt ihre Arbeit ungern ab. Wenn *Arnica*-Menschen durch Krankheit an der Arbeit gehindert werden, verschwindet bald ihr lächelndes Gesicht. Sie werden mürrisch und wollen nicht angefasst oder angesprochen werden („lass mich in Ruhe"). Sie schicken den Arzt weg, denn es fehlt ihnen eh nichts, egal wie krank sie sind. Jede Annäherung wird als Drohung empfunden, und zwar aus Angst vor Schmerzen. In ihrer nervösen Unruhe, Hoffnungslosigkeit und Apathie fühlt sich die *Arnica*-Frau am besten, wenn sie allein sein darf. Obwohl jede Bewegung schmerzt, ist sie unruhig. Trost lehnt sie ab. Ihre Kopfschmerzen spürt sie wie von einem Nagel im Kopf. Ihre Nachwehen fühlen sich wie wund an und verschlechtern sich durch Stillen.

Arnica hat eine besondere Beziehung zum Blut. Bei Muskelschmerzen und Quetschungen wird es oft angewendet. Bei akuten und chronischen Zuständen nach Verletzungen kann *Arnica* Wunder wirken. Es hilft übermäßige Blutungen zu lindern und fördert die Wundheilung und die Rückbildung der Gebärmutter. Dieses Mittel wird oft bei heftigen, schmerzhaften Nachwehen verwendet. Wenn sich die Mutter wie zerschlagen fühlt, wenn jede Berührung, jeder Druck, jede Erschütterung die Schmerzen verschlimmert, wenn das Bett zu hart erscheint, hilft *Arnica* immer. Aufstoßen und Blähungen mit Geruch nach faulen Eiern sind charakteristische Symptome.

Die *Arnica*-Frau spürt eine Besserung mit tief gelagertem Kopf (und liegt daher gern so), im Freien, durch ein kaltes Bad und durch Entblößen. Eine Verschlechterung tritt ein bei jeder Berührung, Bewegung, Druck, durch ein hartes Bett und wenn sie angesprochen wird. *Arnica* verlangt nach Alkohol (Whisky) und sauren Speisen und lehnt Fleisch, Milch und Rauchen ab. Die *Arnica*-Frau zieht sich gern zurück und braucht ihre Ruhe.

Neugeborene:

Arnica hilft bei Kindern, die mit einer Saugglocke oder Zange entbunden wurden, wodurch oft Quetschungen und Verletzungen am Kopf entstehen, die mit einer einzigen Gabe oft relativ schnell heilen.

Auch bei Spontangeburten wird das Trauma schneller durch *Arnica* verarbeitet. *Arnica* beugt Blutungen vor, auch den zum Glück seltenen Hirnblutungen.

Arnica Repertorisation (Synthesis-Edition 9.1)

- **Gemüt** - Berührtwerden:
- Abneigung

Furcht:

- Näherkommen, Annäherung von; vor
  - berührt zu werden; aus Furcht
- Schmerz
- stürzen, hohe Gebäude und Mauern würden auf ihn

Beschwerden durch

- Schock; seelischen

Diktatorisch

- spricht in Befehlston

Widerspenstig

Allgemeines - Wunden:

- Schmerzhaft
- Schnittwunden
- bluten reichlich

Verletzungen:

- Erschütterung
- Extravasaten, mit

Belladonna (Tollkirsche)

Leitsymptome und häufigste Anwendungsbereiche: Große Unruhe, hohes Fieber

Atropa belladonna, die Tollkirsche: Wenn die Blüte beginnt, wird die frische Pflanze ohne Wurzel verwendet. Das Alkaloid Atropin hat besondere Beziehungen zum Nervensystem, es löst Spasmen, z.B. bei Magenkrämpfen, einer Gallenblasenkolik, Nierenkolik oder bei Spasmen an den Gefäßen, wie bei Migräne. Atropin wird selten bei der Behandlung von Entzündungen verordnet.

Leitsymptome von *Belladonna* sind eine Gehirnkongestion und -reizung mit klopfenden Kopfschmerzen, wilden Delirien und großer Unruhe sowie einer Erregung der Gehirnnerven. Es besteht eine Überempfindlichkeit gegen alle Sinnesreize, wie Licht, Geräusche, Geschmack und besonders auch gegen Berührung und Erschütterung sowie auch gegen Schmerzen. Die Pupillen sind erweitert. Der *Belladonna*-Typus hat kalte Hände, aber einen heißen Kopf und heiße Füße. Es besteht ein starker Blutandrang zum Kopf mit hochrotem Gesicht und klopfenden Karotiden.

Es besteht ein heftiges Delirium mit Wahnideen, der Patient sieht schreckliche Ungeheuer und Geister. Er ist tobsüchtig, schlägt, beißt, spuckt, will aus dem Bett springen oder unbekleidet entfliehen. Im Delirium kann der Patient voller Angst sein oder auch heiter und lustig und ausgelassen umherspringen. Nach einer Mahl-

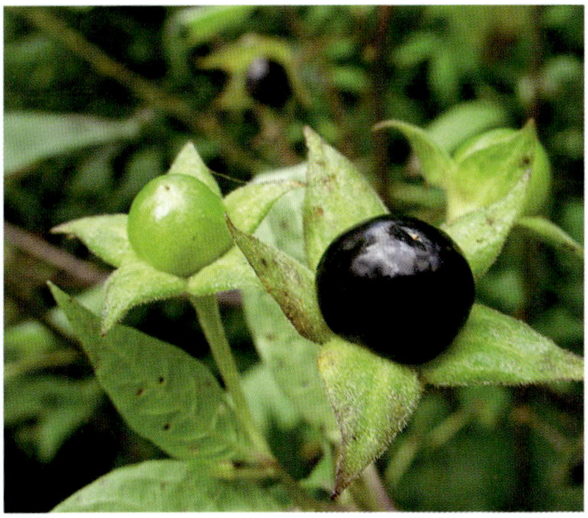

zeit kann das Delirium aufhören. Hautberührung ruft Schmerzen hervor. Der Patient ist schläfrig, kann aber nicht oder schlecht einschlafen. Sein Schlaf ist sehr unruhig, mit schweren Träumen, er schreit auf im Schlaf und wirft sich hin und her. Er hat Krämpfe im Schlaf, es kommt zu Kopfrollen und Zähneknirschen. Sein Kopf ist rückwärts gezogen und tief in die Kissen gedrückt.

Dem Patient ist bei jeder Bewegung schwindelig, er fühlt sich wie betrunken. Er hat pulsierende Kopfschmerzen mit einem Gefühl der Vergrößerung des Kopfes und Völle im Kopf. Sein rotes Gesicht und der Schwindel verschlimmern sich bei Bewegung. Die Kopfschmerzen bessern sich in halb aufgerichteter Lage, während frische Luft und Zugluft sie verschlimmern.

Die Pupillen des Patienten sind weit und bei Licht beweglich. Er hat einen starren Blick. Seine Bindehaut ist gerötet, die Augen sind trocken mit Hitzegefühl und klopfenden Schmerzen. Sein Gehör ist überempfindlich. Er hat Schmerzen in den Ohren und Ohrensausen.

Das Gesicht des Patienten ist heiß, dunkelrot und geschwollen. Er hat plötzliche Schmerzen im Gesicht mit Krämpfen der Gesichtsmuskeln. Er ist sehr empfindlich gegen Gerüche, besonders Tabak ist ihm unerträglich. Er hat entweder eine trockene, juckende Nase mit Niesen oder flüssigen Schnupfen mit Niesanfällen.

Der Patient hat entweder heftiges Herzklopfen mit Angst und schnellem Puls oder schnelles Herzklopfen mit schwachem Puls. Er empfindet ein Pulsieren im Kopf und durch den ganzen Körper. Seine Zunge ist trocken, rot und geschwollen („Erdbeerzunge"). Sein Mund ist sehr trocken, Sprechen und Schlucken erschwert. Er hat großen Durst auf kaltes Wasser und Zahnschmerzen mit Schwellung des Zahnfleisches, die durch kalte Getränke und im Freien schlimmer werden. Er hat das Gefühl, als ob sein Hals zusammengeschnürt wäre. Es besteht eine Abneigung gegen Milch. Seine krampfartigen Bauchschmerzen, die plötzlich da sind und plötzlich abbrechen, werden durch Zusammenkrümmen besser.

Die Haut des Patienten ist heiß, feuerrot oder rotgefleckt mit dunkelroten Flecken, Pusteln und Papeln. Der Patient dampft vor Schweiß, der aber keine Erleichterung bringt. Hinzu kommen Trostlosigkeit und auch Fieber.

Zu *Belladonna* gibt es zahlreiche Vergleichsmittel: Bei Delirien kommen *Hyoscyamus* oder *Stramonium* infrage. Hat die Patientin eine schmerzhafte Überempfindlichkeit bei Berührung, ist eventuell auch *Apis* das Mittel der Wahl. Bei Trockenheit der Schleimhäute sind *Mandragora* oder *Bryonia* Alternativen, bei Besserung durch Rückwärtsbeugen *Mandragora*. Hat die Patientin Kopfschmerzen bei Bewegung, können unter Umständen auch *Apis*, *Lachesis*, *Spigelia* oder *Nux vomica* angezeigt sein.

Neugeborene:

Belladonna-Babys haben ein rotes Gesicht, einen heißen Kopf und extrem kalte Hände und Füße. Sie sind durstlos, fiebern und schreien oft im Schlaf auf.

Bellis perennis – Arnika des Uterus (Gänseblümchen)

Leitsymptome und häufigste Anwendungsbereiche: Traumamittel

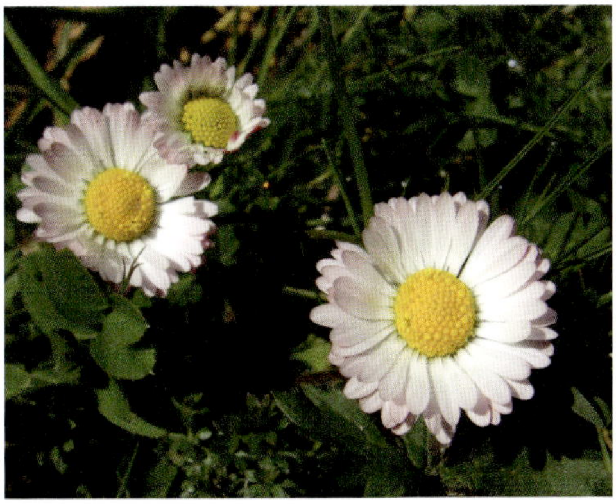

Wenn *Arnica* nicht hilft, ist *Bellis perennis* oft das Mittel der Wahl. Das Bild des zähen kleinen Gänseblümchens, das sich nach jedem „Fußtritt“ schnell wieder stolz aufrichtet, steht für seine großartigen heilenden Qualitäten.

Bellis perennis ist beispielsweise beim Sturz auf das Steißbein ein bewährtes Mittel.

Die Praxis zeigt, dass Beckenbodenschmerzen durch das Mittel deutlich gelindert werden und die Mutter im Wochenbett schneller wieder auf die Beine kommt oder ihr Baby schmerzfrei im Sitzen stillen kann. Als Wochenbettmittel lässt *Bellis perennis* Gebärmutterwunden besser und schneller abheilen und bewirkt, dass sich der Wochenfluss verringert. Die Mütter, denen *Bellis perennis* hilft, spüren ein starkes Abwärtsdrängen in der Gebärmutter, verbunden mit Kreuzschmerzen, als Folgen von Verletzungen oder Überanstrengung. Sie erleben eine Verschlimmerung in der Nacht zwischen 2:00 und 5:00 Uhr und morgens beim Erwachen.

Dieses Traumamittel wird bei tiefen Wunden, Eiterungen, nach Verletzungen von Bauch- und Beckenorganen sowie nach großen Operationen erfolgreich angewendet. Charakteristisch ist oft ein Wundheitsgefühl am ganzen Körper. *Bellis perennis* hat einen starken Einfluss bei einem tiefen Trauma auf physischer und psychischer Ebene sowie bei Blutandrang zum Kopf mit Schwindel und Kopfschmerzen. Die Patientinnen haben einen Bewegungsdrang mit Besserung bei Bewegung. Ihre Magenschmerzen bessern sich durch Essen. Ihre Abgeschlagenheit und Müdigkeit, ihre innere Unruhe und ihr Drang nach Bewegung werden besonders an der frischen Luft erleichtert. Die Patientin muss sich bewegen, ist grundlos gereizt, ängstlich und liebt Gewitter.

Sie schläft schlecht und hat dabei aufregende Träume. Zwischen 3:00 und 5:00 Uhr ist sie schlaflos. Das Denken ist erschwert, da ihr Kopf sehr schwer und benommen ist und sie besonders beim Erwachen unter Wallungen (Blut- und Hitzeandrang) mit Schwindel leidet. Ein wässriger Schnupfen quält die Patientin. Dauernde Bewegung und lokale Kälteanwendungen bringen Besserung. Berührung, kalte Bäder oder kalte Getränke verschlimmern jedoch die Situation. In der Schwangerschaft und nach einer Sectio fühlt sich der Uterus wie gequetscht an. Die Haut juckt, brennt und beißt und zeigt eine große Neigung zur Furunkelbildung. Das Hautjucken wird schlimmer in der Bettwärme und besser nach einem warmen Bad.

Bellis perennis Repertorisation (SynthesisEdition 9.1)

Allgemeines - Verletzung:

- Quetschungen
- Fieber; traumatisches
- Überanstrengung, Überlastung durch
- Operation
  - Beschwerden durch
- Abszesse- Eiterungen

Abdomen - Schmerzen:

- Schwangerschaft; agg. während der

Weibliche Genitalien - Schmerz:

- Uterus
  - gequetscht, zusammengedrückt, wie

Gesicht - Hautausschläge:

- Akne
  - Menstruation
    - unregelmäßige Menstruation

Haut - Hautausschlag:

- Furunkel

Borax veneta (Natriumborat)

Leitsymptome und häufigste Anwendungsbereiche: Soor

Die *Borax*-Patientin ist ängstlich, unruhig und sehr empfindlich. Ihre Nervösität lässt sie bei jedem Geräusch und jeder Aufregung zusammenfahren. Besonders Abwärtsbewegungen machen ihr zu schaffen, dies trifft auch für Babys zu. Alle Sinne sind überreizt. Der Soor auf der Brustwarze ist zu Beginn juckend und brennend, breitet sich auch in die Milchgänge aus, führt zu intensiven stechenden Schmerzen. Dies entsteht meistens, wenn die Brustwarzen lange wund bleiben und die Rötung leicht glänzend, bis rosa glänzend wird. Sie können auch schuppig oder rissig sein und manchmal kleine Bläschen aufweisen.

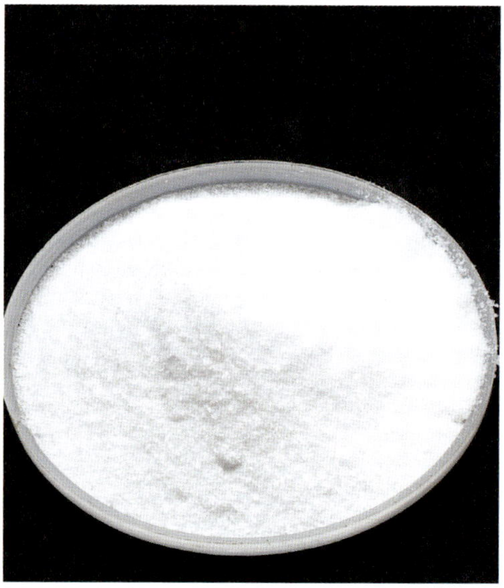

Neugeborene:
Das Baby ist schreckhaft, verweigert die Brust oder Flasche wegen Apthen (Soor) oder vermehrter Milchbildung (Muttermilch läuft aus). Es schreit beim Gestilltwerden und fürchtet sich, wenn es aus dem Bett gehoben wird. Beim Moro-Reflex, oder wenn es ins Bett gelegt wird, klammert es fest.

Bryonia alba (Weiße Zaunrübe)

Leitsymptome und häufigste Anwendungsbereiche: Trockener Husten

Die *Bryonia*-Patientin ist reizbar und jähzornig, spricht oft von ihren Geschäften und hat Angst vor finanziellen Problemen. Sie möchte allein sein, leidet unter starken, stechenden Kopfschmerzen und hat großen Durst auf kalte Getränke. Sie fühlt sich unwohl, kann aber nicht sagen, was ihr fehlt. Fieber bekommt sie meistens am Abend nach dem Hinlegen. Sie ist oft erkältet, ihr Husten ist trocken und schmerzhaft und es sticht im Brustbereich. Dies wird bei jeder Bewegung schlimmer, durch Wärme aber besser. Das Kreuz schmerzt, was sich durch Liegen auf der schmerzhaften Seite bessert.

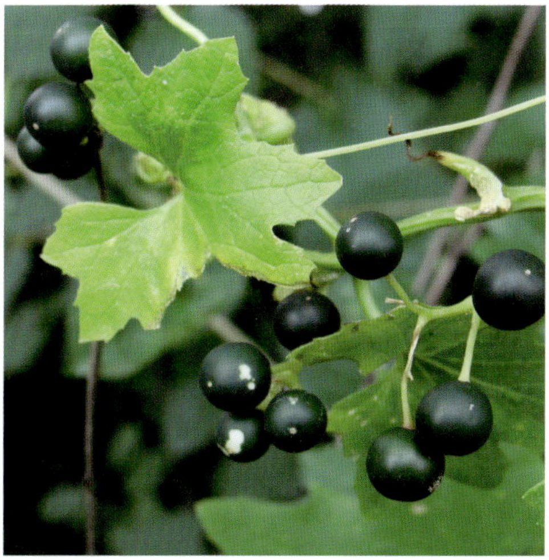

Calcium carbonicum (Austernschalenkalk)

Leitsymptome und häufigste Anwendungsbereiche: Übergewicht, Nachwehen, wässrige Milch

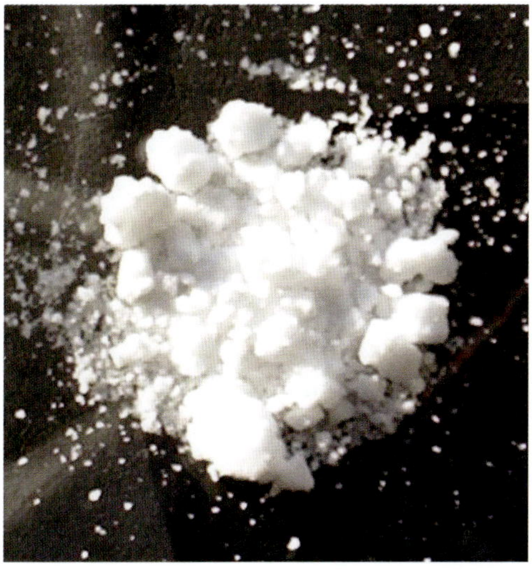

Die *Calcium-carbonicum*-Frau ist erschöpft, blass, kalt, sensibel, apathisch, ängstlich, übergewichtig, unsportlich und langsam. Im Bereich des Kopfes entwickelt sie sauren Schweiß. Sie ist außerdem infekt-anfällig, unkonzentriert, unentschlossen und erträgt keine Kritik. Ihre Knieprobleme entstehen durch schlaffe Muskeln. Sie hat eine Abneigung gegen frische Luft. Ihre Beschwerden können u.a. durch die Anstrengung beim Stillen entstehen.
Sie werden verschlimmert durch geistige oder körperliche Anstrengung, wie etwa Bergaufgehen, durch Kälte, Luft, Wetter-

wechsel und Milch. Gebessert werden sie durch trockenes Klima, Liegen auf der schmerzhaften Seite oder auf dem Rücken. Auch nach dem Frühstück und bei Eintritt der Dunkelheit werden sie besser.
Im Wochenbett hat die Patientin Nachwehen, Haarausfall, Höhenangst, sie fühlt sich schwach, weint leicht, ist furchtsam, langsam und reizbar und leidet an Schlafstörungen bei Vollmond. Sie spürt stechende Schmerzen beim Stillen. Ihre Milch ist wässrig, reichlich und fließt von selbst. Ihre Brustwarzen sind durch das Stillen eingerissen.

Neugeborene:
Die Kinder wollen einen Schnuller, verweigern die Muttermilch und haben oft einen Nabelbruch.

Calcium phosphoricum (Calciumphosphat)

Leitsymptome und häufigste Anwendungsbereiche: Furcht vor Dunkelheit

Calciumphosphat findet sich im Bindegewebe, insbesondere in den Knochen, den Zähnen, im Blutplasma, im Speichel und in der Muttermilch. Seine Affinität zu Eiweiß bildet die organische Grundlage für dieses Salz im Organismus. Diese Patienten reagieren äußerst empfindlich auf unerwartete, schlechte Nachrichten. Ihr Körper ist nicht in der Lage, mit solchen Nachrichten fertig zu werden, und der Kummer macht ihn krank. Die Patienten sind unzufrieden, ängstlich, ruhelos und sorgenvoll. Sie haben ein ausgeprägtes Mitgefühl und Angst um andere, eine Abneigung gegen geistige Arbeit sowie Furcht vor Gewitter und der Dunkelheit. Ihr Gesicht ist heiß, ihre Hände und Füße sind kalt. Sie wachen wegen Schweiß an Kopf und Hals auf.
Die Patienten erleben eine Verschlimmerung durch Wetterwechsel, Zug, Kälte, Feuchtigkeit, Ostwind, in der Pubertät, durch geistige Anstrengung und Denken an die Beschwerden. Gebessert werden diese durch Liegen, Ruhe, im Sommer und durch Essen.

Stillende Mütter haben schmerzende, wunde Brustwarzen. Sie erleben eine Verschlechterung durch Berührung. Die Muttermilch ist salzig, wässrig und dünn.
Neugeborene: Die Kinder sind mager und sensibel, wollen ständig gestillt werden und schreien sofort nach dem Stillen wieder („Nuckelkinder"). Sie erbrechen die Muttermilch. Ihr Saugreflex ist zu schwach und sie können nicht richtig trinken. Diese Babys mögen Abwärtsbewegung nicht. Sie haben Heißhunger und trotzdem eine Gewichtsabnahme. Darunter sind auch Kinder mit Nabelbruch.

Calendula officinalis (Ringelblume)

Leitsymptome und häufigste Anwendungsbereiche: Rhagaden, Neugeborenen-Ausschlag

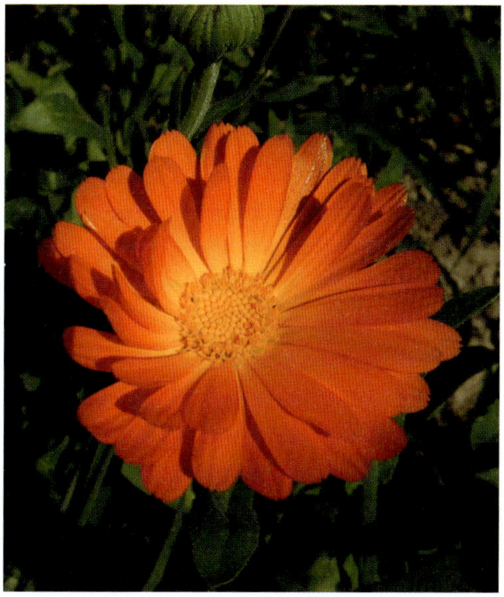

Die *Calendula*-Patientin ist ängstlich, schreckhaft, mürrisch und sorgenvoll. Sie empfindet eine große Schwere im Kopf, besonders morgens, sowie starke Schmerzen im Hinterkopf oder in der Stirn. Ihre Augenlider sind geschwollen. Die Bindehaut ist entzündet, doch die Lidränder sind trocken und jucken. Bei dem geringsten Geräusch fährt sie hoch. Im Gesicht hat sie das Gefühl einer Schwellung von den Lippen zu den Augen und zur Stirn. Die *Calendula*-Frau ist bei Nacht ruhelos, findet in keiner Lage Ruhe und hört jedes Geräusch. Ihr Puls ist unregelmäßig und fällt rasch ab. Sie erlebt eine Verschlimmerung mit Frösteln den ganzen Morgen, nachmittags spürt sie eine große Hitze und abends Hitze mit Durst.

Eine Wunde (Rissquetschwunde) entzündet sich bei der *Calendula*-Frau mit intensiven, stechenden, brennenden Schmerzen. Feuchtes Wetter, Kälte und frische Luft verschlechtern die Wundheilung, Wärme verbessert die Situation. *Calendula* wirkt blutstillend, fördert die Primärheilung einer Wunde durch Bildung von gesundem Granulationsgewebe und beugt Wundinfektionen vor.

Calendula hilft bei Einrissen (Rhagaden) an den Brustwarzen, die durch Stillen verursacht wurden. Wenn die Homöopathin/der Homöopath bei einer Patientin mit Rhagaden Hautjucken, Jucken am Hinterkopf, kleine Bläschen im linken Mundwinkel und gleichzeitig eine Entzündung der Achselhöhlendrüsen entdeckt, ist *Calendula* das Mittel der Wahl. Bei wunden, rissigen Brustwarzen einer reizbaren Patientin, bei Dammrissen und nach Sectio hat sich *Calendula* ebenfalls bewährt.

Neugeborene:

Besonders bewährt bei: Neugeborenenexanthem; Nabelrötung.

Chamomilla (Echte Kamille)

Leitsymptome und häufigste Anwendungsbereiche: Reizbarkeit-Milchbildung ist zurückgegangen

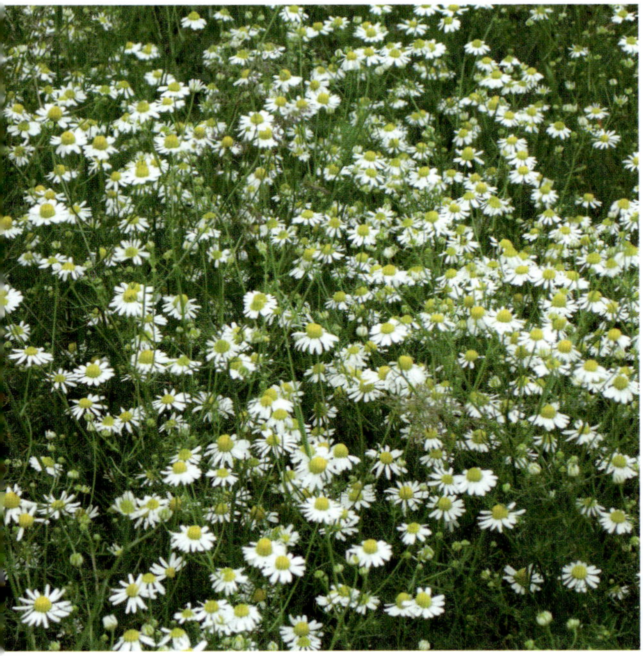

Die *Chamomilla*-Patientin ist ungeduldig und gereizt, sehr wütend (jähzornig) und gleichzeitig verzweifelt. Sie ist launisch und ständig unzufrieden, egal was man tut. Ihre Haut neigt zu Wundheit. Durch die große Empfindlichkeit ihrer Sinnesnerven, besonders des Geruchs, und ihrer unerträglichen Schmerzen wird sie auffällig. *Chamomilla* wirkt in diesen Fällen beruhigend auf die Nerven und entzündungshemmend.
Bei der stillenden Mutter kann durch den Ärger und Zorn die Milchbildung zurückgehen. Die Brust wird hart, gespannt und empfindlich und beim Stillen entstehen unerträgliche Nachwehen.

Neugeborene:
Das Baby ist zornig, schlaflos, unruhig und durch nichts zufriedenzustellen. Nur wenn es herumgetragen wird, beruhigt es sich. Es hat eine harte Brustdrüsenschwellung. Eine Wange ist blass, eine rot. Die Stillkinder bekommen Koliken nach dem Ärger und Zorn der Mutter. Ihr grün-schleimiger Durchfall stinkt wie faule Eier.Ein ruhiges, friedliches Baby braucht nie *Chamomilla*.

China officinalis (Chinarindenbaum)

Leitsymptome und häufigste Anwendungsbereiche: Kreisslaufschwäche

Die *China*-Patientin braucht dieses homöopathische Mittel, das bei Kreislaufproblemen mit einer gewissen Schwäche und Zittrigkeit infolge von Flüssigkeitsverlust angezeigt ist. Durch das Stillen verbraucht sie zusätzlich viel Flüssigkeit, daher sollte sie während des Stillens und danach ein Glas Wasser oder Stilltee trinken. Die Patientinnen haben auch manchmal Zahnweh während des Stillens und fühlen sich danach sehr schwach (etwa beim Stillen von Zwillingen). Im Wochenbett leiden sie oft

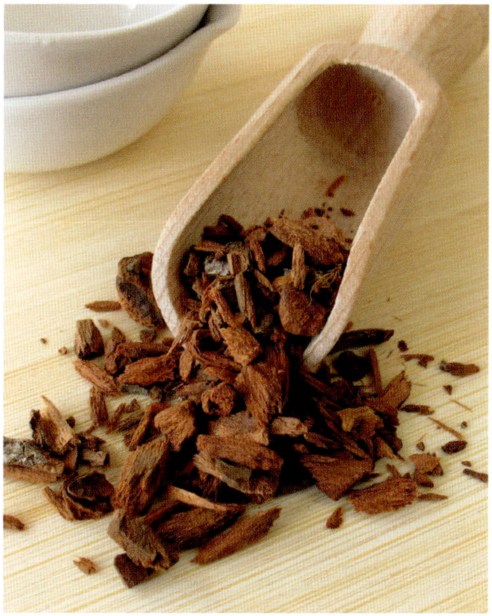

zusätzlich unter dem Blutverlust durch die Geburt und eventuell auch unter einem starken Wochenfluss.
Die *China*-Frau schwitzt extrem und hat ein heißes Gesicht, aber kalte Hände und Füße. Das Einschlafen fällt ihr schwer, weil sie ständig grübelt. Ihr Schlaf ist durch schwere Träume unruhig. Ihr übersensibler Geist erträgt weder Licht noch Geräusche. Ihr Denken ist verlangsamt. Sie ist zaghaft und mutlos.
Neugeborene:
China wird auch bei Neugeborenenikterus und bei Neugeborenenasphyxie, nach großem Blutverlust der Mutter, wenn das Baby nicht trinkt (Trinkschwäche), blass und nachts wach ist, erfolgreich angewendet.

Cimicifuga racemosa (Traubensilberkerze)

Leitsymptome und häufigste Anwendungsbereiche: Depressive Verstimmung

Die *Cimicifuga*-Patientin hat einen stark vermehrten Bewegungsdrang, wodurch sie ihren Gedanken zu entkommen versucht. Sie ist depressiv, ängstlich, hat viele Sorgen, ist verwirrt, redet viel und hat Platzangst. Sie fühlt sich wie gefangen und fürchtet, die Zuwendung ihrer Mitmenschen, vor allem die der eigenen Mutter, zu verlieren.Ihre Empfindung beschreibt sie, wie wenn sie in einer schwarzen Wolke feststecken würde oder ihre Zukunftsängste wie eine dunkle Wolke über ihr hängen würden.Wegen geistiger Überanstrengung leidet sie unter Kopfschmerzen, die sich an der frischen Luft bessern. Sie hat einen sehr verspannten Nacken und Nackenschmerzen. Ihre Wirbelsäule ist druckempfindlich. In den Wechseljahren hilft *Cimicifuga* bei Depression und lindert rheumatische Schmerzen (Gelenkschmerzen).
Die *Cimicifuga*-Patientin hat Probleme mit der Mutter-Kind-Bindung und macht sich ständig Sorgen um ihr Baby und die Zukunft.

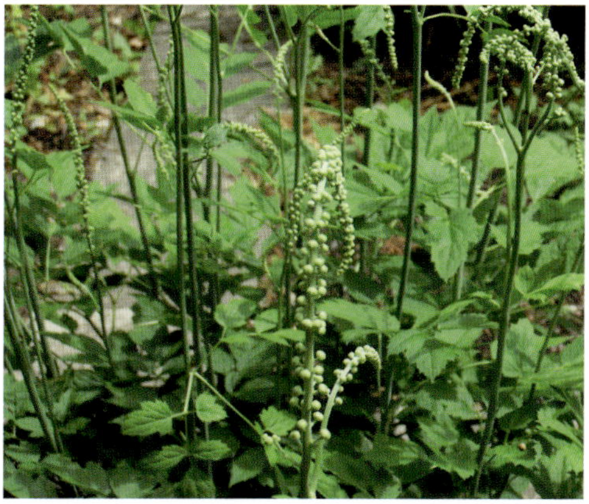

Colocynthis (Koloquinte)

Leitsymptome und häufigste Anwendungsbereiche: Blähungen bei Babys

Colocynthis ist eine Pflanze aus der Familie der Kürbisgewächse. Das Arzneimittel wird aus der getrockneten, entkernten Frucht hergestellt. Die homöopathische Arznei *Colocynthis* ist ein hervorragendes Mittel bei Magen- und Darmerkrankungen mit heftigen Krämpfen, Nieren- und Gallenkoliken, Blasenentzündungen, Regelbeschwerden mit starken krampfartigen Schmerzen sowie bei Beschwerden durch Wut, Kränkung oder Demütigung auf der körperlichen Ebene.

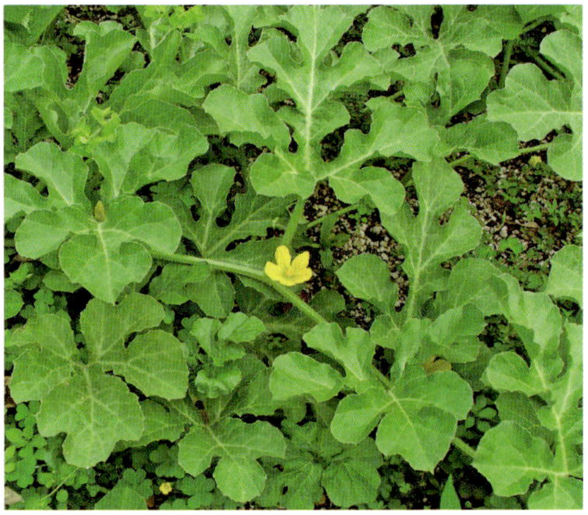

Neugeborene:
Ein *Colocynthis*-Baby oder -Kleinkind legt sich instinktiv auf den Bauch, weil der Druck dann den Schmerz lindert. Es schreit vor Wut und Schmerz und krümmt sich zusammen, um sich Erleichterung zu verschaffen. Seine Haut ist heiß und trocken, es hat ständig Durst. Zorn und Ärger lassen sich an seinem Blick ablesen. Oft begleitet Erbrechen die Verdauungssymptomatik. Das Kind hat eine weißlich belegte Zunge und starke Blähungen bei heftigen krampfartigen Schmerzen, die sich durch Essen und Trinken deutlich verschlimmern. Eine Verschlechterung tritt auch nachts, bei Zugluft und bei Erkältung ein, eine Besserung durch harten Druck und Wärme.

Croton tiglium (Krotonölbaum)

Leitsymptome und häufigste Anwendungsbereiche: Schmerzen mit Ausstrahlung

Die *Croton-tiglium*-Patientin spürt ihre (ziehenden) Schmerzen meistens auf der linken Körperseite (linke Brust) mit Ausstrahlung in den Rücken. Sie leidet unter lästigen Hauterkrankungen: Juckenden Ekzemen, insbesondere an den Genitalien, Intertrigo und Blasenausschlag. Sie ist unzufrieden, traurig, zornig und ängstlich, vermeidet neue Dinge und Erfahrungen und hat eine Abneigung gegen Arbeit. Ihr Schlaf ist gestört durch ängstliche Träume mit Unruhe im Bett und Herzklopfen. Sie empfindet eine Art Taubheitsgefühl im ganzen Körper, als ob er gerissen oder in Stücke geschnitten wäre. Jede Bewegung, Berührung, Sitzen oder Druck verschlimmert die Lage. Im Freien sind der

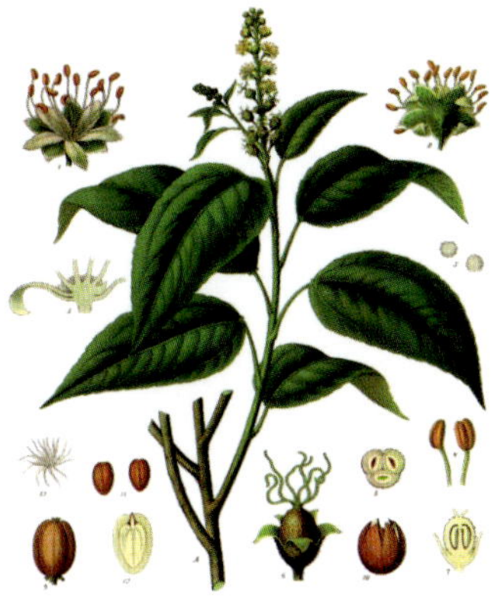

Schwindel und die Kopfschmerzen schlimmer, auch morgens sind die Beschwerden stärker. Sie hat Ohrgeräusche und Ohrenschmerzen im linken Ohr, ein Brennen in der verstopften Nase und ein Gefühl, als ob Insekten über ihr Gesicht krabbeln. Ihr Gesicht kann kalt und bleich oder rot und geschwollen, mit Bläschen (Ekzem) sein. Ihre Lippen sind trocken und brennen. Das Zahnfleisch blutet, die Mandeln sind geschwollen. Im Bauch hat sie ein unangenehmes Gefühl von Leere und Hunger mit Rumpeln, außerdem ein Spannungsgefühl und das Gefühl von extremer Kälte. Um den Nabel herum empfindet sie Schmerzen. Auf der linken Seite gurgelt der Darm vor dem Stuhlgang, als ob er mit Wasser gefüllt wäre. Die Krämpfe im Magen werden besser durch heiße Milch (obwohl sie keine Milch mag). Die Blähungen (Spannungsgefühl) werden schlimmer nach dem Stuhlgang und beim Gehen.

Cuprum metallicum (Kupfer)

Leitsymptome und häufigste Anwendungsbereiche: Krämpfe

Die *Cuprum*-Patientin ist erschöpft, da sie zu wenig schlaf bekommt, weil sie nachts stillen muss. Sie kämpft mit ihrem Krampfhusten, hat krampfartige Bauch schmerzen (Nachwehen) und Wadenkrämpfe, Schmerz in der Brust spürt sie wie ein Zusammenschnüren, das durch kaltes Wasser gebessert wird. An den Beinen hat sie krampfartige, brennende Schmerzen mit Zuckungen, die durch ruhiges Liegen verschlechtert werden. Zu ihren Beschwerden gehören auch Nervenschmerzen, Krampfanfälle und Kreislaufkollaps. *Cuprum* ist das wichtigste Krampfmittel in der Homöopathie.

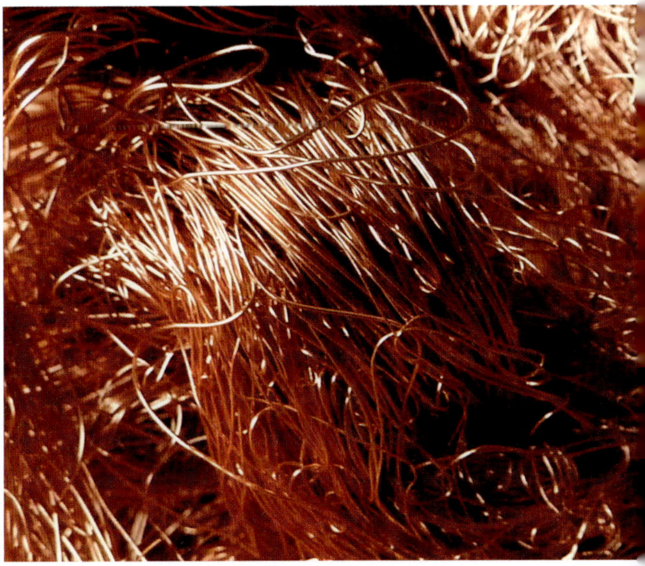

Neugeborene: Bei Säuglingen wird es bei Krämpfen, Zuckungen, Schluckauf und nach einem Sauerstoffmangel bei der Geburt angewendet.

Dulcamara (Bittersüßer Nachtschatten)

Leitsymptome und häufigste Anwendungsbereiche: Launenhaft, Neugeborenenexanthem

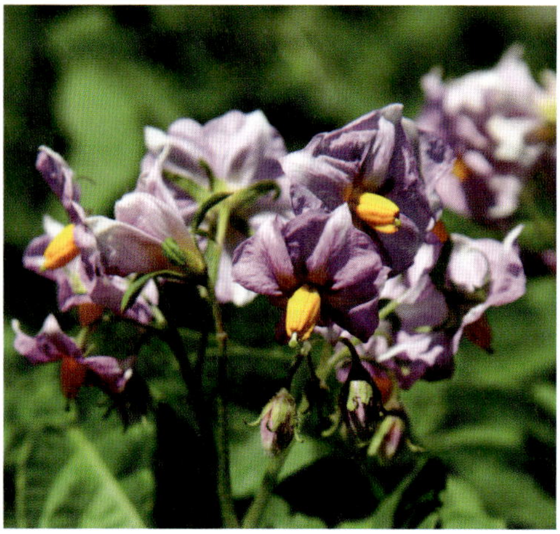

Die *Dulcamara*-Patientin leidet unter großen Stimmungsschwankungen. Sie ist oft missgelaunt, ungeduldig und streitsüchtig. Da sie ständig in Eile und reserviert ist, wirkt sie arrogant. In der Familie ist sie die dominante Frau. Sie trinkt gern Kaltes und Kühles und hat oft keinen Appetit, wenn sie an bestimmte Speisen denkt oder diese sieht. Zugluft, Kälte und Nässe, besonders nachts, verschlechtern ihre Laune, doch Bewegung und warme, trockene Orte verbessern die Situation.

Neugeborene:
Dulcamara wird erfolgreich bei Neugeborenenexanthem sowie bei Schnupfen und Erkältungen bei Babys eingesetzt.

Hamamelis virginiana (Virginische Zaubernuss)

Leitsymptome und häufigste Anwendungsbereiche: Hämorrhoiden

Die *Hamamelis*-Patientin hat eine sehr reizbare, trockene, schuppende Haut, müde Beine, eine Verstopfung und Hämorrhoiden, die oft geschwollen, blutig und entzündet sind. *Hamamelis* ist die bewährteste Heilpflanze gegen Hämorrhoidenbeschwerden, denn es wirkt zusammenziehend, hemmt die Entzündung, stillt die Blutung und lindert die Schwellung. Zur Besserung ihrer Hämorrhoiden nimmt die *Hamamelis*-Frau eine ballaststoffreiche Nahrung zu sich, um einen weichen Stuhl zu bekommen und Schmerzen bei Stuhlgang vorzubeugen. Neben Vollkornprodukten stehen in erster Linie Obst und Rohgemüse auf ihrem Speiseplan. Sie trinkt außerdem täglich 2-3 Liter Flüssigkeit, um eine Verstopfung zu vermeiden.

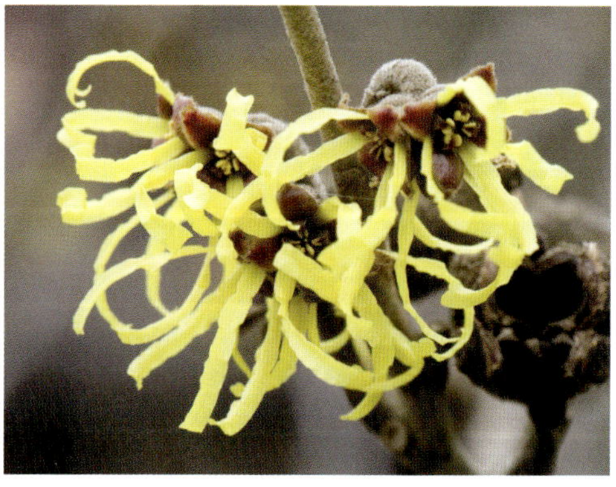

Ignatia amara (Ignatiusbohne)

Leitsymptome und häufigste Anwendungsbereiche: Unterdrückte Wut

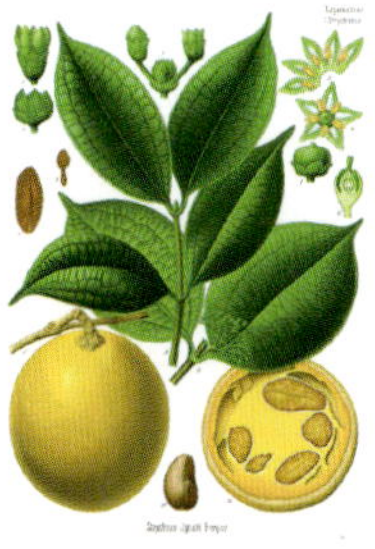

Die *Ignatia*-Patientin ist launisch, unterdrückt ihre Wut, verdrängt (frisst) ihren Kummer und wird auf allen Ebenen (körperlich, mental) durch große Enttäuschung erschöpft. Sie ist introvertiert, am liebsten allein und zieht sich mit ihrem Kummer zurück. Widerspruch macht sie wütend, sogar hysterisch. Ihre Gefühle kann sie nicht adäquat ausdrücken. Ihre hohen Erwartungen werden in der realen Welt nicht erfüllt, daher lebt sie oft in einer anderen, romantischen Welt. Die *Ignatia*-Frau friert und klagt über Durst. Ihre Übelkeit bessert sich durch Essen. Beim Essen schwitzt sie im Gesicht. Sie ist sehr schmerzempfindlich. Auf Enttäuschung, Verluste, Verlassenwerden und Ablehnung reagiert sie mit Rache und großen Vorwürfen.

Kalium carbonicum (Kaliumkarbonat)

Leitsymptome und häufigste Anwendungsbereiche: Schulterschmerzen

Die *Kalium-carbonicum*-Patientin ist sehr kompliziert, streitet gern und man kann ihr nichts recht machen. Sie verschweigt ihr Kranksein und bringt sich immer in eine angespannte Situation, die nur mit viel Empathie gelöst werden kann. Sie hat stechende Schmerzen im Schulterbereich, die sich bis zum Hals erstrecken und auf *Kalium carbonicum* gut ansprechen. Diese Symptomatik kommt im Wochenbett nicht selten vor, besonders nach einer Sectio bzw. Epiduralanästhesie.

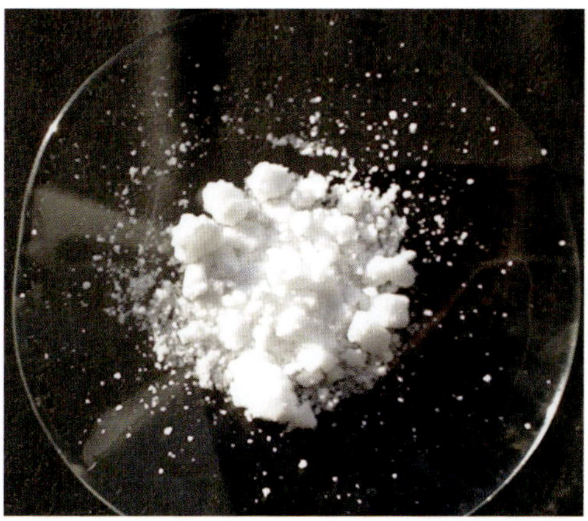

Lachesis muta (Buschmeisterschlange)

Leitsymptome und häufigste Anwendungsbereiche: Krankhafte Eifersucht (Träume von Schlangen)

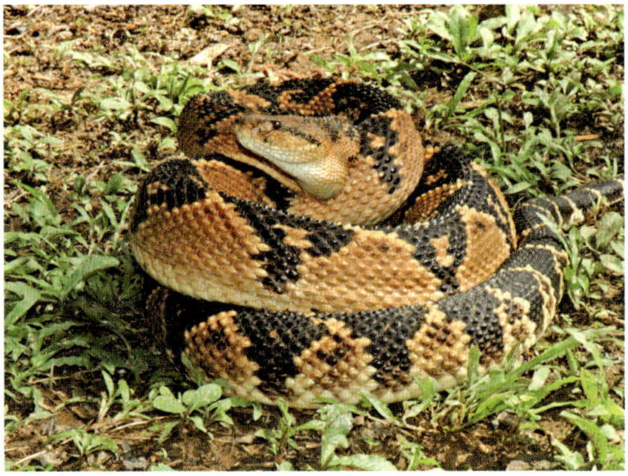

Wenn die *Lachesis*-Patientin gesund ist, strahlt sie und wird geliebt und geschätzt von allen, die sie kennen. Ihre große Schwäche ist ihre krankhafte Eifersucht, wodurch sie manipulativ und neidisch wird. Grenzenloser Zweifel ist bei ihr immer präsent. Sie hat ein großes Mitteilungsbedürfnis, denkt laut, begeistert sich für Ideen und Dogmen und will auch andere davon Überzeugen. Das Ventil der *Lachesis*-Frau ist das viele Reden. Sie hat immer das letzte Wort und lässt andere schlecht ausreden. Sie sehnt sich nach Erfolg und wenn er ausbleibt leidet sie heftig. Um sich abzureagieren, arbeitet sie nicht selten bis spät in die Nacht. Nach der Entbindung hat sie manchmal durch Epiduralanästhesie starke Kopfschmerzen und Ohrgeräusche. Als Mütter haben *Lachesis*-Frauen Probleme, ihre Kinder loszulassen. Hitzewallungen im Wechsel mit Stimmungsschwankungen können mit *Lachesis* gut behandelt werden.

Lycopodium clavatum (Sporen des Keulen-Bärlapp)

Leitsymptome und häufigste Anwendungsbereiche: Mamillen blutig (stechend, brennend)

Die *Lycopodium*-Patientin ist ein aktiver Geist, aber auch schwach, traurig, still, mutlos und verzagt. Sie weint leicht und grundlos über ihre Vergangenheit und Zukunft. Sie hat Minderwertigkeitskomplexe. Sie ist schreckhaft und fährt bei jedem Geräusch zusammen. Aber sie ist auch zornig und ärgerlich und erträgt keinen Widerspruch. Widerspricht man ihr, gerät sie leicht außer sich. Sie hat eine Abneigung gegen Unterhaltungen, eine Abscheu vor dem Leben und Selbstmordgedanken. Abends im Bett hat sie Herzklopfen. Im Schlaf hat sie Zuckungen, sie weint und lacht im Schlaf und erlebt schreckliche Träume von Gefahr, Toten usw.. Sie schreckt ängstlich aus dem Schlaf auf und hat beim nächtlichen Aufwachen Hunger. Sie bekommt eine Erkältung nach der anderen und hat oft Fieber. Teile des Kopfes, der Hände, der Füße und

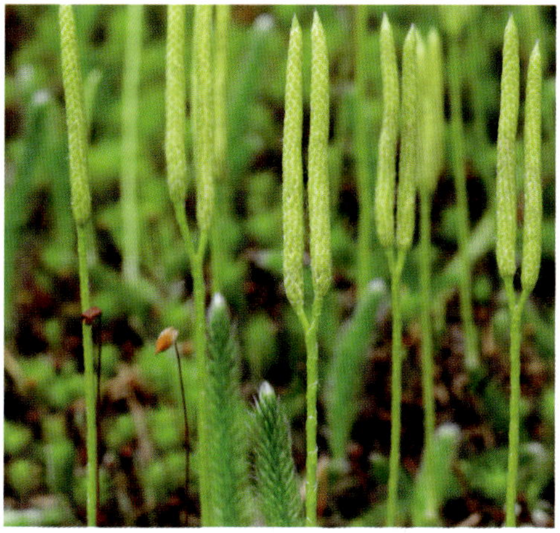

des Rachens sind eiskalt. Wegen ihres übelriechenden, zähen Schweißes hat sie einen Geruch wie nach Zwiebeln.
Stillende Mütter haben wunde, rissige, blutige, stechende und brennende Brustwarzen. Nichtschwangere haben eine Mastitis, die an der rechten Brust beginnt, mit Milchfluss.
Neugeborene:
Die Kinder schreien viel und sind Frühgeburten. Sie haben einen prolongierten Ikterus, einen Säuglingsschnupfen, Blähungen mit kalten Füßen, Urin mit Ziegelmehlsediment und strecken sich schreiend.

Magnesium carbonicum (Magnesiumcarbonat)

Leitsymptome und häufigste Anwendungsbereiche: Starke Nachwehen

Die *Magnesium-carbonicum*-Patientin ist unruhig, ängstlich und reizbar. Sie hat oft Schnupfen, Husten, eine wiederkehrende Angina (Mandelenzündung), ist sehr durstig und geht gern an der frischen Luft spazieren. Fleisch und Milch mag sie auf keinen Fall. Sie ist überfordert und gestresst, entweder durch ihren Beruf oder durch familiäre Probleme. Sie meidet jeden Konflikt, kann somit nicht ihre eigenen Interessen vertreten und fühlt sich überlastet und wenig akzeptiert. Im Wochenbett leidet sie unter Bauchkrämpfen. Besonders wenn sie in der Schwangerschaft *Magnesium* eingenommen und im Wochenbett damit aufgehört hat, zeigen sich diese Symptome in Form von starken Nachwehen häufig.

Neugeborene:
Die Babys leiden oft an Blähungskoliken, ziehen ihre Beine ein und schreien viel, auch weil sie leicht erschrecken.

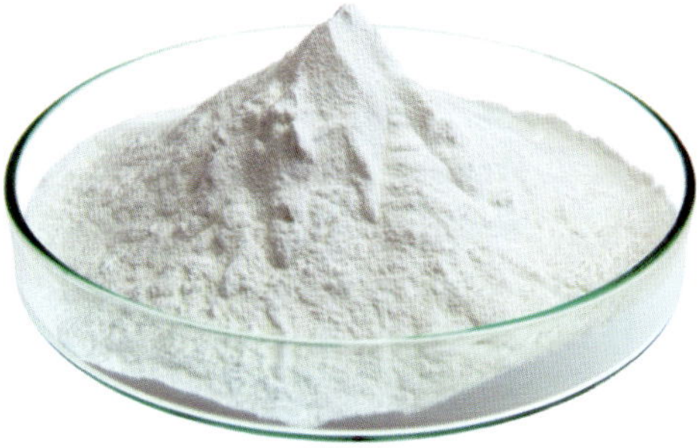

Nux vomica (Brechnuss)

Leitsymptome und häufigste Anwendungsbereiche: Neigung zu Reizmitteln (Tabak, Kaffee, Alkohol)

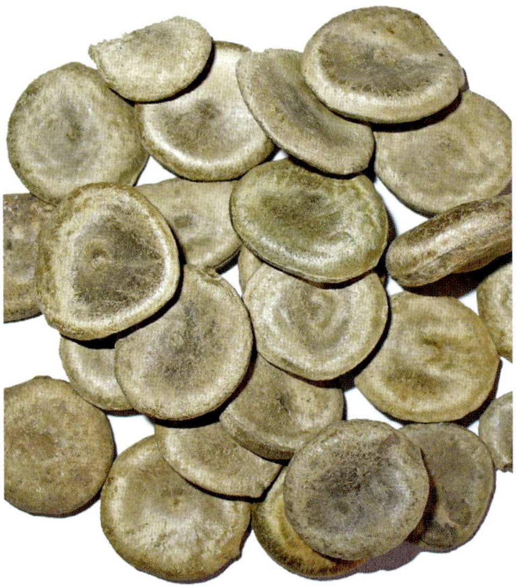

Strychnos nux vomica gehört, wie *Ignatia*, *Gelsemium*, *Spigelia* und *Curare*, zu den Loganiaceen (Brechnussgewächsen) und ist in Indien heimisch. Die Früchte dieses bis zu 25 m hohen immergrünen Baumes enthalten als wichtigsten Bestandteil die Alkaloide Strychnin und Brucin. Die Tinktur wird aus dem Samen bereitet.
Eine Patientin, die *Nux vomica* braucht, hat am Morgen ihre schlechteste Zeit. Sie ist dann müde, schlecht aufgelegt und reizbar. Der Höhepunkt ihrer Beschwerden liegt 1 bis 2 Stunden nach dem Essen. Sie hat ein starkes Bedürfnis nach Reizmitteln wie Tabak, Alkohol, Kaffee, Gewürzen und Fett.
Leitsymptome von *Nux vomica* sind ein häufiger Stuhldrang, Hämorrhoiden, Durchfall gleich nach dem Essen, eine verstopfte Nase, Überempfindlichkeit und eine starke Neigung zu den genannten Reizmitteln. Die Beschwerden verschlechtern sich durch Lärm, Überarbeitung und Aufputschmittel und bessern sich durch Wärme, Schlaf und Ruhe.
Im Wochenbett hat die Patientin Hämorrhoiden nach der Geburt, Krämpfe und Zuckungen, einen unterdrückten Wochenfluss und Harnverhalten trotz Harndrang. Ihre Milchbildung ist durch Schreck vermindert.

Neugeborene:
Wenn die Babys gereizt sind und Fruchtwasser erbrechen (z.B. durch Kaiserschnitt zur Welt gebrachtes Baby), bei Blähungen und Verstopfung, hilft *Nux vomica*.

Paeonia officinalis (Pfingstrose)

Leitsymptome und häufigste Anwendungsbereiche: Schwindel, Hämorrhoiden

Die *Paeonia*-Patientin empfindet große Angst und Furcht abends und in der Dämmerung. Sie hat Schüttelfrost und eine glühende Hitze im Gesicht. Sie will nicht angesprochen werden und ist auch ängstlich andere anzusprechen. Von schlechten Nachrichten ist sie sehr betroffen. Ihr ist bei der Bewegung schwindelig, daher vermeidet sie Spaziergänge. In einem warmen Raum bekommt sie drückende Kopfschmerzen, besonders auf der linken Seite und nach dem Abendessen. Sie hat trockene, juckende, brennende Augen und ein Klingeln in den Ohren (stärker links). Sie ist durstig. Viele *Paeonia*–Patienten haben Hämorrhoiden und spüren unerträgliche brennend-stechende, juckende Schmerzen im After, besonders vor und nach dem Stuhlgang. *Paeonia* und *Sulphur* können ergänzend angewendet werden.

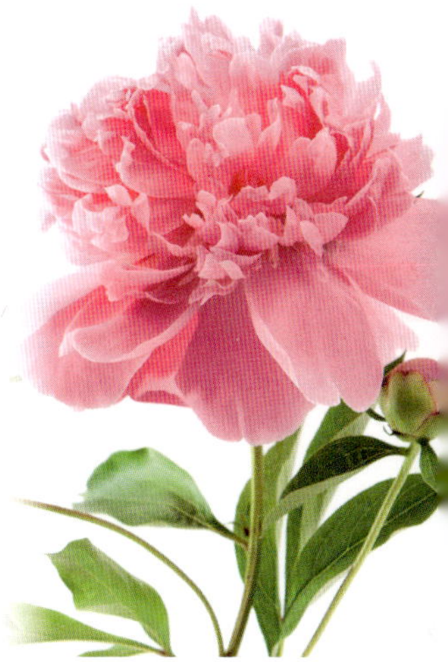

Phellandrium aquaticum (Wasserfenchel)

Leitsymptome und häufigste Anwendungsbereiche: Schmerzen unerträglich (Milchgänge)

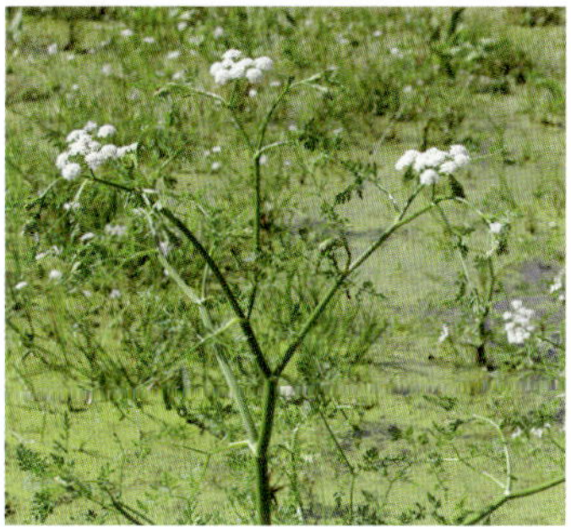

Die *Phellandrium*-Patientin ist traurig, ängstlich und sehr nachdenklich. Sie hat ein rotes, hitziges Gesicht und das Gefühl, als ob ihr Kopf zu groß wäre und nach hinten in den Hals fallen würde. In ihrem Kopf erklingt ein metallisches Geräusch. Sie spürt einen Juckreiz am Kopf und hat brennende, juckende, tränende Augen, die sich im Freien bessern. Ihre Augenlider Zucken. Sie hat Ohrenschmerzen und ein Geräusch im rechten Ohr. Außerdem leidet sie unter heftigen Schmerzen in der Wange sowie unter Halsschmerzen, wenn sie das Essen hinunterschluckt. Ihr Husten ist trocken, erstickend und schlimmer zwischen 1:00 und 3:00 Uhr, die damit verbundene Atemnot zwingt die Frau, sich zu setzen bzw. im Bett aufzusetzen. Die *Phellandrium*-Frau kann im Stehen schlafen. Sie hat blaue Flecken auf der Haut, die wie Petechien aussehen und sich durch Kratzen oder Reiben bessern. Bei kaltem Wetter und vor der Regel fühlt sie sich nicht gut.

Die Stillende hat unerträgliche Schmerzen in den Milchgängen zwischen zwei Fütterungen und jedes Mal, ‚wenn das Baby saugt. Die Beschwerden sind schlimmer auf der rechten Seite. *Conium* ergänzt *Phellandrium*.

Neugeborene:
Das *Phellandrium*-Baby hat Blähungen.

Phosphorus (Gelber Phosphor)

Leitsymptome und häufigste Anwendungsbereiche: Übelkeit, Neugeborenen-ikterus

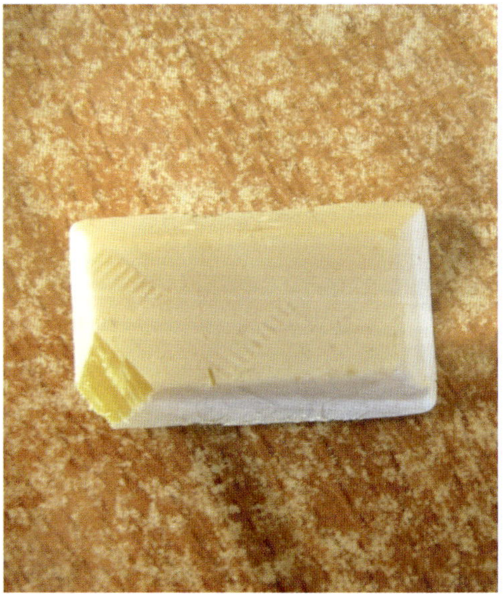

Die *Phosphorus*-Patientin liebt Gesellschaft, denn sie fühlt sich allein nicht wohl. Durch ihren Bewegungsdrang wirkt sie hyperaktiv, doch wenn sie erkrankt, wird sie apathisch und energielos (Phosphor bildet in den Muskeln Energie und *Calcium* wird durch Phosphor aktiviert). Sie hat Angst in der Dämmerung, im Dunkeln und vor Gespenstern und fürchtet sich auch vor Gewitter und Unwetter. Ihr Gesundheitszustand verschlechtert sich bei jedem Wetterwechsel. Sie ist kälteempfindlich und braucht Wärme. Ihr Durst ist groß. Wenn ihr übel ist und sie Magenschmerzen hat, trinkt sie gern etwas Kaltes, sobald sich aber das Getränk im Magen erwärmt, erbricht sie. Ihre Kopfschmerzen werden durch kalte Luft gebessert. Charakteristisch sind brennende Schmerzen zwischen den Schulterblättern sowie im Mund, im Magen und an den Handflächen. Sie neigt zu Nasen- und Zahnfleischbluten, blaue Flecken entstehen bei ihr durch den geringsten Stoß und kleine Wunden bluten stark. Das Liegen auf der rechten Seite bessert ihr Leiden.

Neugeborene:
Bei Neugeborenen-Gelbsucht sehr bewährt. Die frühgeborenen Babys haben feine, helle Haut, zart, durchscheinend . Die Beschwerden werden durchs Stillen verstärkt (Soor).

Pulsatilla pratensis (Küchenschelle)

Leitsymptome und häufigste Anwendungsbereiche: Emotional unstabil

Die *Pulsatilla*-Patientin kämpft mit ihrer Laune und bricht ständig in Tränen aus. Sie weint und lacht, während sie ihre Geschichte erzählt. Ihre wechselhaften Gefühle machen ihr zu schaffen. Ihre Haut ist rot. Sie hat ständig einen reißenden, ziehenden Schmerz, der durch Abkühlung, Durchnässung, Kummer etc. entsteht.

Die *Pulsatilla*-Frau ist trotzdem sehr zäh, aber auch anlehnungsbedürftig. Sie hat nie Durst und ärgert sich, wenn man zu spät kommt. Sie ist traurig darüber, dass die Schwangerschaft schon vorbei ist und fühlt sich ohne das Kind leer im Bauch. Sie ist ängstlich und furchtsam, mitfühlend und sehr sanft. Sie kann sich schlecht entscheiden, was sie tun soll. Typisch ist ihr unstillbares Bedürfnis nach Aufmerksamkeit. *Pulsatilla* nimmt ihr die Angst vor dem Alleinsein und hilft ihr, unabhängiger zu sein. Es gibt ihr ihre emotionale Stabilität und ihr Selbstvertrauen zurück.

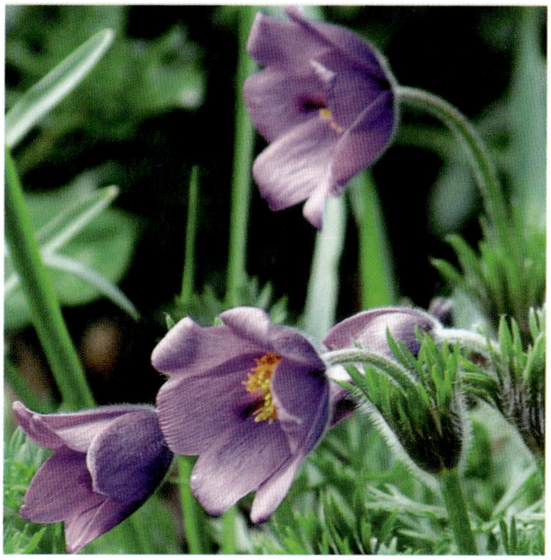

Neugeborene:
Das Baby spürt die Unsicherheit der Mutter und wird oft sehr unruhig. Es schläft nur, wenn es gestillt oder getragen wird. Es weint oft beim Anlegen, da zu wenig Milch da ist. Das Baby ist blass und kalt, es hat Koliken und krümmt sich zusammen. Zudem hat es oft Schluckauf, eine verstopfte Nase, Temperaturschwankungen und – verstärkt morgens – verklebte Augen.

Ratanhia peruviana

Leitsymptome und häufigste Anwendungsbereiche: Wunde Mamillen-Hämorrhoiden

Die *Ratanhia*-Patientin ist zart und nervös. Sie hat oft Fissuren der Brustwarze mit unerträglichen stechenden, brennenden Schmerzen während des Stillens. Diese Schmerzen stechen tief in die Brust hinein und sind so intensiv, dass sie die Patientin aufschreien lassen. Bei rektalen Beschwerden (Analfissuren, Hämorrhoiden) spürt sie feurig brennende Schmerzen und hat das Gefühl, als ob der Anus voller Glassplitter wäre. Nach dem Stuhlgang spürt sie plötzlich starke Stiche wie von einem Messer, diese Schmerzen können lange anhalten. Langsame Bewegung oder ein warmes Bad bessert die Lage. Wenn die Patientin während des Stillens im Analbereich splitterartige Schmerzen empfindet, braucht sie eher *Silicea* oder *Acidum nitricum*.

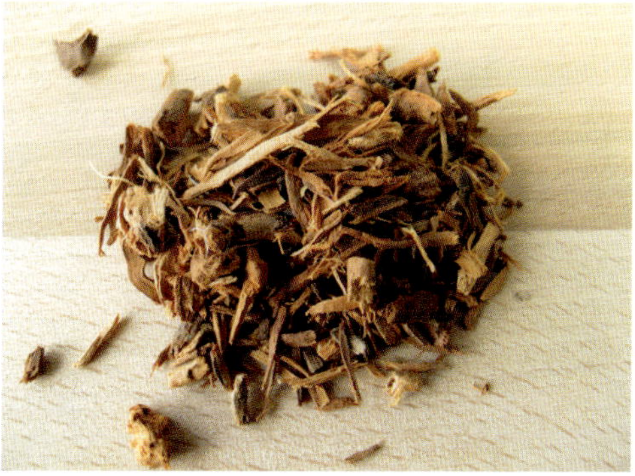

Sambucus nigra (Schwarzer Holunder)

Leitsymptome und häufigste Anwendungsbereiche: Säuglingsschnupfen

Der Schwarze Holunder ist in Europa und Vorderasien beheimatet und folgt den stickstoffreichen Siedlungsgebieten des Menschen. Die Arznei wird aus den frischen Blättern und Blütenständen hergestellt. Diese uralte Heilpflanze, beeinflusst den Wasserhaushalt des Körpers und wirkt besonders auf Schwellungen an den Beinen und Fußrücken, die man oft bei schwerkranken Menschen beobachten kann.

Leitsymptome von *Sambucus* sind ein geringer Durst in der Krankheit sowie bei Kleinkindern ein erstickender, anfallsartiger Husten, der gegen Mitternacht auftritt. Bewegung bessert die Beschwerden, in kalter Luft, im Liegen, in Ruhe und zwischen Mitternacht und 4:00 Uhr sind sie stärker.

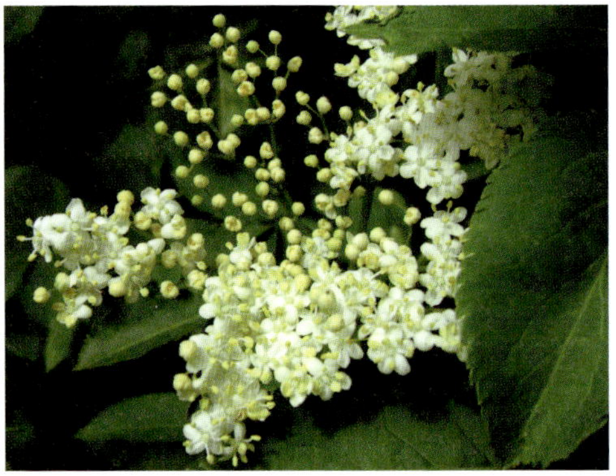

Neugeborene:
Bei Neugeborenen mit Schnupfen und verstopfter Nase, denen das Atmen, Saugen und Schlucken schwerfällt, wird *Sambucus* erfolgreich angewendet.

Sanguinaria canadensis (Kanadische Blutwurzel)

Leitsymptome und häufigste Anwendungsbereiche: Neugeborenenexanthem

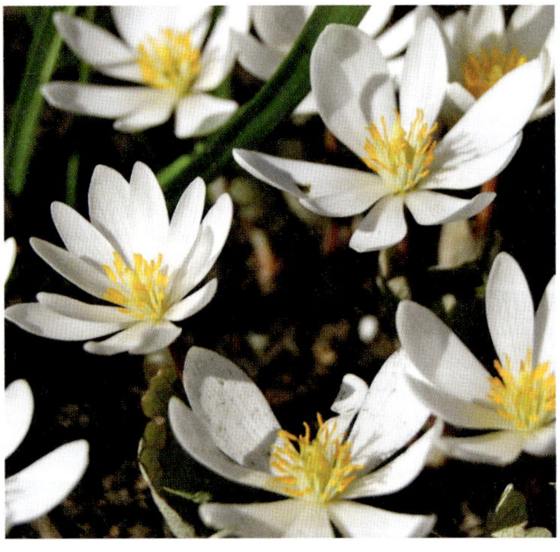

Die *Sanguinaria*-Patientin ist sehr ungeduldig, reizbar, hat ein rotes, heißes Gesicht und hämmernde Kopfschmerzen (mehr auf der rechten Seite), die bis zum Auge ziehen. Die pulsierenden Schmerzen beginnen morgens, sind mittags unerträglich und abends deutlich gebessert. Die Patientin kämpft mit ihren Hitzewallungen (ohne Schweiß). Ihre Hände und Füße brennen. Sie isst gern scharf und würzig und ist sehr geruchsempfindlich. Wenn ihr übel ist und sie erbricht, werden ihre Kopfschmerzen besser. Das Leiden wird auch durch Ruhe, Schlaf und Dunkelheit gebessert, während Bewegung, Berührung, Süßigkeiten und das Liegen auf der rechten Seite die Beschwerden verschlimmern.

Neugeborene:
Ein *Sanguinaria*-Baby ist zornig, hat einen Schnupfen, heiße Hände und Füße, ein Neugeborenenexanthem und weint viel.

Sepia (Tintenfischtinte)

Leitsymptome und häufigste Anwendungsbereiche: Abneigung der eigenen Familie gegenüber

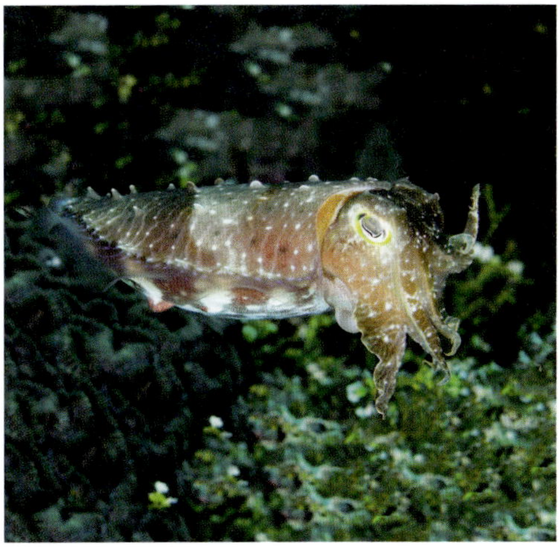

Die *Sepia*-Patientin ist oft reizbar durch Überlastung. Sie klagt über ein Gefühl der Leere und Gleichgültigkeit gegen ihre Familie (dem Ehemann, den eigenen Kindern, guten Freunden). Sie hat Magenschmerzen, die sich durch Essen nicht bessern. Sie setzt sich große Ziele im Beruf und privat. Ihr Durchhaltevermögen ist sehr groß. Sie opfert ihre Bedürfnisse und Gefühle in großem Umfang ihrem Beruf, wobei sie sehr geschätzt wird, aber nicht geliebt. Dabei überfordert sie sich und fällt in ein schwarzes Loch. Sie träumt oft verfolgt zu werden. Auf Trost und Zuwendung reagiert sie meist sehr gereizt.Ihre Kreislaufstörungen können bis zur Ohnmacht führen. Besonders wenn ihr ausgeprägter Gerechtigkeitssinn verletzt wird, erkrankt sie und es wird ihr alles zu viel. Obwohl Hahnemann die ersten *Sepia*Symptome bei einem Mann beobachtete und das Mittel bei beiden Geschlechtern Verwendung findet, ist *Sepia* ein ausgesprochenes Frauenmittel und vermutlich die am häufigsten angewendete Arznei zur Behandlung gynäkologischer Beschwerden. Leitsymptome von *Sepia* sind Hypotonie, Adynamie und Störungen der Blutverteilung mit Unterleibsplethora. Die Patientinnen haben das Empfinden, als ob ihre Gebärmutter nach unten drängt. Es bestehen ein Mangel an Lebenswärme mit niedriger Körpertemperatur und eine ohnmachtsartige Schwäche. Die Haut ist bräunlich pigmentiert, insbesondere auf dem Nasensattel. Der Schlaf ist ruhelos mit ängstlichen Träumen.

Die Beschwerden entstehen durch Wut, Ärger, fettes Fleisch, Milch, Nässe und Schneewitterung. Sie werden verschlimmert durch kalte Luft, Ostwind, Schneefall, Feuchtigkeit sowie warm-feuchtes Wetter und gebessert durch Wärme, ein kühles Bad, frische Luft und starke körperliche Anstrengung.

Silicea/Acidum silicicum (Kieselsäure)

Leitsymptome und häufigste Anwendungsbereiche: Schmerz der Mamillen (linksseitig)

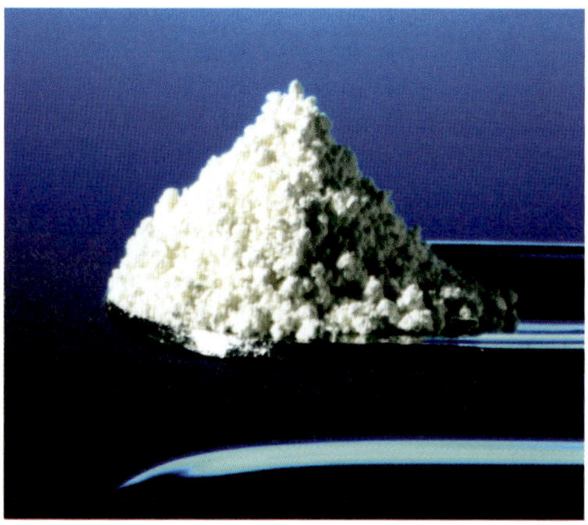

Die *Silicea*-Patientin ist schlank mit feinen Gesichtszügen. Sie ist freundlich, ausgeglichen und sanft und entschuldigt sich ständig, wenn sie glaubt, dass sie zu viele Fragen stellt. Sie kämpft immer für die Wahrheit, vermeidet dabei aber jeden Streit. Ihr Gesicht sieht anämisch aus und ihre Haut ist sehr hell, fast durchscheinend. Die Haare sind dünn und spröde, ihre Fingernägel brüchig mit weißen Flecken. Ihr schwaches Bindegewebe (Cellulite), Ekzeme, Hautprobleme und das ständige Zweifeln an den eigenen Fähigkeiten nehmen ihr viel Energie. Durch ihre Inflexibilität braucht sie Zeit, um sich an neue Situationen zu gewöhnen. Ihre Perfektion ist oft übertrieben. Die geringste Kälte stört sie wahnsinnig, so dass sie meistens eine Kopfbedeckung trägt, sogar im Sommer bei gutem Wetter. Eine *Silicea*-Frau hat panische Angst vor Nadeln. Ihre Schmerzen empfindet sie wie Nadelstiche. Sie lebt mit ihren Selbstvorwürfen und fühlt sich schuldig für ihre Krankheit. Sie spricht kurz und prägnant und antwortet oft nur mit ja oder nein, ohne viel zu diskutieren. Ihre Wunden heilen schlechter auf der linken Körperseite und Schmerzen empfindet sie auf der linken Seite (linke Mamille) stärker.

Solidago virgaurea (Goldrute)

Leitsymptome und häufigste Anwendungsbereiche: Ikterus

Die *Solidago*-Patientin ist gereizt und hat Probleme mit ihrer Blase, einen unregelmäßigen Pulsschlag (Herzrhythmusstörungen), einen erhöhten Blutdruck und Ödeme.

Neugeborene:
Das homöopathische Mittel hilft als bewährtes Lebermittel auch gut bei einer Neugeborenengelbsucht gleich nach der Geburt, wenn die Babys eine Phototherapie bekommen.

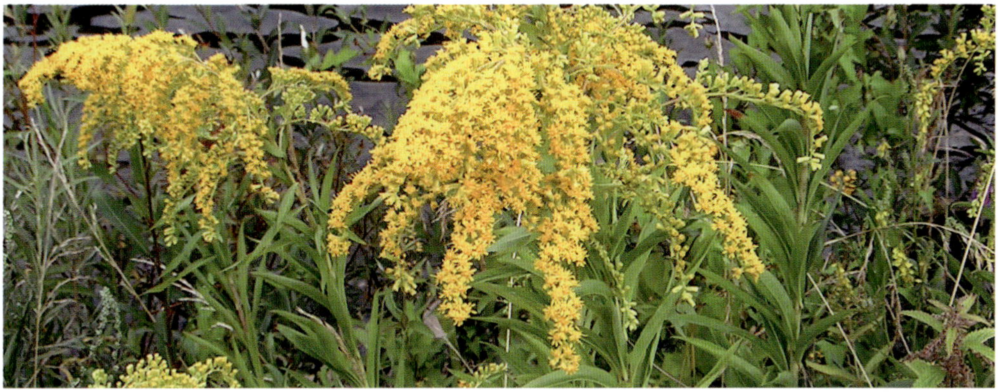

Staphysagria - Arnika der Seele (Rittersporn)

Leitsymptome und häufigste Anwendungsbereiche: Schnittwunden (Sectio-Wunde), Lebensfreudedefizit

Die *Staphysagria*-Patientin empfindet eine große nervöse Reizbarkeit und wird daher von ihrem endlosen Ärger, Kummer und ihren Sorgen beherrscht. Besonders morgens ist sie müde und zittrig und möchte sich hinlegen, da es ihr im Liegen besser geht. Obwohl ihre Gedanken immer mit sexuellen Dingen beschäftigt sind, hat sie eine Abneigung gegen das andere Geschlecht. Die sexuelle Überreizung ist eine Folge von Missbrauch und Vergewaltigung. Sie lebt in ständiger Furcht und kann an nichts Gefallen finden, sie ist voller Kummer, traurig und seelisch wie abgestorben. Jedes Wort ärgert sie, sie will von nichts hören oder wissen und weint laut ohne Grund. Infolge von unterdrücktem Ärger hat sie Wutausbrüche, ist sehr gereizt und launisch, mit rasch wechselnder Stimmung. Sie hat das Bedürfnis nach peinlicher Ordnung. Mit ihrer Gedächtnisschwäche ist sie unfähig zu geistiger Arbeit. Ihre Gedanken schwinden beim Reden und sie kann ihre Worte nicht finden.

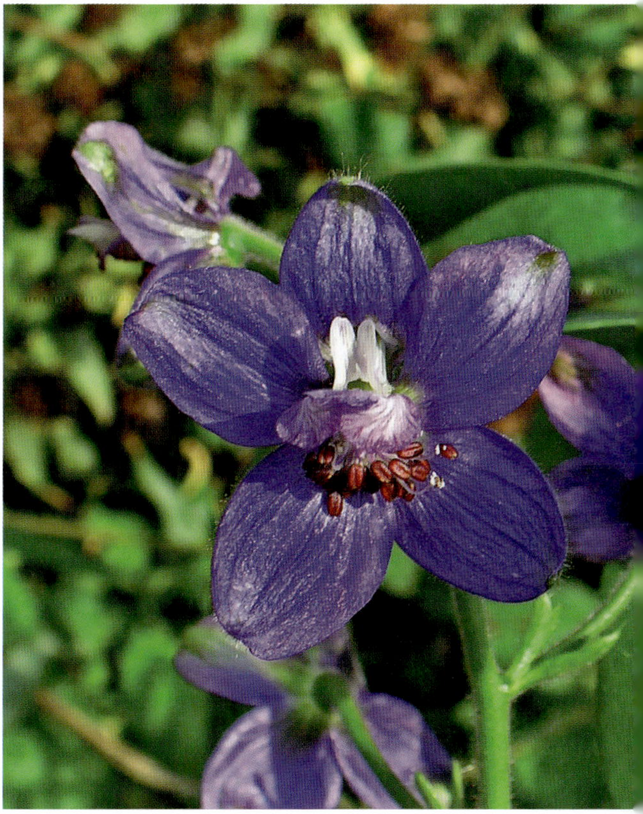

Sie ist unruhig und hat ängstliche Träume. Tagsüber ist sie sehr schläfrig, nachts aber schlaflos. Die Schlaflosigkeit tritt ab 3:00 Uhr ein. Beim Aufwachen ist sie müde und matt, ohne Lebensfreude und Arbeitslust und hat Rückenschmerzen. Alle Glieder fühlen sich an, als wären sie wund und zerschlagen. Nach dem Essen ist die *Staphysagria*-Frau schwach und müde und möchte sich niederlegen. Sie schläft auch bald ein, erwacht aber verwirrt und spürt schwere Glieder. Sie muss viel gähnen und sich strecken. Die erkrankten Körperteile sind sehr empfindlich. Besonders die Haut ist gereizt, brennt und juckt. Die Patientin hat das Gefühl von Stichen an verschiedenen Körperteilen. Charakteristisch ist ein Globusgefühl. Sie verlangt nach Wein, Schnaps und Tabak. Sie hat das Gefühl, als hinge ihr der Magen schlaff herab. Ihr Schweiß ist übelriechend.
Ihre Beschwerden, Folgen von Operationen und Verletzungen (der Seele) verschlimmern sich durch Ärger, Kummer, Beleidigung, verletzte Eigenliebe und gekränkten Stolz, durch Koitus und sexuelle Exzesse, durch Tabak, ab 3:00 Uhr nachts und beim Aufstehen sowie durch Kälte. Sie bessern sich durch Liegen und Gehen im Freien.
Im Wochenbett ist *Staphysagria* indiziert, wenn die Schnittwunden (Sectio, Episiotomie) schmerzen, obwohl sie gut aussehen. Außerdem bei Harnverhalten und nach Katheterisierung, sowie bei unterdrückter Wut und Enttäuschung nach der Geburt.
Neugeborene:
Bei wütenden, ärgerlichen Kindern, sowie bei Kindern die ruhelos, schlecht gelaunt, nervös, nachts unruhig, sensibel und schüchtern sind, kann *Staphysagria* ebenfalls angezeigt sein. Wenn die Blähungen stinkend sind.
Vergleichsmittel zu *Staphysagria* sind *Acidum phosphoricum*, *China* und *Conium* bei Folgen von sexuellen Exzessen sowie *Acidum phosphoricum*, *Aconitum*, *Chamomilla*, *Ignatia* und *Anacardium* bei Folgen von Ärger, Kummer und Sorgen.

Sulphur lotum (Sublimierter Schwefel)

Leitsymptome und häufigste Anwendungsbereiche: Wenn die Haut juckt und brennt

Die *Sulphur*-Patientin hat trotz ihres ungepflegten Aussehens (ungewaschen und zerlumpt) ein starkes Ego, wirkt überheblich und theoretisiert gern. Sie ist teilnahmslos gegenüber ihren Pflichten, oft gegenüber jeglicher Arbeit im herkömmlichen Sinn. Nicht selten handelt es sich um Künstler bzw. kreative Menschen mit ausgeprägtem Sammeltrieb. Eine *Sulphur*-Frau wäscht sich nicht, weil die Haut juckt und brennt. Sie fühlt sich wohl mit ihrem ungepflegten Äußeren. Es entsteht eine gewisse Empfindlichkeit gegen Wasser und kalte Luft. So sieht sie immer unordentlich aus mit glanzlosen, struppigen Haaren und geneigter Kopfhaltung. Sie betrachtet ihren Partner als Eigentum und ist daher eifersüchtig, reizbar und sehr empfindlich.Sie hat Pro-

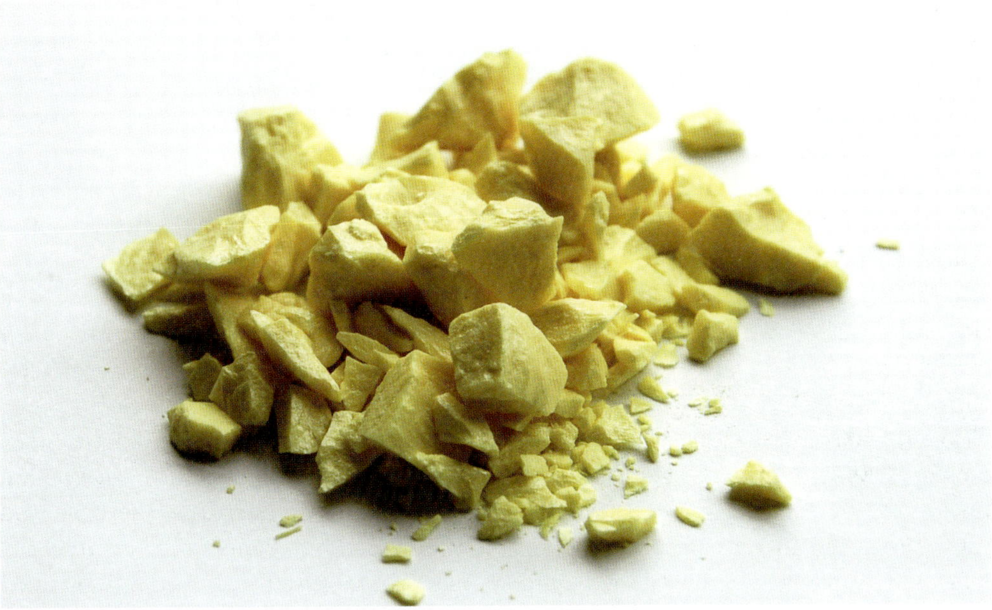

bleme mit ihrer Konzentration da sie sehr ungeduldig und ruhelos ist.Sie ist auch sehr vergesslich, mürrisch und möchte allein sein. Sie leidet oft unter einem steifen Nacken, unter Rückenschmerzen, sowie unter Schmerzen in Muskeln und Gelenken. Sie liegt im Bett mit brennenden, heissen Füßen, die sie aus dem Bett strecken muss. Sie hat entweder großen Hunger (oft gegen 11:00 Uhr vormittags), oder keinen Appetit. Sie trinkt gern Alkohol, mag salzige und scharfe Speisen, sowie Süßigkeiten und Milch. Milch und Süßigkeiten verträgt sie aber nicht gut und hat danach meistens ein Völlegefühl und Krämpfe.

Beim Stillen kann die *Sulphur*-Frau blutige und rissige Brustwarzen bekommen, mit blutiger Milch nach dem Stillen.

Neugeborene:

Bei den Säuglingen kommt häufig Windeldermatitis vor. Auch wenn ein Baby Soor hat oder wenn seine Haut nach dem Waschen knallrot wird und sehr faltig und alt aussieht, ist *Sulphur* angezeigt.

Tabacum (Tabak)

Leitsymptome und häufigste Anwendungsbereiche: Tabakkonsum

Die *Tabacum*-Patientin leidet an Übelkeit und Schwindel. Sie hat ein blasses Gesicht mit kaltem Schweiß auf der Stirn und Herzklopfen. Manchmal hat sie akuten Durchfall oder eine chronische Verstopfung. Wenn ihr schwindelig ist, fühlt sie sich elend und schwach und neigt zur Ohnmacht. Trotz Schwitzen hat sie ein

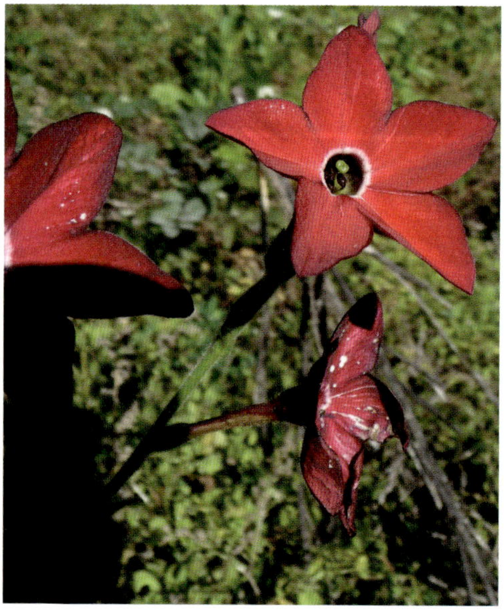

Kältegefühl, auch im Magen. Sie redet viel und ist ruhelos. Wenn *Cocculus* in diesem Fall nicht hilft, wird *Tabacum* eingesetzt.

Neugeborene:

Wenn die Mutter in der Schwangerschaft viel geraucht hat, spürt das Baby nach der Geburt den Nikotinentzug stark. Es wird extrem unruhig und beruhigt sich nach dem Stillen. Die meisten Mütter stillen aber bald ab, in diesem Fall ist *Tabacum* sehr angezeigt.

Ich habe versucht, alle Arzneimittel mit meinen Worten zu beschreiben sowie aus der Literatur (Literaturverzeichnis) und natürlich aus der goldenen Praxis.

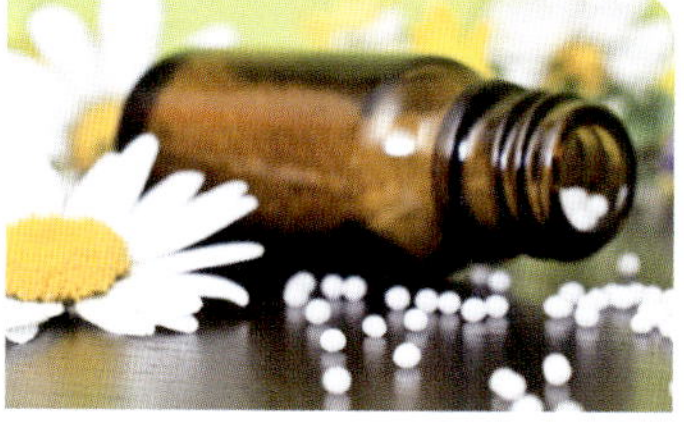

Häufigste Beschwerden im Wochenbett und die wichtigsten Mittel

Mittel	**Hilft besonders bei diesen Beschwerden:**
Arnica C30	Verletzungen, (Vacuum-Extraktion-Baby) Kopfschmerzen, Nachwehen
Apis C30	Erysipelartige Anschwellungen (Mamma), Beinödöme
Aconitum C30	Schock, Schreck, Ärger (Babys); Todesangst, Panikattacken; Milchstau;
Acidum silicicum C30	Punktuelle Rötungen (Mamma)
Aesculus hypocastanum C30	Hämorrhoiden
Belladonna C30	Fieberhafte Infekte (Mastitis); Kiefersperre bei Babys
Borax C30	Soor (Babys), Mamillen-Soor (Mamma)
Bryonia alba C30	Erkältungen; trockener, schmerzhafter Husten
Bellis perennis C30	Verletzungen aller Art (Sectio-Wunde), Nachwehen, wenn *Arnica* nicht hilft.
Calendula C30	Risswunden (Mamillen); Neugeborenenexanthem; Nabelrötung bei Babys
Chamomilla C30	Blähungskoliken bei Babys
China regia C30	Trinkschwäche bei Babys (Ikterus), Blutverlust der Mutter, Kreislaufschwäche
Colocynthis C30	Blähungen bei Babys
Cuprum C30	Bauchkrämpfe (Nachwehen), Zehenkrämpfe (Wöchnerin)
Calcium carbonicum C30	Schlafstörungen; Muttermilchverweigerung (Baby) Muttermilch fließt von selbst. (Mamma)
Croton tiglium C30	Schmerzen mit Ausstrahlung; (Brust, Schulter)

Dulcamara C30	Neugeborenenexanthem, Erkältungen bei Babys
Hamamelis C30	Hämorrhoiden
Ignatia C30	Seelische Konflikte (Liebeskummer); Heimweh
Kalium carbonicum C30	Reizung trotz Schwäche; Schulterschmerzen
Lachesis C30	Ohrgeräusche; Hitzewallungen; Eifersucht, pathologisch
Lycopodium clavatum C30	Wunde, blutige Mamillen; Prolongierter Ikterus (Frühgeburten), Konzentrations- und Selbstvertrauensschwäche
Nux vomica C30	Verstopfung und Blähungen; Erbrechen (Fruchtwasser) bei Babys als Folge von Narkose (Sectio), Kiefersperre bei Babys.
Pulsatilla C30	Stimmungsschwankungen (Babyblues im Wochenbett), bei Liebe- und Trostdefizit
Paeonia C30	Hämorrhoiden
Phosphorus C30	Neugeborenenikterus; Kiefersperre bei Babys; wenn die kleinsten Wunden lange bluten (Mamillen)
Phellandrium C30	Unerträgliche Schmerzen in den Milchgängen
Ratanhia C30	Mamillen (Fissuren)
Sanguinaria C30	Babyschnupfen; Neugeborenenexanthem
Sambucus nigra D12	Neugeborenenschnupfen (behinderte Nasenatmung)
Sepia C30	Hämorrhoiden
Solidago D12	Gelbsucht des Neugeborenen
Sulphur C30	Hautausschläge; Schwitzen (übel-riechend)
Staphysagria C30	Sexuelle Überreizung als Folge von Missbrauch und Vergewaltigung; Gerstenkörnerheilung
Tabacum C30	Unruhige, zittrige Kinder (Tabakkonsum der Mutter); Schlafstörungen; Nervosität

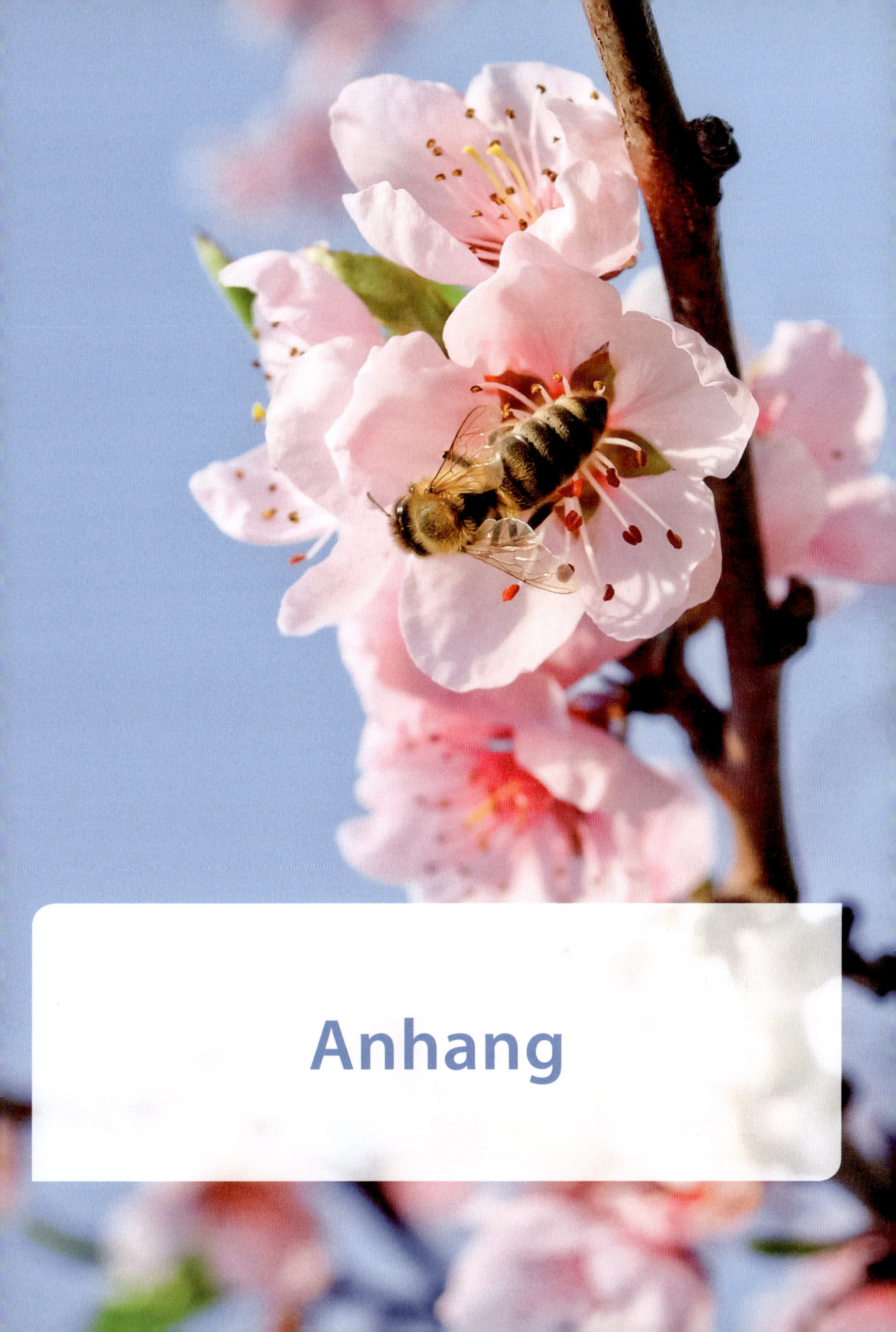

Anhang

Literaturverzeichnis

Ayres A. J: *Bausteine der kindlichen Entwicklung.* Springer 1984

Bitschnau, M: *Homöopathie in der Geburtshilfe sachgemäß anwenden.* Deutsche Hebammen-Zeitschrift. Teil 1 bis 3, 2009 und 2010

Biancuzzo M: *Stillberatung, Elsevier.* Urban&Fischer 2005

Brujims S., Buskop-Kobussen M: *Pflegediagnosen und Interventionen in der Kinderkrankenpflege.* Urban & Fischer Verlag, München, 1. Auflage September 1999 (Übersetzung aus dem Niederländischen)

Chappell P., Andrews., D.: *Healing with Homeopathy.* Gill & Macmillan 1996

Dornes M.: *Der kompetente Säugling.* Die präverbale Entwicklung des Menschen. Fischer TB 1993

Farran C.J., Herth K.A., Popovich J.M: *Hoffnung und Hoffnungslosigkeit.* Ullstein Medical 1998

Guernsey H.N.: *Homöopathie in Gynäkologie und Geburtshilfe.* Nachfolgewerk der vergriffenen Ausgabe *Homöopathische Behandlung bei Säuglingen und Kindern.* Narayana Verlag 2010

Hahnemann S.: *Organon der Heilkunst - 6.* Auflage, Originalgetreuer Nachdruck. Narayana Verlag 1984

Kent J.T.: *Repertorium der homöopathischen Arzneimittel.* Narayana Verlag 2009

Lothrop H.: *Das Stillbuch.* Kösel Verlag 1998

Martius G.: *Stillen und Stillprobleme.* Beiheft zur Zeitschrift „Die Hebamme" 1993

Pschyrembel: *Klinisches Wörterbuch.* De Gruyter Verlag 2004

Roy C.,Roy R.: *Homöopathie für Mutter und Kind.* 2. Auflage. Goldmann Verlag 1999

Stern D.: *Tagebuch eines Babys, Was ein Kind sieht, spürt und denkt.* Piper Verlag 1998

Sichtermann B.: *Leben mit einem Neugeborenen.* Ein Buch über das erste halbe Jahr, 25. Auflage. Fischer TB 2003

Sitte-Nadler I.: *Die Arnika-Hausapotheke.* Midena Verlag 2000

Wiesenauer M.: *Quickfinder Homöopathie für Kinder.* Gräfe & Unzer 2007

Wiesenauer M., Boes, A.: *Homöopathie für die ganze Familie, 7.* Auflage. Hirzel Verlag 2008 Urban & Fischer Verlag, München, 1. Auflage September 1999

Diese Literatur diente mir als Quelle der Inspiration.

Abbildungsverzeichnis

Istockphotos: S. 2, 5 links, 7-8, 15, 17, 26, 33, 35-36, 39, 41, 44, 46, 51, 62, 66, 70, 74, 106, 117-118, 121, 127-128, 139-141 oben, 147, 150, 158 oben, 161, 167-168, 173-174, 177, 195 oben, 198 unten, 201, 205, 207
Gemeinfreie: 162, 191, 199, 200 oben, 211, 217
Narayana Verlag: S. 91, 113, 135-136, 153, 183, 185, 187, 189, 193-194, 197, 206, 212 oben
Jela Vicentijevic: S. 76-79, 81, 110
S. 5 rechts © Macmaniac - Fotolia.com
S. 6 links © chamillew - Fotolia.com
S. 9 © Africa Studio - Fotolia.com
S. 10-11 © Iosif Szasz-Fabian – Fotolia.com
S. 12 © fovito - Fotolia.com
S. 13 © scis65 – Fotolia.com
S. 14, 19, 30, 212 unten © Sonja Birkelbach – Fotolia.com
S. 23 © sigrid61 – Fotolia.com
S. 25, 48, 101, 133, 158 unten © Fotowerk – Fotolia.com
S. 28 © evgenyatamanenko – Fotolia.com
S. 45 © Gerhard Seybert – Fotolia.com
S. 54 © Kautz15 - Fotolia.com
S. 65 © Kitty – Fotolia.com
S. 87 © Cherry-Merry – Fotolia.com
S. 92 © Svetlana Fedoseeva - Fotolia.com
S. 102 © Anyka – Fotolia.com
S. 105 © marilyn barbone – Fotolia.com
S. 114 © detailblick – Fotolia.com
S. 122 © chamilles – Fotolia.com
S. 136 © yanlev – Fotolia.com
S. 142 unten © st-fotograf - Fotolia.com
S. 144 © Raphael Daniaud - Fotolia.com
S. 149 © Hannes Eichinger – Fotolia.com
S. 157 © DoraZett – Fotolia.com
S. 162 © foto Arts – Fotolia.com
S. 179 © Gewoldi – Fotolia.com
S. 182 © Andrew Dunn
S. 184 © Nikanos
S. 186 © Barbara Studer
S. 190 © venusangel – Fotolia.com
S. 195 unten ©rie75
S. 196, 202, 209 unten © H. Zell
S.198 oben © catherinka – Fotolia.com
S. 200 unten © Christopher Murray
S. 203 unten © Christian Fischer
S. 203 oben © ksena32 – Fotolia.com
S. 204 © BXXXD
S. 206 unten © Matt H. Wade
S. 208 © Hoffmann Mineral GmbH & Co. KG
S. 209 oben © Pethan
S. 215 © klagyivik – Fotolia.com

Arzneimittelindex

Stichwortindex

N

O

P

R

S

T

V

W

Z

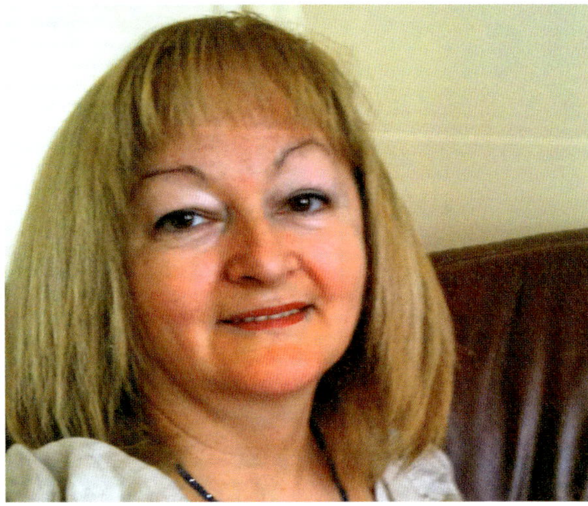

Über die Autorin

Jela Vicentijevic ist ausgebildete Hebamme. Sie arbeitet seit 1975 an der geburtshilflichen Abteilung im Krankenhaus Hietzing.

Dies ist das erste Spital in Wien, das seit Jahrzehnten Homöopathie als festen Bestandteil der geburtshilflichen Betreuung durch homöopathisch geschultes Personal anbietet. Sie ist diplomierte Homöopathin in diesem Krankenhaus und zeigt großes Engagement bei der Therapie von Frauen im Wochenbett.

Seit April 2006 führt sie Anamnesen und Untersuchungen durch, wie sich Homöopathie auf die psychische, physische und emotionale Gesundheit von Mutter und Kind auswirkt.

Impressum

Jela Vicentijevic

Homöopathie im Wochenbett
Mutter und Neugeborenes erfolgreich homöopathisch behandeln

1. deutsche Ausgabe 2013

Cover Abbildung Vorderseite: © Lena S. - Fotolia.com
Cover Abbildungen Rückseite (von oben nach unten): © Sonja Birkelbach - Fotolia.com, © iStockphotos, © Axel Gutjahr - Fotolia.com, © iStockphotos

ISBN 978-3-943309-94-2

Herausgeber:
Narayana Verlag GmbH, Blumenplatz 2, 79400 Kandern
Tel.: +49 7626 974970-0
E-Mail: info@narayana-verlag.de
www.narayana-verlag.de

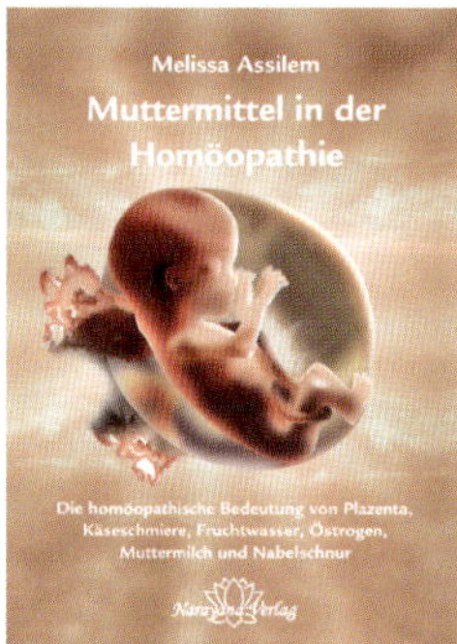

Melissa Assilem

Muttermittel in der Homöopathie

Die sechs großen Gaben der Mutter und ihre homöopathische Bedeutung

150 Seiten, geb., € 29.-

Im Laufe der Entwicklung im Mutterleib und nach der Geburt gibt es Substanzen, die für die Entstehung des Lebens von größter Bedeutung sind. Melissa Assilem hat die homöopathische Bedeutung dieser Substanzen detailliert erforscht. Sie beschreibt in ihrem Werk die ungeheure Wichtigkeit dieser„Muttermittel" für die Findung der eigenen Identität und des Lebenszieles.

Melissa Assilem schreibt: „Bei meiner jahrelangen Arbeit mit diesen wichtigen Mitteln bin ich zu der Überzeugung gelangt, dass das größte Geschenk, das wir Menschen erhalten, unsere Selbstwahrnehmung ist. In seiner irdischen Form wird es uns zum ersten Mal im Mutterleib zuteil. Wenn diese Selbstwahrnehmung verloren geht, könnte es dann nicht sein, dass sie durch dieselben Substanzen wiedergefunden werden kann, die sie uns damals geschenkt haben? Schließlich wurden sie erschaffen, um uns unsere Menschlichkeit zu verleihen. Das ist ihr einziger Zweck, denn sobald wir sie nicht mehr brauchen, bilden sie sich zurück."

All diese Substanzen sind zu einem gewissen Zeitpunkt in der Entwicklung des Fetus vorhanden und sind später nicht mehr nötig. Melissa Assilem hat erkannt, dass diese Mittel jedem helfen könnten, seine Identität und sein Ziel zu finden. Anhand von zahlreichen Fallbeschreibungen zeigt sie das Heilpotenzial dieser Mittel auf.

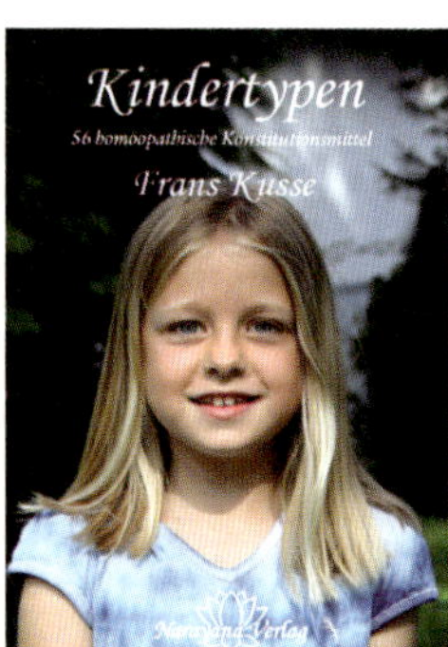

Frans Kusse

Kindertypen

56 homöopathische Konstitutionsmittel

280 Seiten, geb., € 39.-

Der liebenswürdige holländische Arzt Dr. Frans Kusse hat hier ein wunderbares neues Werk über die Typologie von 56 wichtigen homöopathischen Mitteln bei Kindern geschaffen. Mit einfachen, wohl abgewogenen Worten erfasst er auf geniale Weise die Charakterzüge dieser Mittel.

Man denkt, man kennt viele dieser Mittel schon - und ist jedes Mal überrascht, wie neu und klar sie hervortreten. Dabei schildert er auch neue Mittel die bei Kindern sehr oft angezeigt sind und doch bisher nur in Werken über die Behandlung Erwachsener oder einzeln verstreut in Fachzeitschriften zu finden waren. Viele Mittelbeschreibungen sind durch Fotos von geheilten Kindern bereichert.

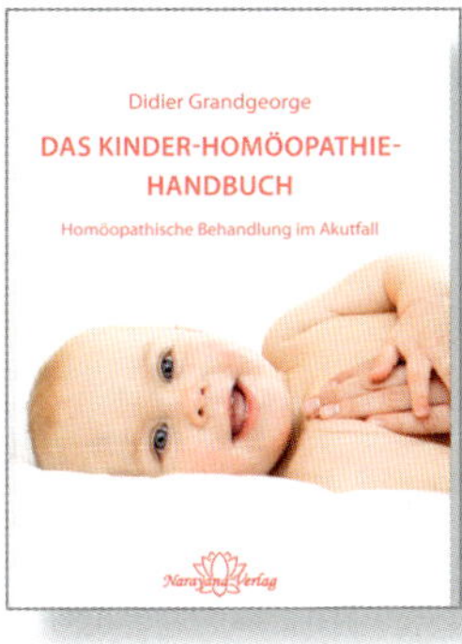

Didier Grandgeorge

Das Kinder-Homöopathie-Handbuch

Akute Erkrankungen bei Kindern

344 Seiten, geb., € 39,-

Didier Grandgeorge ist einer unserer erfahrensten homöopathischen Kinderärzte und bekannt für seine orginelle, kurze und treffende Darstellung neuer und altbewährter Mittel. Er findet auch bei schweren Akutsituationen gekonnt das richtige Mittel und löst Fälle, an denen viele verzweifelt wären. Er ist einer der ganz wenigen Homöopathen weltweit, der aus dem Studium geheilter Fälle auch bislang unbekannte, aber entscheidende Essenzen vieler Arzneimittel destilliert hat (z. B. Urtica urens „Trauer um den verstorbenen Vater", Hura brasiliensis „Trauer um ein verstorbenes Kind" oder Copaiva „Hat den leiblichen Vater nie gesehen").

In seinem Werk skizziert er meisterhaft seine bewährten Mittel bei den häufigsten Erkrankungen im Kindesalter. Mit wenigen Worten differenziert er die wichtigsten Mittel bei typischen klinischen Situationen und ermöglicht so eine schnelle, gezielte Verschreibung.

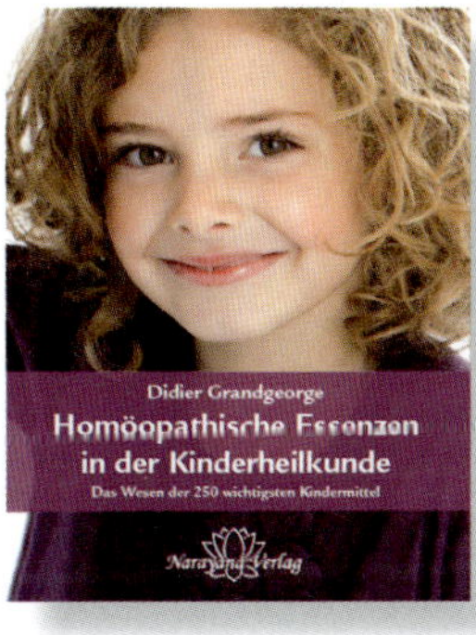

Didier Grandgeorge

Homöopathische Essenzen in der Kinderheilkunde

Das Wesen der 250 wichtigsten Kindermittel

280 Seiten, geb., € 39,-

Eine der besten Arzneimittellehren für Kinder – unübertroffen in Kürze und klinisch fundiertem Wissen.

Didier Grandgeorge ist einer unserer erfahrensten homöopathischen Kinderärzte und bekannt für seine originelle, kurze und treffende Darstellung neuer und altbewährter Mittel. Er findet auch bei schweren Akutsituationen gekonnt das richtige Mittel und löst Fälle, an denen viele verzweifelt wären.

Er ist einer der ganz wenigen Homöopathen weltweit, der aus dem Studium geheilter Fälle auch bislang unbekannte, aber entscheidende Essenzen vieler Arzneimittel destilliert hat (z. B. Urtica urens „Trauer um den verstorbenen Vater" oder Hura brasiliensis „Trauer um ein verstorbenes Kind").

„Grandgeorge ist ein Meisterhomöopath, der uns den Geist von homöopathischen Mitteln mit nur wenigen Worten vermittelt. Er erforscht deren Geheimnisse und Zusammenhänge, wobei seine Erfahrung auf mehr als 20.000 Fällen basiert." Jean Lacombe

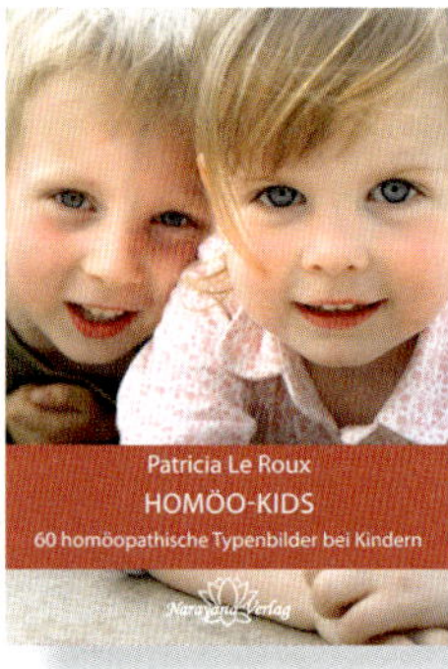

Patricia Le Roux

Homöo-Kids

60 homöopathische Typenbilder bei Säuglingen und Kindern

256 Seiten, geb., € 34,-

Eine moderne Arzneimittellehre für Kinder – von der Geburt bis zum 12. Lebensjahr. Die 60 beschriebenen Arzneimittel reichen von klassischen Polychresten zu weniger bekannten, aber bei Kindern äußerst bewährten Mitteln wie Beryllium, Helium, Lac felinum, Faucum und Aqua marina. Aufbauend auf dem homöopathischen Klassiker der Kindertypen von Borland, unterteilt sie die 60 Mittelbilder in die vier Haupttypen „kalt, warm, langsam und unruhig".

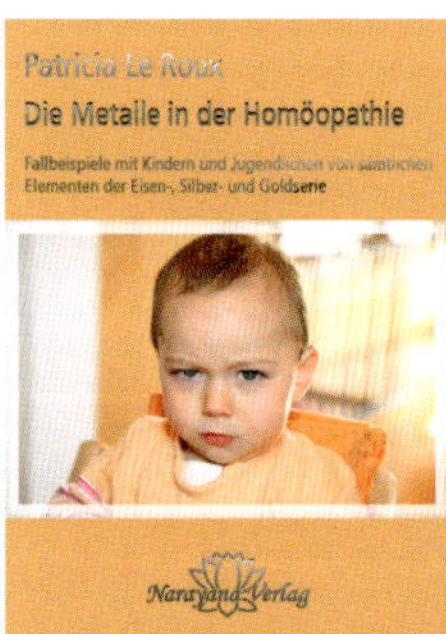

Patricia Le Roux

Die Metalle in der Homöopathie

Mit Fallbeispielen von Kindern und Jugendlichen aus der Eisen-, Silber- und Goldserie

474 Seiten, geb., € 48.-

Das erste Werk seiner Art, welches speziell für Kinder die Mittel nach der Theorie der Elemente von Jan Scholten erschließt. Zu jedem der über 50 Metalle gibt sie die wichtigsten Leitsymptome und illustriert sie auf einfache und leicht nachvollziehbare Weise anhand eines Falls aus ihrer eigenen kinderärztlichen Praxis. Die Beschwerden reichen von Infekten, Ekzemen, Asthma bronchiale über Glomerulonephritis, rheumatoide Arthritis, Anämie bis zu schulischem Misserfolg, psychomotorischer Entwicklungsverzögerung, Depression und Anorexie.

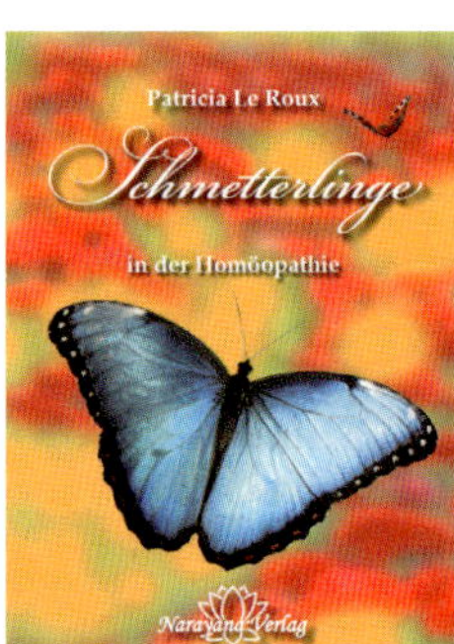

Patricia Le Roux

Schmetterlinge in der Homöopathie

13 Schmetterlinge - Prüfungen, Essenzen und Fälle

150 Seiten., geb., € 28.-

Die bekannte französische Kinderärztin Patricia Le Roux begibt sich in diesem Werk auf das fast unbekannte Territorium der Schmetterlingsmittel in der Homöopathie. Sie hat diese u. a. mit großem Erfolg bei hyperaktiven Kindern (ADHS) eingesetzt.

Das Werk enthält Arzneimittelprüfungen, Fälle und Essenzen von 13 Schmetterlingen und Faltern. Die Arzneien sind gut differenziert und eindrücklich beschrieben und bahnen den Weg für neue, vielversprechende Verschreibungen.

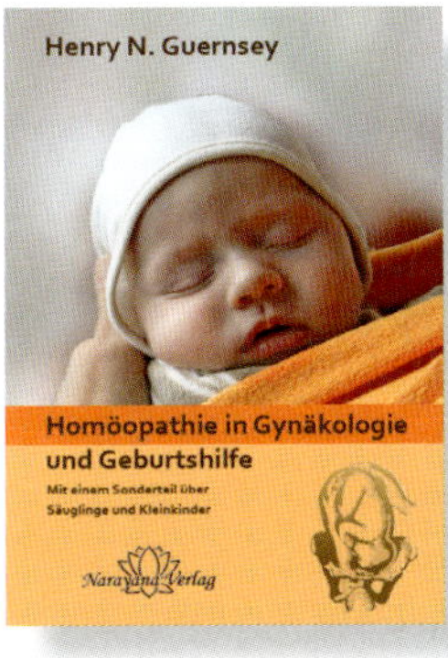

Henry Newell Guernsey

Homöopathie in Gynäkologie und Geburtshilfe

Mit einem Sonderteil über Säuglinge und Kleinkinder

664 Seiten, geb., € 79,-

Das Werk von Henry Newell Guernsey ist das wohl umfassendste Standardwerk über die homöopathische Behandlung in der Frauenheilkunde und Geburtshilfe.

Guernsey verfügte als Leiter einer großen homöopathischen Frauenklinik über einen immensen Erfahrungsschatz. Er vermag die Symptombeschreibung auf das Wesentliche zu beschränken und gilt als Meister der Verschreibung nach Schlüsselsymptomen. Dadurch ist eine schnelle, gezielte Mittelwahl möglich. Neben allgemeinen gynäkologischen Beschwerden werden Erkrankungen in der Schwangerschaft und bei der Geburt sowie im Wochenbett dargestellt.

Die vorliegende Ausgabe wurde deutlich überarbeitet und auf den neuesten medizinischen Stand gebracht. Das Werk ist eine Fundgrube für jede praktisch tätige Hebamme, Heilpraktiker und Ärzte als auch für interessierte Laien.

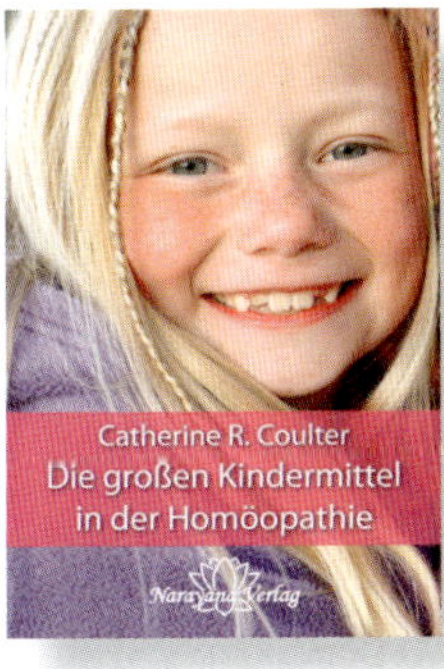

Catherine R. Coulter

Die großen Kindermittel in der Homöopathie

Treffende Typenbilder für Kinder und Jugendliche

160 Seiten, geb., € 29,-

In ihrem Klassiker über die homöopathischen Kindertypen beschreibt die weltweit bekannte Autorin Catherine Coulter 23 Mittelbilder so treffend und lebendig, dass sie einem wie gute Bekannte erscheinen und leicht zu erkennen sind.

Ihr einfühlsamer Schreibstil und die wunderschön gestalteten Abbildungen der einzelnen Mittel machen dieses Werk zu einem der beliebtesten Bücher über Kindermittel. Besonders wertvoll sind die Mitteldifferenzierungen, die die Autorin aufgrund ihrer großen Erfahrung meisterhaft beschreibt. Was unterscheidet z. B. das Traurigkeitsgefühl von Natrium muriaticum und Causticum? Wie macht sich der Unabhängigkeitsdrang von Silicea und Calcium carbonicum bemerkbar?

Eltern und Therapeuten wird gleichermaßen ein wertvolles Werkzeug gegeben, die Persönlichkeit ihrer Kinder zu erforschen und zu lernen, wie homöopathische Mittel Kindern und Jugendlichen dabei helfen können, ihr volles Potential zu entfalten.

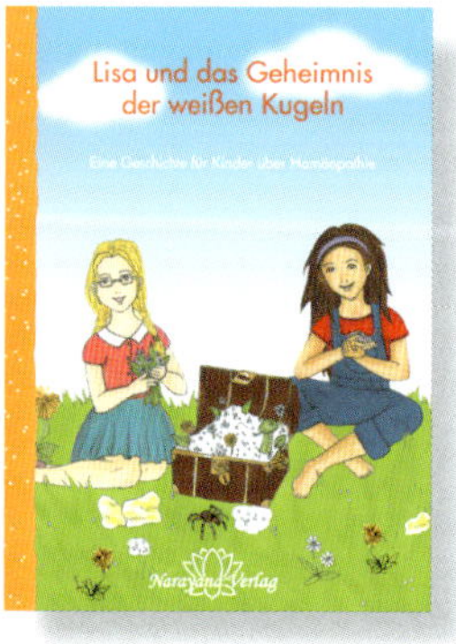

Klaus Wichmann und Corinna Doerges

Lisa und das Geheimnis der weißen Kugeln

Eine Geschichte für Kinder über Homöopathie

56 Seiten, geb., € 12,40

Ein bezauberndes kleines Buch, das Kindern die homöopathische Heilweise auf einfache und anschauliche Weise nahebringt. Lisa entdeckt zusammen mit ihrer Freundin diese spannende Heilmethode. Sie erhalten Antworten auf ihre vielen Fragen wie „Was ist in den Kügelchen drin?", „Hilft es auch bei Tieren?", „Wie werden die Mittel hergestellt?" und viele mehr. Das Buch ist für Kinder im Grundschulalter gedacht und eignet sich hervorragend als Auslage im Wartezimmer. Mit zahlreichen liebevoll gezeichneten Abbildungen.

„Kinder lieben die homöopathischen Kügelchen und fragen, was in den Zuckerkügelchen ist. Lisas Entdeckungsweg zur Homöopathie ist eine Bereicherung für mein Wartezimmer, denn es ermuntert die Kinder, ihre eigene Kreativität zu entfalten. Meine Enkelkinder waren begeistert von dem Buch und begannen schon erste Pflanzen - wie Löwenzahn - zu sammeln für ein homöopathisches Mittel. Danke für das schöne Buch!" Anne Schadde

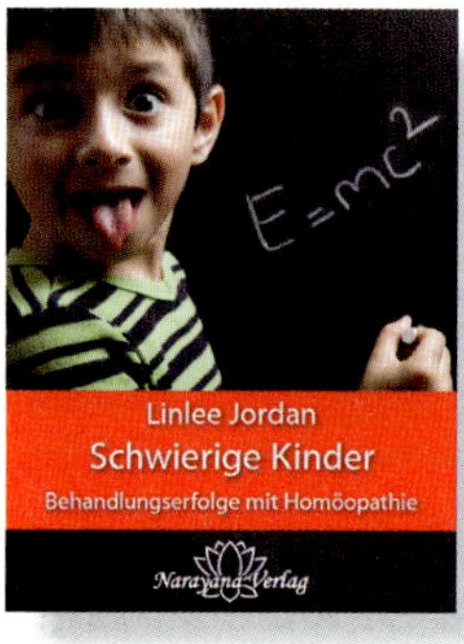

Linlee Jordan

Schwierige Kinder - Behandlungserfolge mit Homöopathie

60 homöopathische Typenbilder bei Säuglingen und Kindern

220 Seiten, geb., € 24,-

Dieses lesenswerte Buch enthält viele eindrucksvolle Fallstudien über Kinder, die wegen der verschiedensten Verhaltensstörungen und emotionalen Probleme homöopathisch behandelt wurden: ADHS, Zorn, Ängste, Autismus, Wutanfälle, Konzentrationsstörungen, Überempfindlichkeit und auch körperliche Beschwerden.

Als Leitfaden für Eltern gedacht, bietet es eine verständliche Einführung in die Homöopathie und vermittelt ein realistisches Bild, worauf man sich bei der Behandlung „schwieriger Kinder" einstellen sollte. Bei den Geschichten handelt es sich um Fallsammlungen verschiedener australischer Homöopathen, die einen guten Einblick in die alltägliche homöopathische Praxis geben, so dass die Eltern eine Vorstellung davon bekommen, wie die Fallaufnahme und die Suche nach der richtigen Arznei oder den richtigen Arzneien für ihr Kind abläuft.

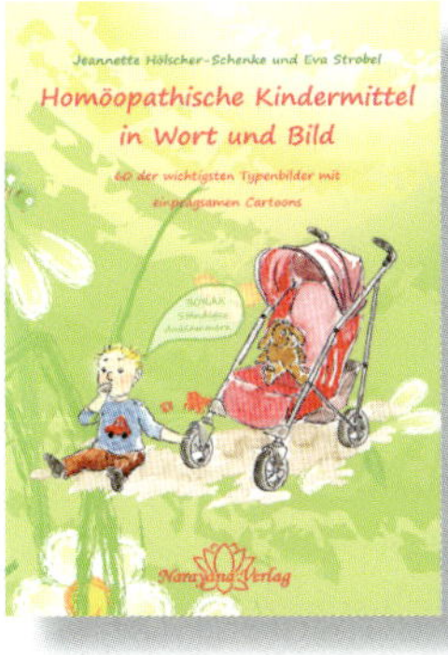

Jeannette Hölscher-Schenke und Eva Strobel

Homöopathische Kindermittel in Wort und Bild

60 der wichtigsten Typenbilder mit einprägsamen Cartoons

300 Seiten, geb., € 39.-

Selten wurden homöopathische Mittel für Kinder so treffend illustriert – während man sich das Lachen kaum verkneifen kann, fügen sich die wichtigsten Leitsymptome zu einem einprägsamen Bild zusammen – so macht das Arzneimittelbild-Studieren Spaß.

Sulphur sammelt … die Hosentaschen voller Krimskrams, Calcium futtert zufrieden Chips vorm Fernseher, Pulsatilla klammert sich an die Mama und Belladonna hat Angst vorm schwarzen Hund … ein paar typische homöopathische Kinderbilder sind sehr bekannt. Doch welches Bild zeigt Lithium phosphoricum oder Falco peregrinus?

Auf dem Weg zum Simile helfen die liebevollen Zeichnungen der Cartoonistin Eva Strobel und die Mittelbeschreibungen und homöopathischen Typenbilder der Heilpraktikerin Jeannette Hölscher-Schenke, um ein lebendiges Bild des Kindes entstehen zu lassen.

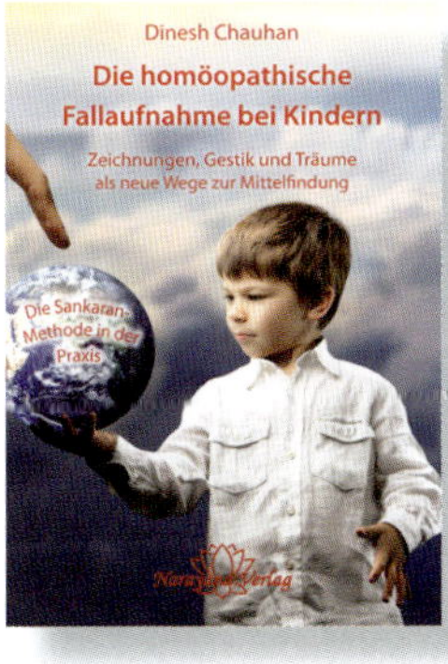

Dinesh Chauhan

Die homöopathische Fallaufnahme bei Kindern

Zeichnungen, Gestik und Träume als neue Wege zur Mittelfindung - Die Sankaran-Methode in der Praxis

250 Seiten, geb., € 45,-

Die Fallaufnahme bei Kindern ist ein zentrales Thema in der Homöopathie. Wie finde ich den Weg zur tiefsten Empfindung, wenn mein kleiner Gegenüber seine ganz eigene „Sprache“ spricht?

Dinesh Chauhan, ein enger Vertrauter Rajan Sankarans, verfügt über langjährige Erfahrung mit dieser neuen Methode. Der beliebte Autor breitet eine farbenfrohe Kollektion faszinierender Kinderanamnesen aus, in denen er seinen Ansatz darstellt. Schritt für Schritt wird der Weg ins tiefste Innere der kleinen Patienten geöffnet. Indem er alles aufgreift, was dem Zuhören und Miterleben zugänglich ist – Zeichnungen, Geschichten, Lieder und Träume – entwirrt Chauhan den Fall spielerisch und mit verblüffender Sicherheit. Ein Grundlagenwerk für die homöopathische Behandlung von Kindern.

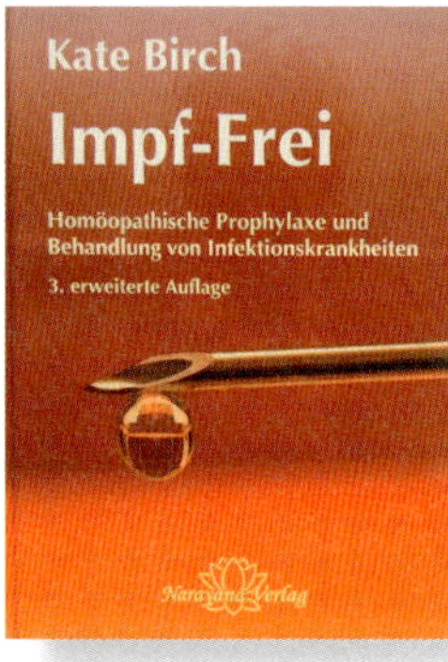

Kate Birch

Impf-Frei

Homöopathische Prophylaxe & Behandlung von Infektionskrankheiten

480 Seiten, geb., € 39.-

Ein praktischer Leitfaden für die homöopathische Behandlung und Vorbeugung von Infektionskrankheiten. Es ist der erste Ratgeber seiner Art, der nicht nur auf potentielle Schäden von Impfungen hinweist, sondern auch mögliche Alternativen fundiert und klar verständlich erläutert. Ein sehr umfassendes Buch über ein hochaktuelles Thema.

Besprochen werden Windpocken, Masern, Scharlach, Mittelohrentzündung, Grippe, Pfeiffer'sches Drüsenfieber, Lungenentzündung, Herpes, Gonorrhoe, Syphilis, AIDS, Hepatitis, Tollwut, Tetanus, Diphtherie, Tuberkulose und Tropenkrankheiten. Ein ausführlicher Teil behandelt verschiedene Formen des Fiebers und deren homöopathischer Behandlung.

Zwei weitere Kapitel schildern Impfschäden und deren Therapie, sowie die Homöopathische Prophylaxe und der Gebrauch von Nosoden zur Gesundheitsstimulierung. Der Anhang enthält eine Kurzübersicht über zur Prophylaxe verwendete Arzneimittel.

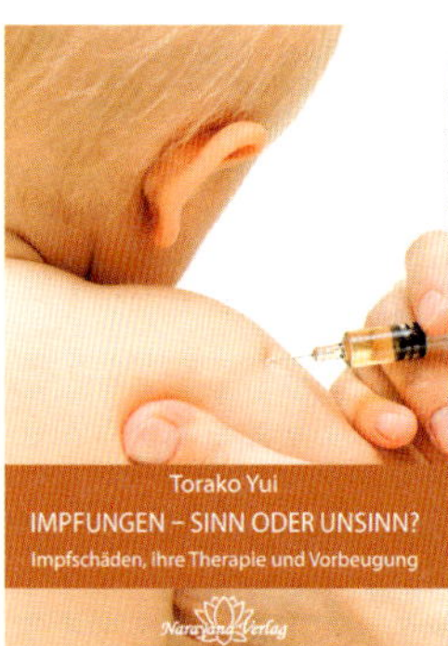

Torako Yui

Impfungen - Sinn oder Unsinn?

Impfschäden, ihre Therapie und Vorbeugung

180 Seiten, geb., € 29.-

Die japanische Homöopathin Torako Yui vermittelt in diesem Werk ihre große Erfahrung bei der Behandlung von Impfschäden und gibt klare Alternativen zur gängigen Impfpraxis. Im vorliegenden Werk erläutert Torako Yui auf einfache und verständliche Weise die Hintergründe unserer heutigen Impfpraxis und fordert die weitverbreitete Ansicht über den „Segen" der Impfungen heraus.

Anhand von eindrücklichen Fallbeispielen aus ihrer Praxis zeigt sie, wie Impfschäden erfolgreich behandelt werden können.

Torako Yuis immense klinische Erfahrung in der Behandlung auch von schwersten Impfschäden und ihr leidenschaftliches Engagement für die Homöopathie machen dieses Buch zu einem wertvollen Ratgeber für Patienten und Homöopathen.

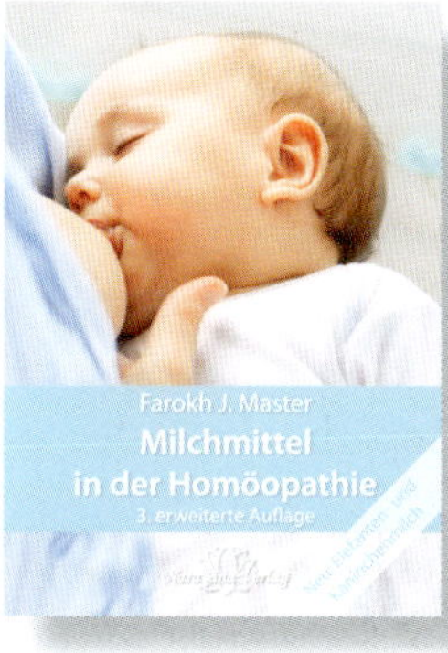

Farokh Master

Milchmittel in der Homöopathie

192 Seiten, geb., € 29.-

Der bekannte indische Arzt präsentiert hier das rundeste und klinisch fundierteste Werk über die Milchmittel. Mit 15 Mittelbeschreibungen ist es eine umfassende Sammlung dieser Familie.

Die deutsche Ausgabe wurde gegenüber der englischen um sechs neue Mittel ergänzt. So werden hier erstmals Fälle von Seehund-, Schweine- und Eselsmilch publiziert. Alle dargestellten Mittel werden durch klinische Erfahrungen bereichert. Es werden nicht nur Prüfungssymptome aufgelistet, sondern auch der Sinn der Symptome gezeigt und differentialdiagnostische Hinweise gegeben.

Die dritte Auflage wurde durch die zwei aktuellen Milchmittel Lac loxodonta africana (Elefant) und Lac oryctolagus cunicilus (Kaninchen) ergänzt.

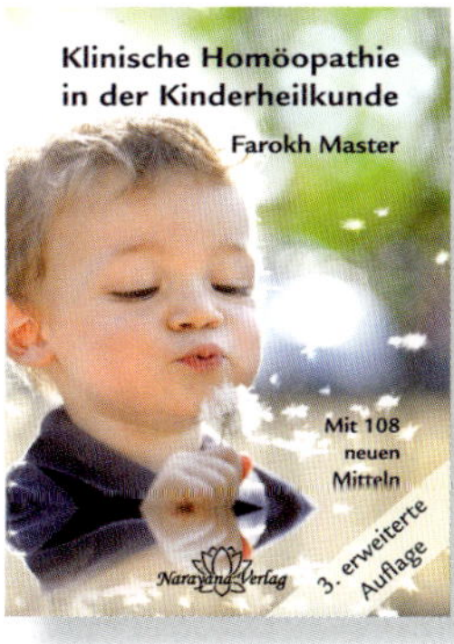

Farokh J. Master

Klinische Homöopathie in der Kinderheilkunde

3. erweiterte Auflage mit 108 neuen Mitteln

816 Seiten, geb., € 85,-

„Klinische Homöopathie in der Kinderheilkunde“ von Farokh Master erfreut sich seit seinem Erscheinen ungebrochener Beliebtheit und ist zu einem der großen Standardwerke der homöopathischen Behandlung von Kindern geworden.

Die 3. Auflage wurde komplett überarbeitet und mit 108 neuen Mitteln ergänzt. Dies sind vor allem „kleinere“, weniger bekannte Mittel, die sich in Farokh Masters Praxis bei Kindern besonders bewährt haben. So empfiehlt Farokh Master Equisetum als Hauptmittel bei nächtlichem Einnässen, Alcoholus bei ADHS und Sambucus bei nächtlichem Asthma.

Mit insgesamt über 180 Arzneimitteldarstellungen ist das Werk umfassender als sämtliche vergleichbaren Werke der Kinderheilkunde. Die große pädiatrische Erfahrung des Autors schlägt sich in der Darstellung der Mittel nieder, denn er beschreibt sie so, wie er sie selbst klinisch beobachtet hat.

Blumenplatz 2, D-79400 Kandern
Tel: +49 7626-974970-0, Fax: +49 7626-974970-9
info@narayana-verlag.de

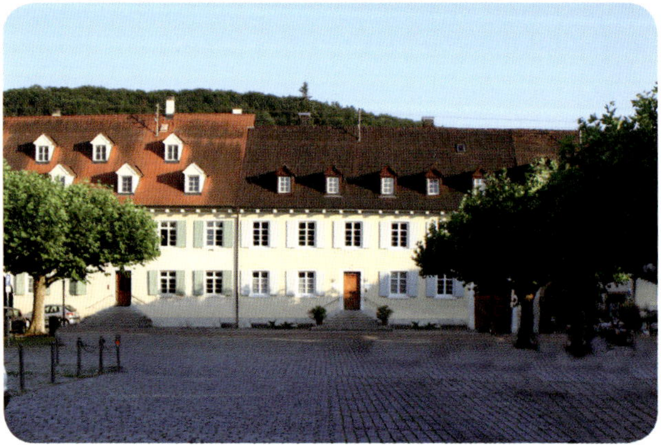

In unserer Online Buchhandlung

www.narayana-verlag.de

führen wir alle deutschen und englischen Homöopathie-Bücher.
Es gibt zu jedem Titel aussagekräftige Leseproben.

Ein Gesamtverzeichnis ist kostenlos erhältlich.

Auf der Webseite gibt es ständig Neuigkeiten zu aktuellen Themen, Studien und Seminaren mit weltweit führenden Homöopathen, sowie einen Erfahrungsaustausch bei Krankheiten und Epidemien.